CONDUTAS EM GINECOLOGIA

DO DIAGNÓSTICO AO TRATAMENTO

CONDUTAS EM GINECOLOGIA
DO DIAGNÓSTICO AO TRATAMENTO

COORDENADORES
Denise Gasparetti Drumond
Fernanda Polisseni
Geraldo Sérgio Farinazzo Vitral

manole
editora

Produção editorial: Rosana Arruda da Silva
Projeto gráfico: Departamento de arte da Editora Manole
Editoração eletrônica e ilustrações: Estúdio Castellani
Capa: Ricardo Yoshiaki Nitta Rodrigues

CIP-BRASIL. CATALOGAÇÃO NA PUBLICAÇÃO
SINDICATO NACIONAL DOS EDITORES DE LIVROS, RJ

C753

Condutas em ginecologia : do diagnóstico ao tratamento / coordenação Denise Gasparetti Drumond, Fernanda Polisseni, Geraldo Sérgio Farinazzo Vitral. – 1. ed. – Santana de Parnaíba [SP] : Manole, 2024.
296 p. : il.

Inclui bibliografia
ISBN 9788520461822

1. Ginecologia. I. Drumond, Denise Gasparetti. II. Polisseni, Fernanda. III. Vitral, Geraldo Sérgio Farinazzo.

23-86828 CDD: 618.1
CDU: 618.1

Gabriela Faray Ferreira Lopes – Bibliotecária – CRB-7/6643

Editora Manole Ltda.
Alameda América, 876
06543-315 – Santana de Parnaíba – SP – Brasil
Tel.: (11) 4196-6000
www.manole.com.br
https://atendimento.manole.com.br

Impresso no Brasil
Printed in Brazil

Coordenadores

Denise Gasparetti Drumond
Pós-doutorado pela Universidade Federal de São Paulo (Unifesp). Mestre e doutora em Ginecologia pela Faculdade de Medicina da Universidade Federal de Minas Gerais (UFMG). Professora associada do Serviço de Ginecologia da Faculdade de Medicina da Universidade Federal de Juiz de Fora (UFJF). Chefe do setor de Patologia Vulvar do Hospital Universitário da Universidade Federal de Juiz de Fora (HU-UFJF). Membro do Conselho Consultivo do Capítulo Mineiro de PTGIC.

Fernanda Polisseni
Diretora médica da Clínica Nidus Medicina Reprodutiva. Título de atuação em Reprodução Humana pela Federação Brasileira das Associações de Ginecologia e Obstetrícia (Febrasgo). Mestre e doutora em Saúde da Mulher pela Faculdade de Medicina da Universidade Federal de Minas Gerais (UFMG). Professora associada do Serviço de Ginecologia da Faculdade de Medicina da Universidade Federal de Juiz de Fora (UFJF). Chefe do Ambulatório de Infertilidade do Hospital Universitário da UFJF.

Geraldo Sérgio Farinazzo Vitral
Professor associado de Ginecologia da Universidade Federal de Juiz de Fora (UFJF). Doutor e mestre em Saúde pela UFJF. Residência médica e especialista em Ginecologia e Obstetrícia pelo Hospital das Clínicas da Faculdade de Medicina de Ribeirão Preto da Universidade de São Paulo (HCFMRP/USP). Especialista em Mastologia pela Sociedade Brasileira de Mastologia (SBM). Supervisor da residência médica em Ginecologia e chefe do Setor de Mastologia do Hospital Universitário da Universidade Federal de Juiz de Fora (HU-UFJF).

Autores

Adriana Almeida de Souza Lucena
Mestre em Saúde da Mulher pela Universidade Federal de Minas Gerais (UFMG). Preceptora do Serviço de Patologia do Trato Genital Inferior (PTGI) da Clínica Ginecológica da Santa Casa de Belo Horizonte. Membro da Diretoria do Capítulo Mineiro da Associação Brasileira de Patologia do Trato Genital Inferior e Colposcopia (ABPTGIC) e do Comitê de PTGI da Associação dos Ginecologistas e Obstetras de Minas Gerais (SOGIMIG).

Alessandra de Souza Oliveira Tricoti
Médica ginecologista corresponsável pelo ambulatório de Patologia do Trato Genital Inferior e Colposcopia do Hospital Universitário da Universidade Federal de Juiz de Fora (UFJF). Especialista em Ginecologia e Obstetrícia pela Federação Brasileira das Associações de Ginecologia e Obstetrícia (Febrasgo). Especialista em Patologia do Trato Genital Inferior e Colposcopia pela Associação Brasileira de Patologia do Trato Genital Inferior e Colposcopia (ABPTGIC).

Aline Franco Coelho
Graduada pela Universidade Federal de Juiz de Fora (UFJF). Residência MEC em Ginecologia e Obstetrícia no Hospital Maternidade Therezinha de Jesus em Juiz de Fora. Residência MEC em Mastologia no Hospital Maternidade Therezinha de Jesus em Juiz de Fora. Pós-graduada em biópsia e imagem de mama no Cetrus em São Paulo. Pós-graduada em Sexologia no Child Behavior Institute (CBI) em Miami. Pós-graduada em Laserterapia e Cosmetologia Genital pela Fatesa em Ribeirão Preto.

Ana Cristina Dias de Paiva
Graduada em Fisioterapia pela Universidade Presidente Antônio Carlos. Graduada em Medicina pela Faculdade de Ciências Médicas e da Saúde de Juiz de Fora. Especialista em Ginecologia e Obstetrícia pela Universidade Federal de Juiz de Fora (UFJF). Especialista em Mastologia pelo Hospital

Governador Israel Pinheiro (IPSEMG). Médica mastologista na equipe do Centro de Especialidades Médicas (CEM) do IPSEMG. Médica ultrassonografista mamária com realização de procedimentos minimamente invasivos (PAAF e *core biopsy* de mama) na equipe do CEM do IPSEMG/BH e da equipe da Clínica Santa Lúcia/Clínica Agnus Dei em Belo Horizonte. Médica mastologista do Hospital Universitário da Universidade Federal de Juiz de Fora/Empresa Brasileira de Serviços Hospitalares (HU-UFJF/EBSERH).

Carmita Abdo
Psiquiatra e professora do Departamento de Psiquiatria da Faculdade de Medicina da Universidade de São Paulo (FMUSP). Coordenadora do Programa de Estudos em Sexualidade (ProSex) do Instituto de Psiquiatria do Hospital das Clínicas da FMUSP (HC-FMUSP). Presidente da Associação Brasileira de Psiquiatria no triênio 2017-2019. Membro do Comitê de Ética da International Society of Sexual Medicine (ISSM). Membro da Comissão de Sexologia da Federação Brasileira das Associações de Ginecologia e Obstetrícia (Febrasgo).

Cláudia Barbosa Salomão
Coordenadora do Serviço de Ginecologia da Infância e Adolescência da Residência da Santa Casa de Misericórdia de Belo Horizonte e do Hospital Infantil São Camilo da Unimed-BH. Membro do Comitê de Ginecologia Infanto-puberal da Associação de Ginecologistas e Obstetras de Minas Gerais. Presidente do Departamento de Ginecologia da Infância e Adolescência da Sociedade Mineira de Pediatria. Vice-presidente Sudeste da Sociedade Brasileira de Obstetrícia e Ginecologia da Infância e Adolescência. Membro da Comissão Especializada em Ginecologia da Infância e Adolescência da Federação Brasileira das Associações de Ginecologia e Obstetrícia (Febrasgo). International fellowship on Pediatric and Adolescent Gynecology – International Federation of Pediatric and Adolescent Gynecology.

Danielle Guedes Andrade Ezequiel
Professora associada do Departamento de Clínica Médica da Faculdade de Medicina da Universidade Federal de Juiz de Fora (FM-UFJF), mestre e doutora em Saúde pela UFJF. Título de especialista em Endocrinologia e Metabologia pela Sociedade Brasileira de Endocrinologia e Metabologia. Responsável técnica pelo Serviço de Endocrinologia e Metabologia do Hospital Universitário da Universidade Federal de Juiz de Fora (HU-UFJF).

Denise Gasparetti Drumond
Pós-doutorado pela Universidade Federal de São Paulo (Unifesp). Mestre e doutora em Ginecologia pela Faculdade de Medicina da Universidade Federal de Minas Gerais (UFMG). Professora associada do Serviço de Ginecologia da Faculdade de Medicina da Universidade Federal de Juiz de Fora (UFJF). Chefe

do setor de Patologia Vulvar do Hospital Universitário da Universidade Federal de Juiz de Fora (HU-UFJF). Membro do Conselho Consultivo do Capítulo Mineiro de PTGIC.

Estela Junges Laporte
Médica mastologista. Membro titular da Sociedade Brasileira de Mastologia (SBM) e Membro da Sociedade Americana dos Cirurgiões de Mama (ASBrS). Residência médica em Mastologia no Hospital Santa Marcelina (São Paulo). *Observership* em Mastologia e Cirurgia Reconstrutiva de Mama no Instituto Europeu de Oncologia (IEO). Especialista em Mastologia (TEMA) pela SBM. Título de habilitação em Mamografia pelo Colégio Brasileiro de Radiologia (CBR), SBM e Federação Brasileira das Associações de Ginecologia e Obstetrícia (Febrasgo), com atuação em Imagem da Mama no Hospital Universitário da Universidade Federal de Juiz de Fora (HU-UFJF). Preceptora da residência médica de Mastologia do Hospital e Maternidade Therezinha de Jesus (HMTJ). Especialista em Preceptoria em Saúde pela Universidade Federal do Rio Grande do Norte (UFRN).

Fernanda Polisseni
Diretora médica da Clínica Nidus Medicina Reprodutiva. Título de atuação em Reprodução Humana pela Federação Brasileira das Associações de Ginecologia e Obstetrícia (Febrasgo). Mestre e doutora em Saúde da Mulher pela Faculdade de Medicina da Universidade Federal de Minas Gerais (UFMG). Professora associada do Serviço de Ginecologia da Faculdade de Medicina da Universidade Federal de Juiz de Fora (UFJF). Chefe do ambulatório de infertilidade do Hospital Universitário da UFJF.

Fernanda Souza Sampaio
Médica com residência em Ginecologia e Obstetrícia pelo Hospital Universitário da Universidade Federal de Juiz de Fora (HU-UFJF), mestranda em Saúde pela UFJF, médica ginecologista e obstetra do Hospital Universitário da Universidade Federal de Juiz de Fora/Empresa Brasileira de Serviços Hospitalares (HU-UFJF/EBSERH).

Geisa Sereno Velloso da Silva
Mestre em Enfermagem pela Universidade Federal do Rio de Janeiro (UFRJ). Enfermeira formada pela Universidade de Vassouras. Especialista em Enfermagem e Saúde da Mulher pela Universidade Estadual do Rio de Janeiro (UERJ). Especialista em Saúde da Família pela Universidade de Vassouras. Professora da cadeira de Saúde da Mulher da Universidade de Vassouras. Enfermeira Obstetra do Hospital Universitário da Universidade Federal de Juiz de Fora/Empresa Brasileira de Serviços Hospitalares (HU-UFJF/EBSERH). Atua como preceptora no HU-UFJF.

Geraldo Sérgio Farinazzo Vitral
Professor associado de Ginecologia da Universidade Federal de Juiz de Fora (UFJF). Doutor e mestre em Saúde pela UFJF. Residência médica e especialista em Ginecologia e Obstetrícia pelo Hospital das Clínicas da Faculdade de Medicina de Ribeirão Preto da Universidade de São Paulo (HCFMRP/USP). Especialista em Mastologia pela Sociedade Brasileira de Mastologia (SBM). Supervisor da residência médica em Ginecologia e chefe do Setor de Mastologia do Hospital Universitário da Universidade Federal de Juiz de Fora (HU-UFJF).

Hakayna Calegaro Salgado
Médica ginecologista e obstetra. Doutoranda e mestra em Saúde pela Universidade Federal de Juiz de Fora (UFJF). Professora assistente de Ginecologia da Faculdade de Medicina da Universidade Federal de Juiz de Fora (FM-UFJF).

Homero Gonçalves Júnior
Ginecologista e mastologista. Mestre em ginecologia pela Universidade Federal do Rio de Janeiro (UFRJ) e doutor em Saúde pela Universidade Federal de Juiz de Fora (UFJF). Professor associado de Ginecologia da Faculdade de Medicina da Universidade Federal de Juiz de Fora (UFJF). Chefe do Serviço de Ginecologia do Hospital Universitário da Universidade Federal de Juiz de Fora (HU-UFJF).

João Afif Abdo
Mestre em Urologia pela Escola Paulista de Medicina da Universidade Federal de São Paulo (EPM-Unifesp). Membro titular da Sociedade Brasileira de Urologia (SBU). Membro da Sociedade Internacional de Medicina Sexual (ISSM), Sociedade Latino-Americana de Medicina Sexual (Slams) e Associação Brasileira de Estudos em Medicina e Saúde Sexual (Abemss). Responsável pelo Serviço de Urologia do Hospital Japonês Santa Cruz – São Paulo.

João Carlos Arantes Júnior
Professor associado de Ginecologia da Faculdade de Medicina da Universidade Federal de Juiz de Fora (UFJF). Responsável pelo setor de Patologia do Trato Genital Inferior e Colposcopia do Serviço de Ginecologia do Hospital Universitário da Universidade Federal de Juiz de Fora (HU-UFJF). Título de qualificação em PTGIC. Membro do Comitê de Ginecologia Infanto-Puberal da Associação de Ginecologistas e Obstetras de Minas Gerais.

João Tadeu Leite dos Reis
Título de especialista em Ginecologia e Obstetrícia. Assistant Étranger pela Université Paris V. Pós-graduado pelo Consejo Superior de la Universidad de Buenos Aires, Sociedad Argentina de Ginecología Infanto Juvenil. International Fellowship on Pediatric and Adolescent Gynecology, International Federation of Pediatric and Adolescent Gynecology. Membro do Comitê de Ginecologia Infanto-Puberal da Associação de Ginecologistas e Obstetras de Minas Gerais.

Lucas Polisseni Souza
Aluno da graduação de Medicina na Faculdade de Ciências Médicas e da Saúde de Juiz de Fora (Suprema).

Luiz Geraldo de Carvalho Letayf
Urologista pela Universidade Federal de Juiz de Fora (UFJF). Médico Urologista do Serviço de Urologia do Hospital Universitário da Universidade Federal de Juiz de Fora/Empresa Brasileira de Serviços Hospitalares (HU-UFJF/EBSERH). Responsável pelo Ambulatório de Uroginecologia do HU-UFJF/EBSERH.

Luzia Ribeiro Nasser Salomão
Médica ginecologista responsável pelo Ambulatório de Videolaparoscopia e Endometriose do Hospital Universitário da Universidade Federal de Juiz de Fora (HU-UFJF). Responsável, em conjunto com a Urologia, pelo Ambulatório de Uroginecologia e Urodinâmica do HU-UFJF. Atua em cirurgias videolaparoscópicas e de uroginecologia dentro do HU-UFJF e sistema privado. Especialista em Endoscopia Ginecológica com R4 pela Universidade Federal de Minas Gerais (UFMG). Pós-graduada em Uroginecologia pela Faculdade de Ciências Médicas de Belo Horizonte.

Marco Antônio de Oliveira Lacerda
Graduado em Medicina pela Universidade Federal de Juiz de Fora (UFJF). Residência médica em Ginecologia e Obstetrícia pela Universidade Estadual do Rio de Janeiro (UERJ). Preceptor da residência médica de Ginecologia e Obstetrícia da Universidade Federal de Juiz de Fora/Empresa Brasileira de Serviços Hospitalares (HU-UFJF/EBSERH) e do Hospital Regional João Penido (Fundação Hospitalar do Estado de Minas Gerais – Fhemig). Ginecologista e obstetra da Casa de Caridade Leopoldinense e do Hospital Santa Casa de Misericórdia de Cataguases.

Maria Virginia Furquim Werneck Marinho
Graduada pela Faculdade de Medicina da Universidade Federal de Minas Gerais (UFMG). Residência em Ginecologia e Obstetrícia no Hospital Mater Dei. International Fellowship on Pediatric and Adolescent Gynecology – International Federation of Pediatric and Adolescent Gynecology. Presidente do Comitê de Ginecologia Infanto-Puberal da Associação de Ginecologistas e Obstetras de Minas Gerais. Membro da Comissão Especializada em Ginecologia da Infância e Adolescência da Federação Brasileira das Associações de Ginecologia e Obstetrícia (Febrasgo). Delegada da Sociedade Brasileira de Obstetrícia e Ginecologia da Infância e Adolescência.

Mary Juciane Galvão Zamboni Vettore
Médica, mestre pela Universidade Estadual do Rio de Janeiro (Uerj), pós-graduada em Ginecologia pela Universidade Federal do Rio de Janiero (UFRJ), em

Obstetrícia pela Universidade Federal do Estado do Rio de Janeiro (Unirio), em Endoscopia Ginecológica pela Faculdade de Ciências Médicas e da Saúde de Juiz de Fora e em Educação Médica pela Faculdade de Medicina de Petrópolis. Especialista em Endoscopia Ginecológica e Ginecologia e Obstetrícia pela Associação Médica Brasileira (AMB) e Federação Brasileira das Associações de Ginecologia e Obstetrícia (Febrasgo). Atua como médica e preceptora no Hospital Universitário da Universidade Federal de Juiz de Fora (HU-UFJF) e no Centro Universitário Arthur Sá Earp Neto (Unifase).

Matheus Drumond Esperança
Aluno de graduação de Medicina na Faculdade de Ciências Médicas e da Saúde de Juiz de Fora (Suprema).

Patrícia de Oliveira Lima
Enfermeira obstetra do Hospital Universitário da Universidade Federal de Juiz de Fora/Empresa Brasileira de Serviços Hospitalares (HU-UFJF/EBSERH). Chefe de Unidade de Saúde da Mulher. Enfermeira obstetra, mestre em Ensino em Saúde e doutora em Saúde Coletiva pela Universidade Federal dos Vales do Jequitinhonha e Mucuri (UFVJM).

Raphael Federicci Haddad
Especialista em Ginecologia e Obstetrícia pelo Hospital Israelita Albert Einstein (HIAE). *Research Fellow* em Ginecologia Oncológica pelo HIAE.

Samira Raquel Pereira Rodrigues
Médica pela Faculdade de Ciências Médicas da Saúde de Juiz de Fora (FCMS-JF). Residência médica em Ginecologia e Obstetrícia pelo Hospital e Maternidade Therezinha de Jesus, vinculado à FCMS-JF. Médica ginecologista e obstetra do Hospital Universitário da Universidade Federal de Juiz de Fora/Empresa Brasileira de Serviços Hospitalares (HU-UFJF/EBSERH).

Samuel Drumond Esperança
Médico ginecologista e obstetra do Hospital Municipal Moises Deustch (Hospital Municipal M'Boi Mirim). Especialista em Ginecologia e Obstetrícia no Hospital Israelita Albert Einstein (HIAE). Graduado pela Faculdade de Ciências Médicas e da Saúde de Juiz de Fora (FCMS-JF).

Victoria Furquim Werneck Marinho
Residente do 3º ano de Ginecologia e Obstetrícia no Hospital Mater Dei-BH.

Sumário

Dedicatória

Dedico este trabalho ao meu esposo, Luíz Fernando, e aos meus filhos, Samuel e Matheus, amores de minha vida.

Aos meus pais, pelo exemplo e dedicação incomensuráveis.

Denise Gasparetti Drumond

Ao meu esposo, Antônio, e aos meus filhos queridos, Lucas e Bernardo, que são meu apoio e minha inspiração diária.

Aos meus pais, Álvaro e Márcia, pelo exemplo de determinação e amor.

Aos familiares e amigos que seguem ao meu lado, companheiros nesta caminhada.

Fernanda Polisseni

Minha participação neste livro é dedicada à minha esposa, Eneida, amor e companheira de todas as horas, e aos meus filhos, Letícia e Eduardo, dos quais muito me orgulho.

Geraldo Sérgio Farinazzo Vitral

Agradecimentos

Agradecemos a todos os professores, preceptores, médicos e profissionais de enfermagem que somaram esforços na construção desta obra. Cada qual buscou, nos anais da ciência e em sua bagagem clínica, o substrato para a construção de um livro didático e de consulta fácil.

Gratidão sincera a todas as pacientes atendidas nos ambulatórios, enfermarias, salas de cirurgias e demais dependências do Hospital Universitário da Universidade Federal de Juiz de Fora (HU-UFJF), que nos desafiam na busca diagnóstica e terapêutica, impulsionando-nos ao estudo sistemático e à pesquisa para a solução de doenças de maior complexidade.

Aos alunos da Faculdade de Medicina e aos residentes do HU-UFJF, que nos estimulam na busca incansável pelo notório saber.

A todos que caminham junto de nós, sob a luz do Sol e das estrelas, mestres, familiares, colegas de trabalho, amigos e irmãos, que dividem conosco as horas e os dias desta maravilhosa jornada da vida.

Os coordenadores

Apresentação

Este livro tem como escopo ofertar material didático para consulta diante das principais demandas ginecológicas. Traz consigo texto simplificado, objetivo e atualizado, visando atender ao profissional médico em relação à orientação diagnóstica e terapêutica da consulta da mulher.

Longe de responder a todas as questões de uma consulta, esta obra poderá nortear o médico como primeira diretriz mediante uma menina, uma adolescente ou uma mulher com uma afecção ginecológica.

As temáticas aqui abordadas compreendem todas as faixas etárias da mulher, da infância à senectude, englobando temas como doenças da mama, do útero, dos ovários, da vagina e da vulva. Além disso, também trata de patologias cujas repercussões cursam com manifestações agudas ou crônicas, emergenciais ou não, de maior ou menor gravidade, mas sempre desafiadoras.

Lembramos do curso temporal da medicina que se renova e se modifica de acordo com os avanços da ciência, fazendo-nos vislumbrar futuras edições desta obra.

Por ora, permitam-se, ao ler estas páginas, usufruir de leitura atualizada, de direcionamentos baseados em evidências científicas em uma confluência de textos de autores de reconhecida *expertise*.

Os coordenadores

Prefácio

Ser convidado para prefaciar um livro é motivo de muita honra e emoção. É um privilégio poder acessar em primeira mão o conteúdo, as mensagens e todo o significado ali envolvido.

Nesse contexto de emoção e satisfação, e para cumprir a honraria recebida, li com prazer e atenção os diversos capítulos de *Condutas em ginecologia - do diagnóstico ao tratamento*.

Desde logo, é notório que este livro tem como escopo ofertar um excelente material para consulta, diante das principais demandas ginecológicas, trazendo um texto extremamente atualizado que visa atender ao profissional médico em relação às principais questões presentes no atendimento da mulher.

É uma obra que todo ginecologista deve possuir, ler e manter a seu alcance, para informar-se sempre que necessário. Chamam a atenção a objetividade dos textos, a facilidade de leitura e a riqueza de informações.

Os capítulos abordam temas relativos a todas as faixas etárias da mulher, contemplando as doenças da mama, do útero, dos ovários, da vagina e da vulva. Também aborda outras patologias frequentemente encontradas e que trazem repercussões sempre desafiadoras para a saúde da mulher.

São enfatizados alguns capítulos pela sua importância clínica, como patologia do trato genital inferior e colposcopia, doenças da mama, planejamento reprodutivo e sexual e infertilidade.

A qualidade deste livro deve-se à liderança, competência e sabedoria de seus editores, Dra. Denise Gasparetti Drumond, Dra. Fernanda Polisseni e Dr. Geraldo Sérgio Farinazzo Vitral, professores da disciplina de Ginecologia da Faculdade de Medicina da Universidade Federal de Juiz de Fora, profissionais qualificados, brilhantes e apaixonados pela medicina.

Sinto-me extremamente orgulhoso com seus autores e coautores, que dedicaram tempo, conhecimento e inteligência para nos brindar com esta importante e requintada edição.

Os leitores encontrarão neste livro um grande acervo de conhecimentos, sem perder de vista a relevância dos temas abordados.

Álvaro Fernando Polisseni
Mestre e doutor em Ginecologia pela Faculdade de Medicina da Universidade Federal de Juiz de Fora (UFJF). Professor associado aposentado da Faculdade de Medicina da UFJF.

1

Consulta ginecológica

Hakayna Calegaro Salgado
Denise Gasparetti Drumond
Aline Franco Coelho
Marco Antônio de Oliveira Lacerda

INTRODUÇÃO

A consulta ginecológica é um momento muito importante para a saúde da mulher e, portanto, deve ocorrer em local acolhedor, profissional, confortável e com infraestrutura adequada.

O atendimento ginecológico deve despender de todo o tempo necessário para que o médico possa ouvir atentamente a paciente. O ginecologista deverá ter boa capacidade de comunicação e afastar de si qualquer tipo de preconceito ou possíveis atitudes que possam parecer críticas ou hostis. O profissional deverá evitar qualquer tipo de interrupção à atenção prestada à paciente, seja pela entrada de pessoas no consultório, seja pela realização de atendimento telefônico, por exemplo.

A consulta ginecológica é bastante peculiar, uma vez que aborda aspectos íntimos e ligados à sexualidade. Portanto, o ginecologista deverá ser empático, estar sempre acessível e disposto a deixar a paciente o mais confortável possível.

Em geral, a consulta ginecológica poderá ser dividida em três momentos:

1. Anamnese.
2. Exame físico.
3. Conclusão da consulta (quando a paciente será informada sobre a existência ou não de alterações no exame físico, serão solicitados os exames complementares necessários à elucidação do caso, a paciente será orientada sobre o tratamento instituído, caso necessário, ou sobre as próximas medidas para seguimento do caso).

ANAMNESE GINECOLÓGICA

Tem início com dados sobre a identificação da paciente: nome completo, idade, estado civil, cor, profissão, religião. A associação de dados referentes a idade, cor, estado civil, religião e profissão permite analisar possíveis doenças segundo sua prevalência.

Segue-se à queixa principal, que deverá ser registrada de acordo com as próprias palavras da paciente.

A seguir, tem-se a história da doença atual. Nesse momento, a paciente é estimulada a falar sobre as características das suas queixas, como data de início, tempo de duração, associação com outros sintomas, existência de fatores atenuantes ou agravantes, uso prévio de medicação para a situação apresentada e exames já realizados em razão do quadro.

Posteriormente, investiga-se a história ginecológica e obstétrica. Esse é o momento que diferencia a anamnese ginecológica das demais. A paciente é questionada sobre aspectos relevantes quanto aos antecedentes menstruais, como seu tipo menstrual (TM), data da menarca, intervalo entre os ciclos menstruais em dias e tempo de duração do fluxo menstrual em dias, presença de irregularidade menstrual, data da última menstruação, sintomas associados à menstruação, número de gestações, número e tipo de parto, ocorrência de abortamentos, complicações nas gestações, ocorrência e tempo de amamentação, idade da sexarca ou coitarca, número total de parcerias sexuais, métodos contraceptivos utilizados, histórico de infecções sexualmente transmissíveis (IST) e ocorrência de disfunções sexuais, bem como histórico de alterações mamárias.

Em seguida, colhem-se dados sobre a história patológica pregressa, momento em que a paciente é questionada sobre comorbidades existentes, medicações de uso diário, passado de internações, cirurgias realizadas ou alergia medicamentosa.

A próxima etapa refere-se à investigação da história fisiológica da paciente. Neste momento, a mulher é questionada sobre sono, apetite, ritmos excretores e variação de seu peso.

Segue-se à história familiar, em que são investigados dados importantes sobre antecedentes familiares de doenças cardiovasculares, endocrinológicas e neoplásicas, sobretudo aquelas relacionadas a mamas, ovários e intestino, destacando-se a idade de surgimento e o grau de parentesco. Devem ser valorizadas, principalmente, as alterações em parentela de primeiro grau.

Finaliza-se a anamnese com a história social da paciente, questionando-se tabagismo, etilismo e prática regular de atividade física.

Na Figura 1, observa-se um modelo de ficha médica para coleta da anamnese ginecológica utilizada no Ambulatório de Ginecologia Geral do Hospital Universitário da Universidade Federal de Juiz de Fora (HU-UFJF).

EXAME FÍSICO

O ginecologista deverá orientar que a paciente vá ao banheiro do consultório ginecológico, retire toda a roupa, inclusive as peças íntimas, esvazie a bexiga

ID: nome completo, idade, cor, estado civil, profissão, religião, naturalidade, residência.
QP: queixa principal com as próprias palavras da paciente.
HDA: aprofundar informações relativas à queixa principal. Ordem cronológica dos sinais e sintomas, fatores atenuantes ou agravantes. Tratamentos prévios. Medicações já utilizadas.
HGO: TM (tipo menstrual): menarca/intervalo entre os ciclos/duração da menstruação (p. ex.: 13/28/5). DUM (data da última menstruação): Sexarca (ou coitarca): Número total de parceiros: Vida sexual ativa: Parceria fixa: Método contraceptivo: G (gestações), P (partos), A (abortamento) Intercorrências na gestação e nos partos, peso ao nascer: Amamentação: Histórico de IST: Histórico de alterações mamárias: Disfunção sexual: Dispareunia ou sinusiorragia:
HPP: comorbidades. Medicações em uso: Internações: Cirurgias prévias: Alergia medicamentosa:
HFis: sono e apetite. Ritmos excretores. Peso.
HFam: história familiar de CA ginecológico. Comorbidades nos familiares.
HSoc: etilismo e tabagismo. Atividade física.

Figura 1 Modelo de ficha médica para coleta de anamnese ginecológica.

*ID: identificação; QP: queixa principal; HDA: história da doença atual; HGO: história ginecológica e obstétrica; HPP: história patológica pregressa; HFis: história fisiológica; HFam: história familiar; HSoc: história social.
Fonte: elaborada pelos autores.

caso necessário e coloque um avental com a abertura direcionada para a frente. Então, terá início o exame físico, que também ocorrerá em três etapas: exame físico geral, exame das mamas e exame pélvico.

Exame físico geral

Nesta etapa, o médico procederá à ectoscopia, com avaliação do estado geral da paciente, sua fácies, exame das mucosas oculares e da boca (cor e hidratação), palpação de linfonodos cervicais e da glândula tireoide.

São realizados, ainda, ausculta cardíaca e pulmonar de modo objetivo, aferição da pressão arterial (PA), da frequência cardíaca e de pulso, além do cálculo do índice de massa corpórea (IMC).

Segue ao exame do abdome, com inspeção, ausculta, percussão e palpação, observando a presença de cicatrizes cirúrgicas e a presença de dor à palpação abdominal, além da presença de massas ou hepato/esplenomegalia. O exame sempre deverá ser realizado com o médico posicionado à direita da paciente.

Posteriormente, realiza-se a avaliação de MMII, com palpação de pulsos, avaliação da presença de edema ou varizes.

Exame das mamas

Com a paciente sentada, realiza-se a inspeção estática e a inspeção dinâmica das mamas. O médico deverá permanecer na frente da paciente, solicitando que ela exponha as mamas. Deverá manter-se atento à presença de alterações na pele (alterações de coloração, textura, cicatrizes), no complexo areolo papilar, presença de assimetrias ou na ocorrência de abaulamentos ou retrações.

A inspeção estática é realizada com a paciente em repouso, com os membros superiores relaxados ao longo do corpo. Na inspeção dinâmica, é solicitado que a paciente realize algumas manobras a fim de realçar possíveis retrações ou abaulamentos, além de permitir verificar o comprometimento muscular e do gradil costal, alterações que podem ou não estar associadas à ocorrência de processos malignos. As manobras são realizadas solicitando que a paciente eleve os braços estendidos lentamente, até acima do nível da cabeça, e, em seguida, retorne à posição inicial. Posteriormente, a paciente deverá entrelaçar as mãos, com os cotovelos altos, acima do nível das mamas, realizando a compressão de uma mão contra a outra, a fim de mobilizar a musculatura peitoral.

Em seguida, realiza-se a palpação das fossas supra e infraclaviculares em busca de linfonodomegalias e segue-se à palpação das axilas. Para palpar a cadeia axilar direita, o braço direito do médico ginecologista apoia o braço direito da paciente que deve estar fletido e em ângulo de 90° com o tórax. Com a mão esquerda, o médico palpa a cadeia axilar em seus diferentes níveis. É feita uma concha com os dedos da mão, penetrando o mais alto possível em direção ao ápice da axila; e, a seguir, os dedos são trazidos para baixo, pressionando contra a parede torácica. Para a palpação da cadeia axilar esquerda, faz-se o oposto, e o médico deverá utilizar a mão direita para o exame da axila.

Na sequência, a paciente é deitada em decúbito dorsal, com os membros superiores estendidos atrás da cabeça. Inicialmente, apenas uma mama é exposta e, com a face palmar da mão, palpam-se os quatro quadrantes da mama. Complementa-se a palpação com a utilização de compressão pelas polpas digitais, pressionando o tecido mamário contra o gradil costal à procura de nodulações, em sentido radial, examinando toda a extensão da mama, que poderá ser feita no sentido horário ou anti-horário. Finaliza-se o exame da mama com a expressão mamária seguida da expressão papilar, a fim de detectar a presença de secreções ductais.

Terminado o exame da mama, esta é coberta e expõe-se a mama contralateral para a realização de todas as mesmas etapas já descritas.

Caso sejam detectadas nodulações mamárias, o médico deverá descrever sua localização, características, tamanho e mobilidade. Já no caso da presença de expressão papilar positiva, pode ser necessária a coleta do material para análise laboratorial.

Exame pélvico

O exame pélvico deverá ser procedido com a paciente com a bexiga vazia e em posição ginecológica (ou de litotomia), ou seja, paciente em decúbito dorsal, com as nádegas posicionadas junto à borda da mesa ginecológica, com as coxas e joelhos fletidos, descansando a fossa poplítea. Deverá ter parte do abdome e os MMII cobertos com um lençol.

O exame inicia-se com a inspeção da genitália externa. Após calçar as luvas, é feita cuidadosa avaliação do padrão de pilificação e das estruturas anatômicas, começando pelo monte púbico, grandes e pequenos lábios, regiões clitoriana, perineal e perianal.

Em seguida, com o dedo indicador da mão dominante do médico, é feita a ordenha da uretra e a palpação das glândulas de Skene e Bartholin. Solicita-se à paciente que realize a manobra de Valsalva a fim de detectar a presença de incontinência urinária de esforço e a presença de distopias genitais.

Finalizado o exame da genitália externa, o médico deverá seguir com a realização do exame dos genitais internos. Este será realizado por meio do exame especular e somente está indicado nos casos em que haja ruptura himenal evidenciada e manifestada pela paciente.

Para o exame, pode ser utilizado o espéculo de Collins ou espéculos de plástico descartáveis. O tamanho deverá ser escolhido de acordo com a anatomia da paciente, bem como segundo sua paridade.

O exame especular permite a visualização do colo uterino, das paredes vaginais e coleta de material cervical, além da presença de secreções vaginais ou mesmo lesões genitais.

O espéculo fechado é apoiado sobre a fúrcula, em posição oblíqua (para evitar traumatismo na uretra) e é feita sua introdução de forma cuidadosa e lentamente. Antes de ser completamente inserido, deverá ser rodado de forma que mantenha suas duas valvas paralelas às paredes anterior e posterior. Então, é direcionado para a posição inferior e posterior da vagina (em direção ao cóccix), enquanto é aberto lentamente na busca do colo uterino. Durante a abertura do espéculo, a mão não dominante do médico deverá segurar e firmar a valva anterior, enquanto a mão dominante gira a borboleta no sentido horário.

O colo uterino deverá ser posicionado entre as valvas do espéculo e visualizado em toda sua extensão, permitindo a coleta da citologia cervicovaginal, bem como a identificação de alterações como nódulos, eversão da endocérvice ou irregularidades em sua superfície, como a presença de lesões vegetantes. No caso de mulheres nulíparas, o orifício externo do colo se apresentará puntiforme; já no caso de multíparas, o orifício externo se apresentará como uma fenda transversa.

Na presença de secreção vaginal anormal, também poderá ser realizada a coleta de material para a identificação do agente patogênico. O exame a fresco consiste na coleta do material vaginal com adição de uma gota de soro fisiológico em lâmina e, a seguir, exame com microscópico. Poderão ser identificados fungos do gênero *Candida*, parasitos móveis como *Trichomonas vaginalis* ou "células-alvo", sugerindo a infecção por *Gardnerella vaginalis*. Outro teste simples de ser realizado diante da presença de secreção vaginal anormal é o teste do hidróxido de potássio (KOH), que consiste na coleta da secreção e adição de uma gota de KOH nesse material. Em caso positivo, ocorrerá a liberação de aminas voláteis com odor característico e bastante forte (semelhante a pescado), caracterizando a vaginose bacteriana.

A coleta de citologia cervicovaginal deverá ocorrer em todas as mulheres acima de 25 anos e que já tenham iniciado vida sexual. Para a coleta, o ideal é que a paciente não esteja com nenhuma vulvovaginite no momento do exame e que não tenha tido relação sexual ou feito uso de ducha vaginal ou medicações vaginais nos dois dias anteriores ao exame.

Utiliza-se a espátula de Ayre para coleta de material da ectocérvice. Sua extremidade mais longa deve ser introduzida no canal cervical, enquanto sua parte côncava mantém contato com a superfície do colo uterino e é feita uma rotação de 360 graus. O material obtido será cuidadosamente espalhado sobre a primeira metade de uma lâmina de microscopia, em direção vertical. Em seguida, é realizada a coleta de material da endocérvice com a escova endocervical ou *citobrush*. As cerdas da escova deverão ser introduzidas no orifício cervical e realizado um giro de 360 graus delicadamente. O material obtido deverá ser cuidadosamente espalhado na segunda metade da lâmina e em direção horizontal. Após a realização do esfregaço, este deverá ser cuidadosamente preso com fixador citológico e acondicionado para encaminhamento à avaliação patológica.

Também pode ser colhido por escova junto à endocérvice uterina estudo por PCR de HPV de alto risco, *Neisseria gonorrhoeae*, *Chlamydia trachomatis*, *Ureaplasma urealyticum*, *Mycoplasma genitalium* e *Trichomonas vaginalis*.

Ao exame físico:
Paciente em bom estado geral, lúcida e orientada, corada, hidratada, acianótica, anictérica. Ausência de linfonomegalias cervicais palpáveis. Tireoide normopalpável. AR: eupneica, MV+ bilateralmente, ARA ACV: RCR 2T, BNF, sem sopros. PA: mmHg Abdome plano, timpânico, RHA+, normotenso, indolor às palpações superficial e profunda, sem sinais de irritação peritoneal, ausência de visceromegalias ou massas palpáveis. MMII: panturrilhas livres, sem edema, pulsos palpáveis e simétricos bilateralmente
Mamas: Mamas pendentes, simétricas, sem abaulamentos ou retrações. Complexo areolopapilar sem alterações. Axilas livres. Fossas supra e infraclaviculares livres. Ausência de nodulações palpáveis bilateralmente. Expressão papilar negativa bilateralmente.
Genitália externa: Pilificação vulvar ginecoide. Vulva e vagina tróficas. Ausência de distopias genitais. Regiões perineal e perianal sem alterações. Glândulas de Skene e Bartholin não palpáveis. Expressão uretral negativa. Ausência de distopias genitais. Ausência de incontinência urinária à manobra de Valsalva.
Genitália interna: Especular: colo com orifício externo puntiforme, sem lesões visíveis. Paredes vaginais sem lesões visíveis. Fluxo vaginal de aspecto fisiológico, sem odor. Ácido acético negativo. Iodo positivo (Schiller negativo).
Toque vaginal: Colo móvel, fibroelástico, indolor à mobilização. Útero e anexos não palpáveis. Paciente sem queixa de dor à realização do exame.

Figura 2 Modelo de ficha médica para descrição do exame físico.
Fonte: elaborada pelos autores.

A seguir, é feita a limpeza do colo uterino com algodão embebido em soro fisiológico utilizando a pinça de Cheron. Aplica-se, posteriormente, em todo o colo uterino, solução de ácido acético a 2%. O ácido acético apresenta ação mucolítica e causa desidratação celular e coagulação das proteínas intranucleares, diminuindo a transparência do epitélio. A intensidade de sua reação de aceto branqueamento é proporcional à gravidade da lesão. O exame normal consiste na ausência de áreas aceto brancas.

A próxima etapa do exame consiste na realização do teste de Schiller, que consiste em uma solução saturada de iodo. Todo o colo uterino deverá ser embebido pela solução. O exame normal consiste na coloração marrom-escura de todo o colo uterino, ou seja, um teste de Schiller negativo. As células da ectocérvice normais são ricas em vacúolos de glicogênio que se coram com o iodo da solução. Em outras células, como as endocervicais ou as neoplásicas, como não apresentam tais vacúolos de glicogênio, a resposta será um teste positivo, com manifestação de um iodo claro ou iodo negativo.

Por fim, o exame da pelve é finalizado com o toque vaginal. Após lubrificação da mão dominante, o médico poderá realizar o toque unidigital (apenas o indicador é introduzido no canal vaginal) ou bidigital (quando o exame é realizado com os dedos indicador e médio). Durante o exame, serão observadas a elasticidade e a rugosidade das paredes vaginais, bem como as características do colo uterino, como consistência, posição e direcionamento. A consistência habitual do colo uterino é cartilaginosa. Segue-se à mobilização do colo uterino e à palpação dos fórnices vaginais.

Na sequência, é realizado o exame bimanual, com a outra mão apoiada no hipogástrio e associado ao toque vaginal, buscando identificar o posicionamento do útero. Em geral, apresenta posicionamento em antiversoflexão – AVF (mas também poderá ser encontrado em retroversoflexão – RVF ou medioversoflexão – MVF), formato piriforme e consistência rija. O útero poderá ter aumento de seu volume nos casos de gestação ou na presença de leiomiomas uterinos. No toque bimanual, também são avaliados os anexos (tubas e ovários), a fim de descartar a presença de massas tumorais aí localizadas.

A palpação do fundo de saco de Douglas (fundo de saco posterior) também é uma importante etapa do exame pélvico. Nessa região, diante de um útero em RVF e fixo, poderão ser palpáveis nódulos tumorais peritoneais, como na endometriose ou nas neoplasias ovarianas.

CONCLUSÃO DA CONSULTA

Após finalizado o exame físico, a paciente é orientada a se vestir e a retornar ao consultório para informações e orientações.

O ginecologista inicia informando à paciente a ausência ou presença de achados ao exame físico. Segue à definição sua hipótese diagnóstica e formulação do plano terapêutico ou de seguimento do paciente.

Neste momento, também serão solicitados os exames complementares pertinentes à queixa da paciente, para melhor elucidação do caso, ou exames destinados ao rastreio das neoplasias ginecológicas.

Exames complementares na rotina ginecológica

Após acolhimento, anamnese e exame clínico detalhados, o médico pode solicitar exames complementares com as seguintes funções:

1. Esclarecer ou investigar alguma alteração no exame clínico.
2. Exames para rastreio de doenças mais comuns na faixa etária da paciente examinada.

Para esclarecimento de alterações em coloração de mucosa (oral, ocular), alteração de temperatura e outros sinais vitais, podemos utilizar exames de rotina laboratorial (hemograma completo, bilirrubinas, entre outros).

Se durante o exame físico forem observadas massas ou nódulos suspeitos, deve-se solicitar exames de imagem (ultrassonografia, tomografia computadorizada ou ressonância magnética), de acordo com a topografia da alteração.

Já para a realização de exames de rastreio, ou seja, sem que a paciente tenha sinal ou sintoma de qualquer doença, devemos nos atentar à idade da paciente em questão e ao histórico familiar de doenças.

Pacientes até 25 anos de idade

Rotina laboratorial básica: hemograma completo, glicose de jejum, creatinina, TSH e T4 livre, perfil lipídico e tipagem sanguínea caso ainda não conheça.

Se a paciente for sexualmente ativa, é aconselhável solicitar sorologias para IST.

Pacientes entre 25 e 40 anos de idade

Devem ser seguidas as mesmas recomendações da faixa etária até 25 anos.

Acrescenta-se aos exames a coleta de exame citopatológico do colo uterino. Tal exame continua sendo a estratégia mais adotada para o rastreio do câncer de colo do útero. Segundo as diretrizes brasileiras, deverá ser iniciado em todas as mulheres a partir dos 25 anos que já tenham iniciado vida sexual. Deverão ser realizados dois exames com intervalo anual entre eles. Em caso de ambos os resultados negativos, a periodicidade dos exames poderá passar a ser trienal. Caso o resultado da citologia esteja alterada, a paciente deverá ser conduzida na atenção primária ou encaminhada para o especialista em doenças do colo, de acordo com a alteração apresentada.

Pacientes entre 40 e 69 anos de idade

Esta faixa etária, por se tratar de uma fase de muitas transformações tanto metabólicas quanto biológicas e psicológicas, possui muitas particularidades.

A solicitação de mamografia digital bilateral para rastreio deve ser, idealmente, realizada anualmente a partir dos 40 anos, seguindo a recomendação da Sociedade Brasileira de Mastologia. No entanto, segundo o Ministério da Saúde do Brasil, a recomendação de rastreio deve ser bienal e realizada a partir dos 50 anos. Cabe ressaltar, entretanto, que a mamografia poderá ser solicitada a qualquer momento caso o médico identifique alguma alteração no exame físico ou alto risco para câncer de mama.

A partir de 45 anos, deve-se considerar o início do rastreio para câncer colorretal, com a realização da pesquisa de sangue oculto nas fezes e colonoscopia (deve ser repetida a cada 10 anos em caso de resultado normal).

Após os 40 anos, também é muito comum o surgimento das queixas relacionadas aos sintomas climatéricos, como irregularidade menstrual, alterações de humor e do sono, ganho ponderal, fogachos e ressecamento vaginal, podendo, em alguns casos, ser necessária uma investigação laboratorial hormonal (dosagem de FSH, LH, estradiol, prolactina e hormônios da tireoide, por exemplo).

Após os 60 anos, a densitometria óssea é acrescentada à rotina de exames da mulher. No Sistema Único de Saúde (SUS), são avaliados dois segmentos ósseos: coluna lombar e colo do fêmur. Na saúde complementar, podem ser incluídos outros segmentos, como bacia óssea e ossos do punho.

A partir dos 69 anos de idade

Nesta faixa etária, o acolhimento e a escuta ativa das queixas da mulher serão fundamentais para o direcionamento da solicitação dos exames complementares.

Quanto aos exames de citologia do colo uterino e mamografia, a conduta deverá ser individualizada. A coleta de citologia não é mais indicada pelo Ministério da Saúde nas mulheres a partir dos 64 anos com exames anteriores negativos, tampouco a realização de mamografia a partir dos 69 anos com exames prévios sem alterações.

No entanto, a Sociedade Brasileira de Mastologia orienta que a solicitação da mamografia deve ocorrer de acordo com a condição clínica da paciente, estando indicada nos casos em que a expectativa de vida da mulher avaliada seja superior a 7 anos (o exame pode ser feito com tecnologia analógica em razão de a densidade mamária nessa idade tender a ser mais adiposa).

Até o momento, não existe nenhuma recomendação ou indicação de exame complementar para rastreio de câncer de endométrio.

Outro ponto muito importante na senescência feminina é a rastreio das doenças mentais e cardiovasculares. Após a menopausa, pelo hipoestrogenismo, a mulher pode desenvolver sintomas relacionados a cardiopatia, depressão e demência.

Após solicitação dos exames indicados ao caso, o médico deverá traçar o plano terapêutico com a paciente, que deverá ter participação ativa no processo. Nesse momento, poderão ser prescritas medicações, indicadas consultas com outras especialidades ou agendamento de consultas de retorno para seguimento da paciente.

BIBLIOGRAFIA

Brasil. Instituto Nacional de Câncer José Alencar Gomes da Silva. Coordenação de Prevenção e Vigilância. Divisão de Detecção Precoce e Apoio à Organização de Rede. Diretrizes brasileiras para o rastreamento do câncer do colo do útero. 2. ed. rev. atual. Rio de Janeiro: Inca; 2016.

Burnett LS. Gynecology history, examination and operations. In: Jones HW, Wentz AC, Burnett LS. Novak's textbook of gynecology. 11th ed. Baltimore: Williams & Wilkins; 1988. p.3-39.

Curcio Jr. LR. O exame físico e ginecológico. In: Piazza MJ, Teixeira AC. Rotinas clínicas e cirúrgicas em ginecologia. Rio de Janeiro: Revinter; 2002. p.9-12.

Federação Brasileira das Associações de Ginecologia e Obstetrícia (Febrasgo). Tratado de ginecologia. Rio de Janeiro: Elsevier, 2019.

Gonçalves MA, Zerwes F, Badalotti M, et al. A consulta ginecológica. In: Badalotti M, Petracco A, Frasson A, Gonçalves MA. Manual de ginecologia. Porto Alegre: EDIPUCRS; 2009. p.13-22.

Lasmar RB, Bruno RV, Santos RLC. Anamnese e exame físico. In: Lasmar RB, Bruno RV, Santos RLC. Tratado de ginecologia. Rio de Janeiro: Guanabara Koogan; 2017. p.3-10.

Sociedade Brasileira de Mastologia. O que você precisa saber sobre o câncer de mama. Rio de Janeiro: Sociedade Brasileira de Mastologia; 2022.

Xavier NL, Salazar CC. Consulta ginecológica. In: Freitas F, Menke CH, Rivoire WA et al. Rotinas em ginecologia. 5. ed. Porto Alegre: Artmed; 2006. p.25-33.

2

Consulta ginecológica da criança e da adolescente

Maria Virginia Furquim Werneck Marinho
Cláudia Barbosa Salomão
João Tadeu Leite dos Reis
Victoria Furquim Werneck Marinho

INTRODUÇÃO

O atendimento ginecológico a crianças e adolescentes tem se tornado evento frequente na nossa prática diária, demandando dos profissionais preparo técnico e habilidades para lidar com as questões específicas desse grupo de pacientes. Há que se levar em conta as demandas de cada momento do desenvolvimento e as particularidades anatômicas, fisiológicas e psicossociais, direcionando abordagem, propedêuticas e condutas terapêuticas de forma diferenciada. Criar um ambiente favorável nesse momento, desenvolvendo uma relação médico-paciente empática, é fator determinante não apenas para a condução da consulta e do exame físico, mas também para incluir a jovem paciente no cuidado com sua saúde. O atendimento à criança e à adolescente faz emergir, por vezes, situações conflituosas relacionadas ao sigilo e às questões éticas e legais que precisam ser compreendidas e avaliadas pelo ginecologista e toda a equipe médica envolvida na assistência.

CONSULTA GINECOLÓGICA DA CRIANÇA

O ginecologista que lida com crianças necessita ter formação e experiência suficientes para atender a essa clientela com uma visão integral, priorizando não somente a medicina curativa, mas também a prevenção, a orientação e a educação.

É necessário conhecer o processo de amadurecimento somático e genital, a anatomia e fisiologia do sistema reprodutivo e as afecções específicas de cada idade, para valorizar adequadamente a normalidade, suas variações e os achados que escapam dela.

Existem requisitos essenciais para o atendimento ginecológico da infância, o qual transita entre o atendimento pediátrico e o ginecológico.

A anamnese minuciosa é de grande importância, devendo ser realizada, na infância, na presença da mãe, do pai ou do acompanhante da criança. Porém, o questionamento deverá ser dirigido diretamente à criança, quando a sua maturidade assim o permitir, e complementado pelas informações do acompanhante, principalmente sobre o motivo do comparecimento ao consultório, antecedentes pessoais e familiares. Na maioria dos atendimentos, a anamnese apresentará boa parte dos dados necessários à conclusão diagnóstica, diminuindo o número de exames complementares a solicitar.

Além de uma formação técnica assertiva, o ginecologista que se prepara para atender crianças necessita de material adequado ao atendimento e deve oferecer um ambiente tranquilo e confortável, tanto no próprio consultório quanto na sala de espera. São aspectos muito importantes em relação ao profissional: ter tempo para o atendimento, ser paciente e habilidoso para se comunicar e ter disponibilidade para estabelecer uma boa relação médico-paciente.

No atendimento às crianças pequenas, a comunicação muitas vezes não é verbal, e os gestos tomam uma grande importância, pois são eles que transmitem segurança, confiança e afeto. Conversar diretamente com a criança no momento da sua chegada, e não somente com os pais, pode causar empatia e melhorar a relação médica com a pequena paciente. Em crianças acima dos 5-6 anos, a linguagem explicativa adquire uma importância ainda maior, e a orientação sobre o exame clínico e o material a ser usado é essencial para obter confiança e tranquilidade da paciente.

A maneira como recebemos e conduzimos uma primeira consulta será primordial para os atendimentos subsequentes, mesmo na fase adulta dessa paciente. Uma consulta ginecológica mal conduzida na infância pode criar uma inadequação importante às consultas ginecológicas futuras.

Crianças nas fases pré-puberal e puberal já apresentam maior resistência ao exame clínico e se sentem mais constrangidas à sua realização. Se possível, em uma situação de grande constrangimento observado pelo médico, devemos propor que o exame clínico seja realizado em uma próxima consulta, caso não se trate de uma urgência, em que o exame clínico seja imprescindível imediatamente. A criança nunca deve ser examinada à força, podendo ser necessária a sedação em bloco cirúrgico para a realização de exame, em situações especiais.

O exame clínico deverá conter mensuração de altura e peso, os quais devem ser transportados para gráfico de estatura e peso, para que esses parâmetros sejam enquadrados nas curvas de percentil, o que facilitará a avaliação de estado nutricional, maturação e desenvolvimento.

Seguindo o exame clínico geral, devem ser observados a coloração das mucosas e a distribuição de pelos, além do aspecto das unhas e do cabelo; deve-se ainda realizar ausculta cardíaca, respiratória e abdominal. Posteriormente, procede-se à palpação tireoidiana, mamária e abdominal, juntamente com a percussão abdominal.

O exame ginecológico constará de particularidades em cada faixa etária, conforme descritos a seguir.

Exame clínico na consulta ginecológica da neonata

O período neonatal tem início ao nascimento e término ao final do primeiro mês de vida (ou nos primeiros 28 dias para alguns autores).

O exame das mamas da neonata apresenta características especiais, já que, habitualmente, as mamas estão intumescidas, podendo apresentar até mesmo derrame papilar espontâneo, simulando derrame lácteo. Esse intumescimento mamário é causa frequente de consulta, na qual se deve explicar sobre a normalidade desses sinais clínicos – consequência da exposição aos estrogênios maternos intraútero – e orientar que não se deve praticar qualquer manobra como massagens ou pressão, o que poderia ocasionar abscessos ou outros tipos de lesões. Deve-se esclarecer que o quadro se resolverá por si só. No momento do exame das mamas, é importante observar o número de glândulas e papilas mamárias à inspeção e à palpação habitual.

A palpação abdominal da neonata é de suma importância, já que pode averiguar a suspeita de massas tumorais e hérnias. A palpação das gônadas nas regiões inguinais exige a investigação de distúrbios da diferenciação sexual. A realização do toque retal para avaliação abdominal foi amplamente substituída pela ecografia.

Infelizmente, nem sempre faz parte da rotina das salas de parto o exame da região genital da recém-nascida. O exame da genitália externa da neonata deve ser realizado em decúbito dorsal sobre a mesa ou no colo da mãe, pai ou cuidador, com pernas em abdução ("posição de rã"). Essa observação minuciosa permite detectar precocemente malformações, hérnias gonadais, genitais ambíguos e tumores. O diagnóstico precoce de disgenesias gonadais e hiperplasia da suprarrenal, entre outras afecções, é de grande importância, podendo, inclusive, evitar algum equívoco em relação ao sexo da criança. Portanto, a inspeção da genitália externa da neonata torna-se imprescindível logo ao nascimento, observando características próprias dessa faixa etária, relacionadas, principalmente, à exposição prévia aos estrogênios maternos, ainda em vida intrauterina.

São características da genitália externa da neonata:

- Grandes lábios: volumosos e edemaciados.
- Pequenos lábios: espessos e edemaciados, especialmente no primeiro mês de vida.
- Mucosa: rosada e úmida.
- Clitóris: edemaciado no primeiro mês de vida, devendo-se fazer a diferenciação com a hipertrofia de clitóris, o que obrigaria investigação, especialmente das doenças das glândulas suprarrenais.

- Hímen: apresenta-se como um diafragma membranoso que oclui, aparentemente, o introito vaginal. Habitualmente apresenta 0,4 cm de diâmetro. É espesso e proeminente, o que pode dificultar a visualização de seu orifício e, às vezes, do próprio meato uretral. Geralmente é bastante edemaciado, o que pode dificultar a percepção de sua anatomia. Atenção especial deve ser dada à possibilidade de hímen imperfurado, o que pode ocasionar mucocolpo que, se de grande volume, pode comprimir a uretra, ocasionando retenção urinária, exigindo abordagem cirúrgica imediata; pode estar presente o que denominamos pólipo himenal, que seria um prolongamento longitudinal de parte da membrana himenal, o que, apesar de não apresentar importância clínica na maioria das vezes, excepcionalmente deve ser retirado cirurgicamente, quando traz restos fecais em sua movimentação, se de maior comprimento (Figura 1).
- Monte de Vênus: edemaciado.
- Vagina: apresenta de 4 a 4,5 cm de profundidade e mucosa trófica, podendo haver alguma secreção vaginal decorrente do estímulo prévio aos estrogênios maternos. Nos casos de suspeita de malformações, pode ser necessária a investigação por meio de sondagem vaginal com sonda fina ou uso de colpovirgoscópio de Bicalho (indicação absolutamente rara, sempre realizada sob sedação anestésica).

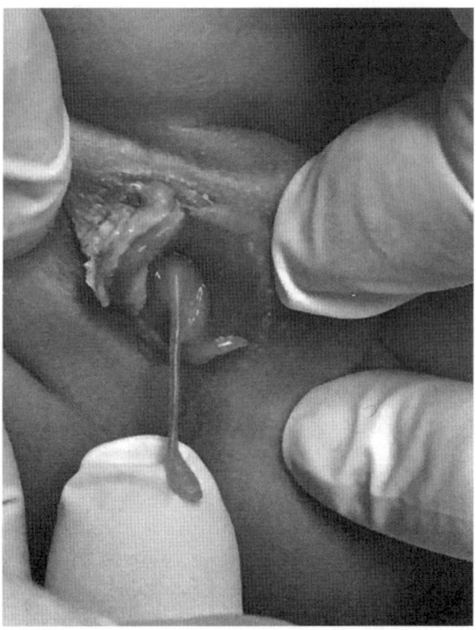

Figura 1 Pólipo himenal na neonata.
Fonte: arquivo pessoal dos autores.

A crise genital da recém-nascida é definida como o conjunto de elementos semiológicos que engloba edema vulvar, leucorreia, ingurgitamento mamário e/ou hemorragia genital. A hemorragia genital aparece entre o segundo e o quinto dia após o nascimento e tem duração de 2 a 3 dias. Lembramos que esse sangramento é de origem uterina e acontece pela queda do nível dos estrogênios maternos na corrente sanguínea da neonata, causando um sangramento de privação.

O termo "minipuberdade" é usado para o período logo após o nascimento, de aumento dos hormônios do eixo hipotálamo-hipófise-gonadal, que se inicia em média com uma semana de vida e termina por volta dos dois anos nas meninas. Esse período de ativação do eixo é importante para a maturação dos folículos ovarianos e é seguido da inibição posterior do eixo durante o restante da infância, até que ocorra sua reativação na puberdade.

Exame clínico na consulta ginecológica da infância

A partir do primeiro mês de vida, e especialmente após os três meses, a genitália externa da criança praticamente já não estará, sob ação dos estrogênios maternos transferidos pela via placentária. Portanto, estaremos diante de achados clínicos muito diferentes dos quais observamos na neonata.

O exame das mamas na infância deve constar de inspeção para observar coloração, número de glândulas e papilas, e palpação, observando sinais de possível avanço puberal, já que a mama na infância ainda não se encontra sob o estímulo hormonal ovariano.

São características da genitália externa da infância:

- Grandes lábios: apresentam-se finos e com escassez de tecido adiposo.
- Pequenos lábios: delgados.
- Mucosa: delgada, fina, o que proporciona a visualização de sua fina rede vascular.
- Clitóris: de pequeno volume; sua glande começa a ser visualizada; aumento em seu volume deve sugerir investigação endócrina, como citado anteriormente.
- Hímen: apresenta-se delgado, com orifício de 0,5 cm em média até os 7 anos de idade, de 0,7 cm entre os 7 e 9 anos, e 1 cm na pré-menarca. A observação de seu diâmetro e integridade das suas bordas pode colaborar para a investigação de suspeita de abuso sexual. Pode apresentar vários formatos, sendo o anular o mais frequente.
- Vagina: mucosa atrófica, em virtude da pouca ação hormonal; apresenta comprimento de 5 cm em média até 7 ou 8 anos de idade, e 8 cm por volta dos 10 anos de idade; com o início da atividade ovariana, pode chegar a medir 11,5 cm, ao momento da menarca, à custa do fundo de saco posterior. Para sua avaliação interna, em caso de necessidade, como investigação de presença de corpo estranho, investigação de sangramentos genitais anômalos ou suspeita

de tumor, pode-se usar o colpovirgoscópio de Bicalho, ou um otoscópio, espéculo nasal ou mesmo um espéculo número zero (Figura 2). Atualmente, vários estudos demonstram a eficácia do uso do histeroscópio para essa avalição, assunto que será discutido em outro item deste mesmo capítulo.

A palpação abdominal na infância é de suma importância na consulta ginecológica, já que os ovários ainda não se apresentam na cavidade pélvica e, em caso de aumento, pode-se senti-los à palpação abdominal, como na presença de tumores de origem ovariana (Figura 5). A realização do toque retal foi amplamente substituída pela ecografia, sendo excepcionalmente realizada para auxiliar na constatação da presença de corpos estranhos na cavidade vaginal, que podem não ter sido visualizados à ecografia ou radiografia da pelve (Figura 3), anteriormente à indicação da colpovirgoscopia, a qual, na maioria das vezes, necessita de sedação anestésica quando realizada em crianças com idade inferior a 9 anos (Figura 4).

Exame clínico na consulta ginecológica da fase puberal

O desenvolvimento dos caracteres sexuais secundários, especialmente tratando-se de mamas, pelos pubianos e axilares, ocorre normalmente a partir dos 8 anos de idade.

Situações diferentes dessa podem até ser fisiológicas, mas devem sempre ser investigadas. No momento da consulta ginecológica, devem ser avaliadas as condições gerais de saúde, como estado nutricional, condições de higiene, atitude e postura durante o exame. Paciente muito arredia durante o exame pode sugerir sofrimento de maus-tratos ou abuso sexual. Também devem ser avaliados peso, estatura e proporções corporais, e devem ser elaboradas curvas de crescimento, fundamentais na investigação dos distúrbios do desenvolvimento puberal.

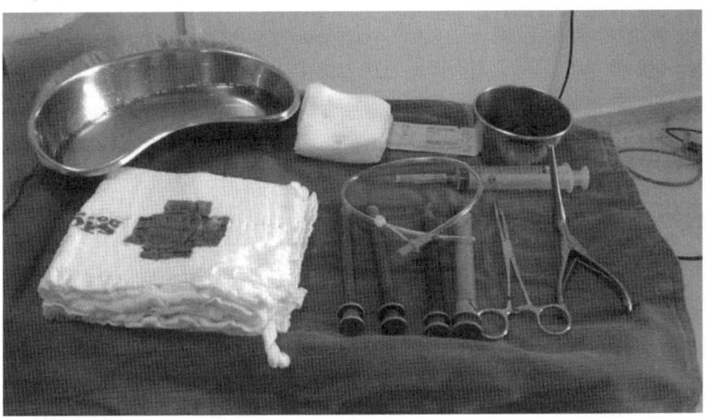

Figura 2 Colpovirgoscópio e espéculo.
Fonte: arquivo pessoal dos autores.

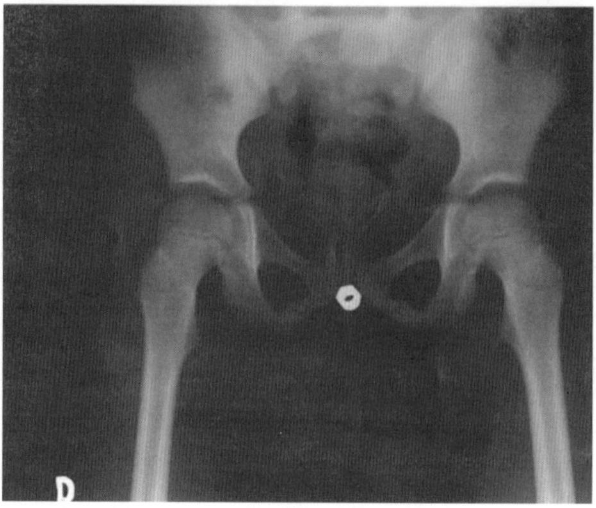

Figura 3 Corpo estranho observado em radiografia.
Fonte: arquivo pessoal dos autores.

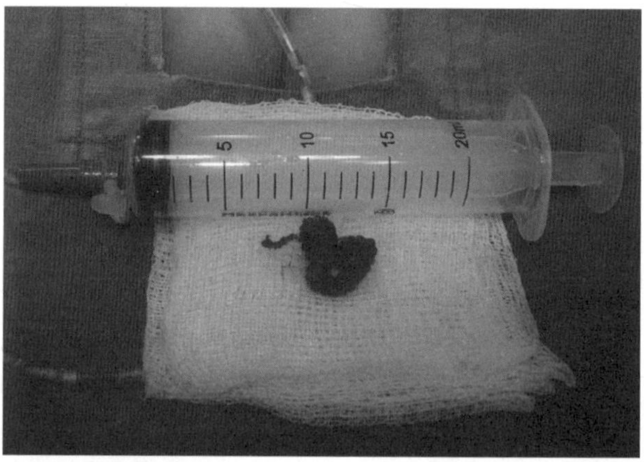

Figura 4 Corpo estranho vaginal.
Fonte: arquivo pessoal dos autores.

O estirão de crescimento muitas vezes é o primeiro fenômeno identificado no desenvolvimento puberal, sendo dependente da ação conjunta do hormônio do crescimento, do estrogênio e do fator de crescimento semelhante à insulina tipo 1 (IGF-1). Compreende três fases distintas, tem duração média de três anos, ganho estatural entre 25 e 30 cm e desaceleração após a menarca.

Percebe-se ganho de gordura corporal, condição necessária para a evolução desse processo até a menarca.

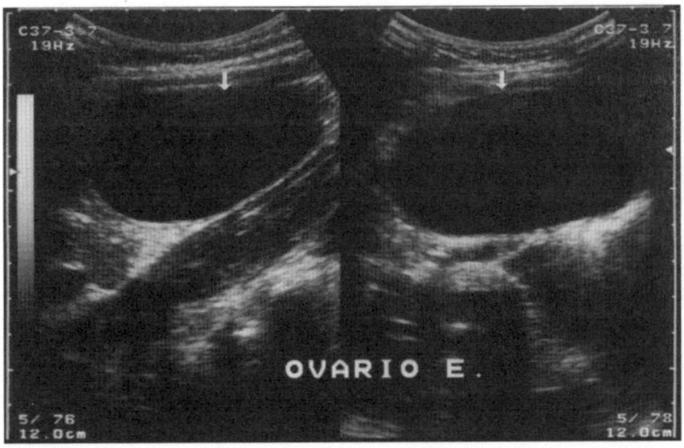

Figura 5 Cisto ovariano suspeitado por palpação abdominal e confirmado por ecografia em criança de 5 anos.

Fonte: arquivo pessoal dos autores.

Sob o estímulo dos hormônios ovarianos e das glândulas suprarrenais, torna-se evidente o surgimento dos caracteres sexuais secundários (classificados em estágios segundo a classificação de Tanner – Figura 6), como descrito a seguir:

- Telarca: desenvolvimento mamário que se inicia com o aparecimento do broto mamário por volta de 2 anos antes da menarca. Pela classificação de Tanner, têm-se os seguintes estágios:
  - Estágio 1: discreta elevação da papila.
  - Estágio 2: broto mamário, aumento da glândula, com elevação da aréola e da papila, aumento do diâmetro da aréola.
  - Estágio 3: aumento da mama e da aréola, sem separação em seus contornos.
  - Estágio 4: crescimento da mama e da aréola, com formação de saliência entre ambas.
  - Estágio 5: mama adulta, com aréola incorporada ao contorno da mama.
- Pubarca: do aparecimento dos pelos pubianos. De acordo com Tanner, são classificados em:
  - Estágio 1: ausência de pelos terminais.
  - Estágio 2: pelos longos e finos, mais pigmentados nos grandes lábios.
  - Estágio 3: aumento na quantidade de pelos nos grandes lábios e na sínfise púbica, pelos mais escuros e crespos.
  - Estágio 4: pelos escuros, crespos e grossos nos grandes lábios, sínfise púbica e períneo.
  - Estágio 5: pelos terminais abundantes em sínfise, períneo e raiz das coxas.
- Menarca: ocorre, em média, por volta dos 13 anos de idade (variação de até 1,2 ano) e em um intervalo médio de 2 a 3 anos a partir do aparecimento do broto mamário. Pela avaliação dos parâmetros do desenvolvimento puberal,

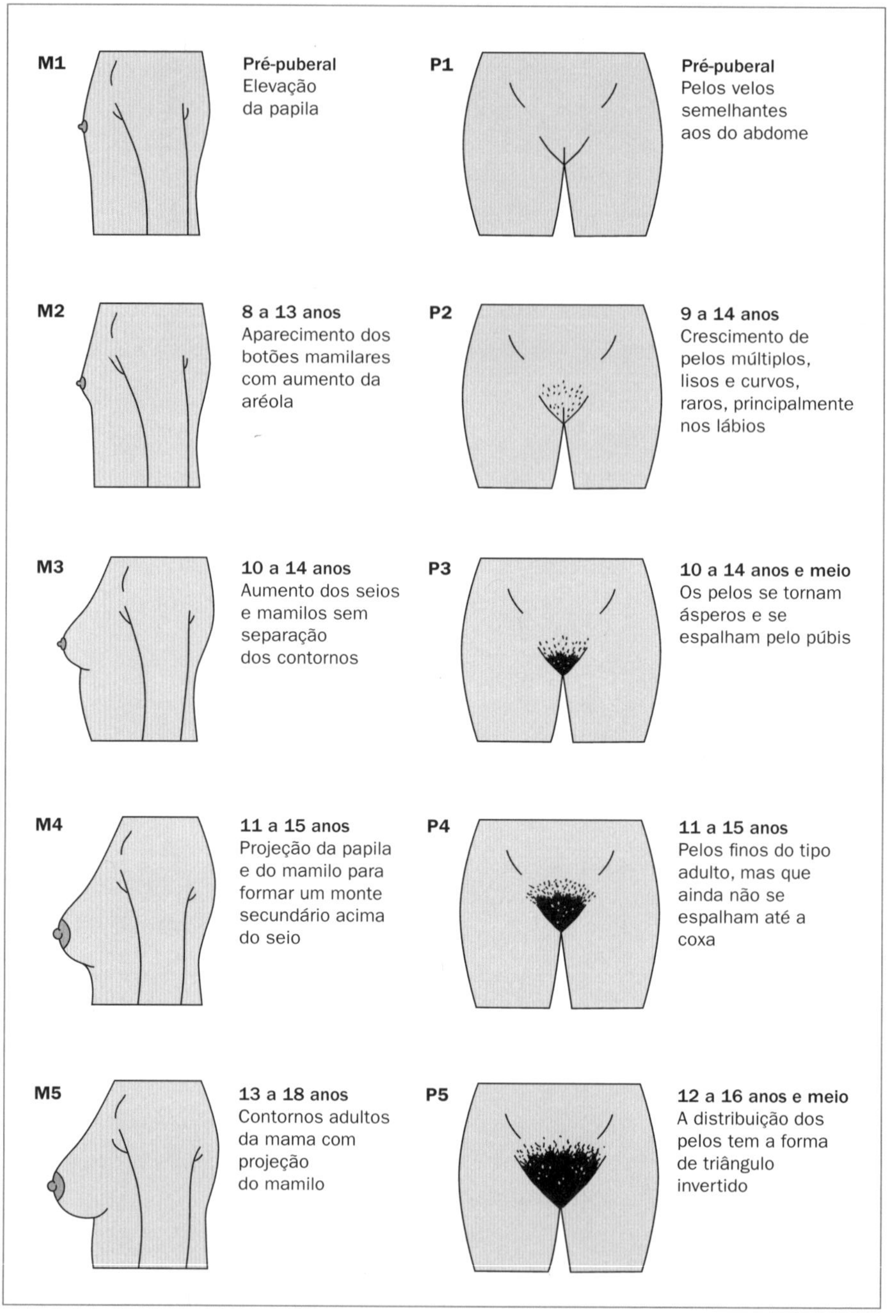

Figura 6 Classificação de Tanner para pelos pubianos e mamas.
Fonte: Tanner (1962).

é possível fazer uma previsão da idade de ocorrência da menarca, em geral associada à idade óssea entre 12,6 e 13,6 anos de idade, 9 a 12 meses após o pico máximo de velocidade de crescimento, e 2,5 anos após a telarca ou no estágio M4 de Tanner.

Fazem parte do exame clínico, também nessa faixa etária, a inspeção e palpação tireoidiana e mamária, observando-se assimetrias, nódulos e, no caso das mamas, aspectos da pele, número de glândulas e papilas.

Em decúbito dorsal, posição ginecológica, já podendo se fazer uso das perneiras da cama ginecológica, realiza-se a inspeção da genitália externa, observando-se aumento do trofismo das mucosas e pigmentação aumentada dos pequenos lábios, já decorrentes da ação hormonal. Há um aumento do depósito de gordura nos grandes lábios.

Observa-se presença de secreção vaginal fisiológica, de coloração clara, mas que, muitas vezes, se apresenta de coloração mais amarelada ao fundo das roupas íntimas, o que configura motivo de consulta frequente, fazendo-se necessária explicação quanto à normalidade desse sinal clínico. Secreção vaginal acompanhada de prurido, ardor ou outros sintomas deve ser investigada.

A vagina se torna, novamente, trófica e úmida na puberdade, tendo seu comprimento até 10 a 11,5 cm, já à custa do fundo de saco posterior. O exame da cavidade vaginal deve ser realizado somente quando necessário (pesquisa de corpo estranho, possibilidade de lesões e tumores, secreções de difícil manejo) e com uso de aparelhagem adequada (colpovirgoscópio, espéculo de virgem, otoscópio, espéculo nasal e, sendo considerada hoje, a possibilidade do uso do histeroscópio), como mencionado anteriormente.

Mesmo sendo o toque retal amplamente substituído pela ecografia pélvica na avaliação da pelve, excepcionalmente ainda pode ser de alguma valia na percepção de corpos estranhos vaginais e massas não detectáveis à ecografia e/ou radiografia da pelve.

Particularidades no atendimento ginecológico na infância

É de suma importância o reconhecimento dos tipos de hímen que podemos encontrar ao exame ginecológico (Figura 7). O reconhecimento dessas variações anatômicas é importante para que haja a correta explicação, aos responsáveis pela criança, a respeito das diversidades de sua anatomia e para a programação de procedimento cirúrgico, se necessário, como no caso dos hímens imperfurados e, às vezes, dos septados e cribiformes.

Igualmente importante é o conhecimento do índice clitoridiano nas diversas faixas etárias, no desenvolvimento normal e anormal (Tabela 1). Essa avaliação torna-se imperativa, especialmente nas avaliações de suspeitas de hiperplasia suprarrenal congênita e pubarca e adrenarca precoces.

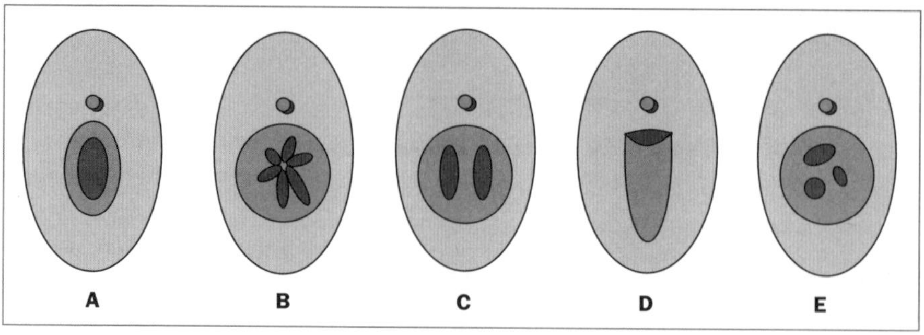

Figura 7 Tipos de hímen. **A**: anular; **B**: fimbriado; **C**: com septo medial; **D**: hipertrófico posterior; **E**: cribiforme.

Fonte: Leite (2014).

Tabela 1 Índice clitoridiano em meninas com desenvolvimento normal e anormal

Idade (anos)	Normal	HSC	PPC	AP	XO/XY
0-1	15,1±1,4	137,9±26,9			
1-8	15,1±0,9	225,0±49,0	20±2	26±1	
8-13	16,7±0,9	212,0±59,0	17±2	25±7	242±171
13-18	20,7±1,6	116,0±14,0			

*Todos os valores dos índices clitoridianos são em mm^2.

AP: adrenarca precoce; HSC: hiperplasia suprarrenal congênita. PPC: puberdade precoce central.

Fonte: Zeigüer (1996).

Quando necessária e proposta investigação da cavidade vaginal em crianças e adolescentes, como em casos de sangramento genital a esclarecer, suspeita de tumor ou corpo estranho, malformações genitais, entre outros, o profissional se encontra diante de situação delicada, especialmente no que tange às explicações aos familiares quanto à integridade himenal mediante o procedimento. Na maioria das vezes, mediante o procedimento indicado, consegue-se preservar a integridade da membrana himenal, porém, algumas vezes, pela complexidade do procedimento e característica pessoal da membrana himenal, a ruptura dessa membrana pode ocorrer, risco que deve ser previamente esclarecido aos familiares. Revisão sistemática realizada por Johory et al. em 2015 aborda a uso da vaginoscopia ou histeroscopia com o uso de histeroscópio no diagnóstico e terapêutica de desordens ginecológicas na adolescência, citando também três estudos nos quais o método foi usado em crianças de idade entre 1 e 8 anos, observando viabilidade do uso dessa ferramenta na abordagem propedêutica e terapêutica, também nessas faixas etárias, com probabilidade diminuída do risco de lesão da integridade himenal mediante o procedimento. Contudo, ainda se consideram precoces conclusões definitivas em relação ao assunto, já que serão necessários estudos mais amplos para tal definição, aparentemente promissora.

Aspectos não ginecológicos relevantes no atendimento

O potencial genético associado ao meio ambiente estabelece o ritmo de crescimento e desenvolvimento de um indivíduo, com variações individuais e características próprias, decorrentes da etapa de vida. Variações tanto do crescimento quanto do desenvolvimento acontecem de acordo com fatores culturais, socioeconômicos e nutricionais que se modificam, possibilitando ou não a expressão do potencial genético.

Alguns parâmetros são usados na avaliação de crescimento e desenvolvimento, como:

- Medida da altura e do peso: transportada para o gráfico de estatura e do peso, segundo a idade cronológica, situa a paciente em seu percentil de acordo com a população geral; acompanhamento longitudinal com o tempo, observando-se a curva que se forma.
- Velocidade de crescimento: comparação entre as medidas obtidas em épocas distintas, com intervalo de, no mínimo, 6 meses entre elas.
- Altura familiar ou genética.
- Relação peso e altura: percentil encontrado para altura deve estar próximo ao percentil encontrado para peso no mesmo indivíduo.
- Índice de massa corpórea: relação do peso dividido pela altura elevada ao quadrado [peso (kg)/altura^2 (m)]. Os valores obtidos devem ser comparados aos valores considerados normais com relação à idade, consultando-se tabelas próprias que definirão o indivíduo quanto a peso normal (saudável), sobrepeso e obesidade.
- Pregas cutâneas: índice que define com bastante confiabilidade a quantidade de gordura corpórea total, obtido preferencialmente pela medida da prega tricipital (metade da distância entre o ombro e o cotovelo do braço esquerdo, face posterior, com o braço flexionado).
- Avaliação de amadurecimento: usam-se a idade dentária, a qual considera a cronologia da erupção dos dentes transitórios e permanentes, e a idade óssea, que objetiva medir o amadurecimento alcançado pelo esqueleto. Entende-se que a idade óssea se relaciona melhor que a idade cronológica com desenvolvimento genético, idade da menarca, peso e altura. É obtida a partir do primeiro ano de vida, com a avaliação de radiografia de mão e punho esquerdos, a qual é comparada ao atlas de Greulich e Pyle ou ao escore de pontos.
- Nutrição: a programação dietética deve equilibrar os macro e micronutrientes, estabelecendo uma dieta que contenha proteínas, carboidratos, lipídios, vitaminas e sais minerais e água, com atenção especial ao consumo de cálcio, elemento essencial para uma adequada formação óssea, enfatizando-se a importância da exposição diária ao sol.

- Autocuidado: conjunto de medidas exercidas sobre si mesmo com o objetivo de prevenção de doenças e melhora da qualidade de vida, conservando a saúde física, mental e emocional pela melhora da autoestima. Devem ser hábitos adquiridos na infância e que devem perdurar até a fase adulta do indivíduo.

  Os requisitos universais de autocuidado são:

- Manter aporte adequado de ar, água e alimentos.
- Manter o equilíbrio entre a atividade e o repouso: importância da atividade física regular e o sono, este como atividade reparadora necessária para bom rendimento físico e intelectual. Entendem-se como necessárias de 8 a 10 horas de sono diárias para manter o equilíbrio orgânico.
- Higiene.
- Imunização: a orientação quanto a vacinas faz parte do atendimento integral à criança e ao adolescente. O ginecologista que atende crianças e adolescentes deve sempre estar atualizado em relação à programação vacinal para essas faixas etárias (Figuras 8 e 9).

CONSULTA GINECOLÓGICA DA ADOLESCENTE

A adolescência é um período complexo na vida do indivíduo, compreendendo mudanças físicas e psicossociais intensas, que culminam na aquisição do corpo adulto e da maturidade reprodutiva. A atenção à saúde do adolescente deve levar em conta não apenas as peculiaridades do processo fisiológico, mas também as alterações emocionais que ocorrem nessa fase. O desafio do profissional que lida com esses pacientes é prestar assistência médica preventiva, com ênfase na educação e orientação, objetivando não apenas o diagnóstico e tratamento das intercorrências médicas desse período, mas também a identificação e antecipação de demandas não explicitadas.

A primeira consulta ginecológica pode ser muito intimidadora na adolescência, não apenas pelo receio do médico desconhecido e dos procedimentos do exame físico, mas também por abordar questões íntimas como a menstruação e os aspectos da saúde reprodutiva. É importante que o médico seja receptivo e habilidoso para estabelecer uma relação de confiança, além de preparado tecnicamente para lidar com as questões físicas e emocionais desse momento de transição.

Segundo o American College of Obstetricians and Gynecologists (ACOG), a idade ideal para a primeira consulta em saúde reprodutiva seria entre 13 e 15 anos, mas deve ser avaliada de forma individualizada, de acordo com a demanda de cada paciente. Importante salientar que o acesso dos adolescentes em geral ao sistema de saúde nem sempre é fácil, tanto na rede pública quanto

CALENDÁRIO DE VACINAÇÃO SBIm CRIANÇA 0<10 anos

Recomendações da Sociedade Brasileira de Imunizações (SBIm) – 2023/2024

Os comentários numerados devem ser consultados.

VACINAS	DO NASCIMENTO AOS 2 ANOS DE IDADE													DOS 2 A <10 ANOS					DISPONIBILIZAÇÃO DAS VACINAS	
	Ao nascer	1 mês	2 meses	3 meses	4 meses	5 meses	6 meses	7 meses	8 meses	9 meses	12 meses	15 meses	18 meses	24 meses	4 anos	5 anos	6 anos	9 anos	Gratuitas nas UBS*	Clínicas privadas de vacinação
BCG ID[1]	Dose única																		SIM	SIM
Hepatite B[2]	Três ou quatro doses, dependendo da vacina utilizada																		SIM	Não, isolada SIM, combinadas**
Rotavírus[3]			Duas ou três doses, dependendo da vacina utilizada																Vacina monovalente	Vacina monovalente e pentavalente
Tríplice bacteriana (DTPw ou DTPa)[4]			1ª dose		2ª dose		3ª dose					REFORÇO			REFORÇO				Penta de células inteiras e Tríplice de células inteiras	Penta e hexa acelulares
Haemophilus influenzae b[5]			1ª dose		2ª dose		3ª dose					REFORÇO							Penta de células inteiras	SIM
Poliomielite (vírus inativados)[6]			1ª dose		2ª dose		3ª dose					REFORÇO			REFORÇO				VIP para as três primeiras doses e VOP nas doses de reforços e campanhas para crianças de 1 a 5 anos	Penta e hexa acelulares e dTpa-VIP
Pneumocócicas conjugadas[7]			Duas ou três doses, dependendo da vacina utilizada								REFORÇO								VPC10 para menores de 5 anos	VPC10, VPC13 e VPC15
Meningocócicas conjugadas ACWY ou C[8]				1ª dose		2ª dose					REFORÇO					REFORÇO			menC para menores de 5 anos e menACWY para 11 e 12 anos	menC e menACWY
Meningocócica B[9]				1ª dose		2ª dose					REFORÇO								NÃO	SIM
Influenza (gripe)[10]							DOSE ANUAL. DUAS DOSES NA PRIMOVACINAÇÃO ANTES DOS 9 ANOS DE IDADE												3V para menores de 5 anos e grupos de risco	3V e 4V
Poliomielite oral (vírus vivos atenuados)[6]											DIAS NACIONAIS DE VACINAÇÃO								SIM	NÃO
Febre amarela[11]										1ª dose					2ª dose				SIM	SIM
Hepatite A[12]											1ª dose		2ª dose						SIM, dose única aos 15 meses (até menores de 5 anos)	SIM
Tríplice viral (sarampo, caxumba e rubéola)[13,15]											1ª dose	2ª dose							SIM	SIM
Varicela (catapora)[14,15]											1ª dose	2ª dose							Duas doses (aos 15 meses e entre 4 e 6 anos)	SIM
HPV[16]																		Duas doses	SIM, HPV4 para meninas e meninos de 9 a 14 anos	HPV4 e HPV9
Vacina tríplice bacteriana acelular do tipo adulto (dTpa)[4]																		REFORÇO	NÃO	SIM
Dengue[17]															Qdenga® duas doses, independente de contato prévio com o vírus da dengue. Dengvaxia® três doses, somente para soropositivos para dengue.				NÃO	SIM
Covid-19	Acesse os dados atualizados sobre a disponibilidade de vacinas e os grupos contemplados pelo PNI em: sbim.org.br/covid-19																			

25/08/2023
- Sempre que possível, considerar aplicações simultâneas na mesma visita.
- Ver Nota Técnica sobre recuperação de doses em atraso: sbim.org.br/images/files/notas-tecnicas/nt-sbim-recuperacao-doses-atrasadas-pandemia-v2.pdf
- Eventos adversos significativos devem ser notificados às autoridades competentes.

Algumas vacinas podem estar especialmente recomendadas para pacientes portadores de comorbidades ou em outra situação especial. Consulte os *Calendários de vacinação SBIm pacientes especiais*.

*UBS – Unidades Básicas de Saúde

** Vacinas Hepatite B combinadas: HEXA acelular e Twinrix (hepatite A/B), a partir de 1 ano de idade.

Figura 8 Calendário vacinal da infância.
Fonte: SBIM (2023).

na privada, sendo necessária muitas vezes a orientação da família ou de outros profissionais de saúde para se chegar ao atendimento médico. Muitas vezes a paciente é referida pelo pediatra, que não se sente habilitado para atender às queixas ginecológicas ou confortável para abordar as questões de saúde reprodutiva.

Hoje, com o aumento da disponibilidade de informações nas escolas e, principalmente, nas mídias sociais, é frequente que a motivação da consulta seja da própria paciente, buscando esclarecimentos e orientações. A consulta ginecológica deve ser um momento importante para identificar demandas, prover informações e conscientizar a paciente e a família do papel da adolescente na promoção da própria saúde e do autocuidado, contribuindo para o desenvolvimento de sua autonomia.

A consulta ginecológica para muitas pode ser um momento único de atendimento médico e deve ser vista pelo profissional de saúde como oportunidade na promoção de saúde geral e prevenção. A prevenção à saúde consiste em quatro pilares: rastreamento, aconselhamento, promoção de imunização e orientação quanto aos cuidados de saúde, como enfatizado por várias entidades, como a United States Prevention and Screening Task Force (USPSTF), a American Medical Association (AMA) e a American Academy of Pediatrics (AAP). A periodicidade das consultas médicas recomendada pela maior parte das entidades é anual, não devendo o intervalo ser maior do que três anos. Cabe ao ginecologista realizar intervenções com o objetivo de rastrear e prevenir as principais afecções nessa faixa etária.

A consulta ginecológica na adolescência apresenta, tecnicamente, muitos pontos em comum com a da mulher adulta, porém há peculiaridades específicas do desenvolvimento físico e psicossocial que muitas vezes trazem questões de cunho ético e legal que precisam ser bem avaliadas e conduzidas pelo médico assistente. Esse tema será discutido de forma mais detalhada ao final deste capítulo. O grande desafio no atendimento nessa faixa etária é estabelecer uma relação médico-paciente empática, de confiança, com a possibilidade de privacidade e confidencialidade de informações, pois disso vai depender a maior adesão ao tratamento ou cuidado dispensado.

Há que se ter um cuidado com o ambiente da consulta, que deve ser receptivo e direcionado para esse público, de preferência com horário separado das pacientes adultas ou obstétricas e das crianças. Disponibilizar material informativo na sala de espera com temas relacionados à saúde ginecológica e reprodutiva estimula a adolescente a abordar essas questões durante a consulta. Muitas vezes, a paciente vem acompanhada por um adulto, em geral a mãe, e é preciso que o médico tenha habilidade de conduzir a consulta de forma a incluir as informações da mãe e garantir o momento de privacidade da paciente. É importante que o médico identifique a dinâmica da relação mãe e filha, e assuma uma postura profissional, sem tomar partido ou permitir que a autoridade parental se interponha no relacionamento com a paciente. É bom que estabeleça uma boa comunicação com o responsável/mãe presente na consulta, ouvindo suas demandas e coletando informações que muitas vezes não são de domínio da paciente (história pregressa e familiar, uso de medicamentos, alergias medicamentosas, *status* do cartão de vacinas etc.), mas é fundamental que o médico direcione a comunicação à paciente em primeiro lugar e que a estimule a interagir. Após a coleta das informações do acompanhante, deve-se enfatizar a importância de um momento privado da consulta com a paciente e solicitar que aguarde na sala de espera, garantindo que, se houver alguma outra informação ou demanda, haverá oportunidade de se manifestar ao final do atendimento.

No atendimento a sós com a paciente, é importante que o médico estabeleça uma comunicação honesta e clara, criando um ambiente de confiança, sem julgamentos, que permita a abordagem de temas mais íntimos. É fundamental pontuar no início do atendimento como será a dinâmica da consulta e do exame físico, e que nada será realizado sem a sua anuência, para que a paciente se sinta mais segura e colabore positivamente com o processo. A abordagem de temas sensíveis como relacionamentos afetivos, relações familiares, sexualidade, hábitos de vida e uso de substâncias, por exemplo, deve ser clara, aberta e respeitosa, levando-se em conta a idade da paciente, a capacidade de compreensão e questões culturais e religiosas específicas, quando presentes. Colocar de forma explícita a confidencialidade das informações prestadas é fundamental para que ela se sinta segura em partilhar informações sem reservas. Diante de situações conflituosas, em que haja necessidade de violação do sigilo médico, deve-se discutir previamente com ela a necessidade de envolver pais/responsáveis.

O ginecologista que atende à adolescente tem papel fundamental na promoção da saúde reprodutiva, não apenas quando demandado pela paciente, mas de forma antecipada, estimulando o diálogo sobre as questões que envolvem o comportamento sexual seguro, a prevenção da gravidez e das infecções de transmissão sexual, com orientações sobre o uso da contracepção e do preservativo. Temas como relacionamentos abusivos entre pares ou na família, violência sexual ou física, *bullying* e sofrimento psicológico não explicitados podem emergir e permitir ao médico ajudar e possibilitar o encaminhamento da situação. É muito importante que o médico esteja atento e acolha o paciente com questões relacionadas a intersexualidade, identidade e expressão de gênero e orientação sexual. Pacientes de sexo biológico feminino que não se identificam como mulheres têm, muitas vezes, o ginecologista como o primeiro profissional de saúde a quem expõem suas questões. Esse deve realizar o atendimento de forma empática, perguntando no início por qual nome ela gostaria de ser chamada. Em seguida, o médico deve ouvir as demandas da paciente e orientá-la sobre os próximos passos a serem seguidos, com encaminhamento para o serviço especializado, se não se sentir habilitado a conduzir o caso.

As principais causas de consulta ginecológica na adolescência são relacionadas a:

- Transtornos do desenvolvimento puberal.
- Distúrbios do ciclo menstrual.
- Dismenorreia.
- Corrimento genital.
- Vulvovaginites.
- Desejo de contracepção.
- Queixas mamárias.

ANAMNESE

Identificar corretamente a motivação da consulta é fundamental para que se direcione a investigação, mas é preciso estar atento para reconhecer situações de conflito ou demandas não explicitadas. Durante a puberdade, é muito importante:

- Identificar a ocorrência dos eventos puberais, como telarca, pubarca e menarca e o ritmo de crescimento somático.
- Caracterizar a periodicidade dos ciclos menstruais, a duração e o volume de sangramento, presença de dismenorreia e/ou sintomas perimenstruais. Nesse momento, é oportuno falar sobre a importância de registrar a data das menstruações, seja por meio de calendário físico ou de aplicativos de *smartphone*, com os quais estão mais familiarizadas.
- Identificar a presença de secreção genital, caracterizando seu aspecto, volume e se há sintomas associados, lembrando que na puberdade geralmente se trata de secreção fisiológica. É uma oportunidade para falar sobre a higiene íntima e o autocuidado.
- Avaliar a prática sexual atual e/ou pregressa, ocorrência de evento obstétrico prévio, tipo de parceria sexual, uso de contracepção e/ou de preservativo.
- Identificar as condições atuais de saúde, a presença de doenças sistêmicas, o uso de medicamentos, tratamentos clínicos e cirúrgicos prévios, os hábitos urinários e intestinais, o tipo de alimentação, a qualidade do sono e a prática de atividade física.
- Avaliar o desempenho escolar/profissional e os relacionamentos: familiar, entre pares, redes sociais. Verificar o consumo de álcool, tabaco, cigarro eletrônico e substâncias ilícitas.
- Avaliar o cartão de vacinas. Como citado anteriormente, é fundamental que o ginecologista da adolescente esteja familiarizado e atualizado, pois muitas vezes a paciente não é acompanhada por outro profissional médico.

CALENDÁRIO DE VACINAÇÃO SBIm **ADOLESCENTE** 10-19 anos

Recomendações da Sociedade Brasileira de Imunizações (SBIm) – 2023/2024

Os comentários devem ser consultados.

Para recomendações de vacinação para gestantes, consulte os *Calendário de vacinação SBIm gestante.*

Para definir vacinas e esquemas de doses na adolescência, considerar o passado vacinal.

Vacinas	Esquemas e recomendações	Comentários	DISPONIBILIZAÇÃO DAS VACINAS	
			Gratuitas nas UBS*	Clínicas privadas de vacinação
ROTINA				
HPV	• Duas vacinas estão disponíveis no Brasil, HPV4 e HPV9. A SBIm recomenda, sempre que possível, o uso preferencial da vacina HPV9 e a revacinação daqueles anteriormente vacinados com HPV2 ou HPV4, com o intuito de ampliar a proteção para os tipos adicionais. Na impossibilidade do uso de HPV9, a HPV4 deve ser recomendada e está disponível gratuitamente para meninas e meninos de 9 a 14 anos. • Esquema para não vacinados anteriormente: · Adolescentes de 9 a 14 anos: duas doses com intervalo de 6 meses entre elas (0-6 meses) · Adolescentes ≥15 anos: três doses com intervalo de 2 meses entre a primeira e a segunda e 6 meses entre a primeira e a última (0-2-6 meses) • Para revacinação ou esquemas iniciados com vacinas HPV2 ou HPV4, consulte nota técnica Vacina HPV9 https://sbim.org.br/images/files/notas-tecnicas/nt-sbim-vacina-hpv9-230505.pdf	• Adolescentes mesmo que previamente expostos podem ser vacinados. • Contraindicada para gestantes.	SIM, HPV4 para meninas e meninos de 9 a 14 anos	SIM, HPV4 e HPV9
Tríplice bacteriana acelular do tipo adulto (difteria, tétano e coqueluche) – dTpa ou dTpa-VIP Dupla adulto (difteria e tétano) – dT	**Com esquema de vacinação completo, incluindo a dose dos 9-11 anos**: dose de reforço, preferencialmente com dTpa, dez anos após a última. **Com esquema de vacinação incompleto**: uma dose de dTpa a qualquer momento e completar a vacinação básica com dT (dupla bacteriana do tipo adulto) de forma a totalizar três doses de vacina contendo o componente tetânico. **Não vacinados e/ou histórico vacinal desconhecido**: uma dose de dTpa e duas doses de dT no esquema 0-2-4 a 8 meses.	• Atualizar dTpa independente de intervalo prévio com dT ou TT. • O uso da vacina dTpa, em substituição à dT, para adolescentes, objetiva, além da proteção individual, a redução da transmissão da *Bordetella pertussis*, principalmente para suscetíveis com alto risco de complicações, como os lactentes. • Considerar antecipar reforço com dTpa para cinco anos após a última dose de vacina contendo o componente *pertussis* para adolescentes contactantes de lactentes. • Para adolescentes que pretendem viajar para países nos quais a poliomielite é endêmica recomenda-se a vacina dTpa combinada à pólio inativada (dTpa-VIP). • A dTpa-VIP pode substituir a dTpa, inclusive em gestantes, ficando a critério médico o uso *off label* nesses casos. • A vacina está recomendada mesmo para aqueles que tiveram coqueluche, já que a proteção conferida pela infecção não é permanente.	SIM, dT para todos. dTpa para gestantes e puérperas até 45 dias após o parto	SIM, dTpa e dTpa-VIP
Influenza (gripe)	• Dose única anual. • Em imunodeprimidos e em situação epidemiológica de risco, pode ser considerada uma segunda dose, a partir de 3 meses após a dose anual.	• Desde que disponível, a vacina influenza 4V é preferível à vacina influenza 3V, por conferir maior cobertura das cepas circulantes. Na impossibilidade de uso da vacina 4V, utilizar a vacina 3V. • Se a composição da vacina disponível for concordante com os vírus circulantes, poderá ser recomendada aos viajantes internacionais para o hemisfério norte e/ou brasileiros residentes nos estados do norte do país no período pré-temporada de influenza.	SIM, 3V para grupos de risco	SIM, 3V e 4V
Meningocócica conjugada ACWY ou C	**Para vacinados na infância:** reforço aos 11 anos ou cinco anos após a última dose. **Para não vacinados:** duas doses com intervalo de cinco anos.	• Na indisponibilidade da vacina meningocócica conjugada ACWY, substituir pela vacina meningocócica C conjugada.	SIM, menACWY (11 e 12 anos)	SIM
Meningocócica B	Duas doses com intervalo mínimo de 1 mês (Bexsero®) ou 6 meses (Trumenba®). Essas vacinas não são intercambiáveis.	• Para grupos de alto risco para doença meningocócica invasiva (DMI), os esquemas primários assim como a necessidade de reforços são diferentes. Consulte os *Calendários SBIm Pacientes Especiais*.	NÃO	SIM
Covid-19	Acesse os dados atualizados sobre a disponibilidade de vacinas e os grupos contemplados pelo PNI em: sbim.org.br/covid-19			

Figura 9 Calendário Vacinal da Adolescência.

(*continua*)

Fonte: SBIM (2023).

CALENDÁRIO DE VACINAÇÃO SBIm ADOLESCENTE

10-19 anos

Recomendações da Sociedade Brasileira de Imunizações (SBIm) – 2023/2024

Os comentários devem ser consultados.

Para recomendações de vacinação para gestantes, consulte os *Calendário de vacinação SBIm gestante.*

Para definir vacinas e esquemas de doses na adolescência, considerar o passado vacinal.

Vacinas	Esquemas e recomendações	Comentários	DISPONIBILIZAÇÃO DAS VACINAS	
			Gratuitas nas UBS*	Clínicas privadas de vacinação
RECOMENDADAS PARA NÃO VACINADOS OU INCOMPLETAMENTE VACINADOS				
Tríplice viral (sarampo, caxumba e rubéola)	• Duas doses acima de 1 ano de idade, com intervalo mínimo de um mês entre elas. • Para adolescentes com esquema completo, não há evidências que justifiquem uma terceira dose como rotina, podendo ser considerada em situações de risco epidemiológico, como surtos de caxumba e/ou sarampo.	• Contraindicada para gestantes. O uso em imunodeprimidos deve ser avaliado pelo médico (consulte os *Calendários de vacinação SBIm pacientes especiais*). • Até 12 anos de idade, considerar a aplicação de vacina combinada tetraviral (sarampo, caxumba, rubéola e varicela / SCRV).	SIM, SCR	SIM, SCR e SCRV
Varicela (catapora)	**Para suscetíveis:** duas doses. **Para menores de 13 anos:** intervalo de três meses. **A partir de 13 anos:** intervalo de um a dois meses.	• O uso em imunodeprimidos deve ser avaliado pelo médico (consulte os *Calendários de vacinação SBIm pacientes especiais*). • Até 12 anos de idade, considerar a aplicação de vacina combinada tetraviral (SCRV).	NÃO	SIM, varicela e SCRV
Hepatites A, B ou A e B	**Hepatite A:** duas doses, no esquema 0-6 meses.	• Adolescentes não vacinados na infância para as hepatites A e B devem ser vacinados o mais precocemente possível. • A vacina combinada para as hepatites A e B é uma opção e pode substituir a vacinação isolada para as hepatites A e B.	NÃO	SIM
	Hepatite B: três doses, esquema 0-1-6 meses.		SIM	NÃO
	Hepatite A e B: para menores de 16 anos: duas doses aos 0-6 meses. A partir de 16 anos: três doses aos 0-1-6 meses.		NÃO	SIM
Febre amarela	• **Recomendação do PNI:** se recebeu a primeira dose antes dos 5 anos, indicada uma segunda dose, independentemente da idade atual. Se aplicada a partir dos 5 anos de idade: dose única. • **Recomendação da SBIm:** Duas doses. Como há possibilidade de falha vacinal, está recomendada uma segunda dose com intervalo de 10 anos. • Essa vacina pode ser exigida para emissão do CIVP, atendendo exigências sanitárias de alguns destinos internacionais. Neste caso, deve ser aplicada até dez dias antes de viajar.	• É contraindicada em nutrizes até que o bebê complete 6 meses; se a vacinação não puder ser evitada, suspender o aleitamento materno por dez dias. • O uso em imunodeprimidos deve ser avaliado pelo médico (consulte os *Calendários de vacinação SBIm pacientes especiais*). • Para gestantes: consulte o *Calendário de vacinação SBIm gestante*.	SIM	SIM
Dengue	• Qdenga® recomendada independente de contato prévio com o vírus da dengue. Esquema de duas doses com intervalo de três meses entre elas (0-3 meses). • Dengvaxia® recomendada somente para soropositivos para dengue. Esquema de três doses com intervalo de seis meses entre elas (0-6-12 meses)	• Qdenga® licenciada para pessoas entre 4 e 60 anos, Dengvaxia® licenciada para pessoas entre 6 e 45 anos. • Ambas são contraindicadas para adolescentes imunodeprimidos, gestantes e lactantes.	NÃO	SIM

03/08/2023 • Sempre que possível, preferir vacinas combinadas • Sempre que possível, considerar aplicações simultâneas na mesma visita • Qualquer dose não administrada na idade recomendada deve ser aplicada na visita subsequente • Eventos adversos significativos devem ser notificados às autoridades competentes.

Algumas vacinas podem estar especialmente recomendadas para pacientes portadores de comorbidades ou em outra situação especial. Consulte os *Calendários de vacinação SBIm pacientes especiais.*

* UBS – Unidades Básicas de Saúde

Figura 9 Calendário Vacinal da Adolescência (*Continuação*).

Fonte: SBIM (2023).

EXAME FÍSICO

Explicar previamente os procedimentos do exame, mostrando a mesa ginecológica e o instrumental que será utilizado durante sua realização, diminui muito o medo e a ansiedade da paciente. Algumas vezes ocorre forte resistência ao exame genital e, nesses casos, se não houver uma queixa específica, pode-se agendá-lo para o retorno, quando a paciente estará mais à vontade com o ambiente e com o médico. Pontos fundamentais durante o exame:

- Avaliar peso e estatura, que mais tarde serão utilizados na avaliação das curvas de crescimento e índice de massa corpórea (IMC); estado geral de saúde e dados vitais.
- Identificar e caracterizar o desenvolvimento puberal – estágios de Tanner.
- Avaliar as mamas não apenas quanto ao desenvolvimento, mas proceder à inspeção e palpação.
- Caracterizar o aspecto e a distribuição dos pelos.
- Proceder à palpação abdominal, com ênfase na região infraumbilical.

O exame da genitália externa pode ser realizado em posição ginecológica ou na "posição de rã", de acordo com a escolha da paciente, permitindo a identificação correta das estruturas. Oferecer à paciente o uso de um espelho durante o exame pode auxiliá-la a ficar mais segura. Por meio da tração delicada dos grandes lábios é possível identificar os pequenos lábios, o vestíbulo vulvar, o clitóris, o meato uretral, a fúrcula vaginal e o hímen. Nesse momento é possível identificar a presença de sinais inflamatórios, infecciosos, secreções, lesões e sinais de trauma nas regiões perineal e perianal.

O exame da genitália interna em paciente sem atividade sexual deve ser realizado caso haja queixa ou sintoma que justifique a exploração da cavidade vaginal, por meio da vaginoscopia, já detalhada anteriormente, que pode ser realizada ambulatorialmente ou sob sedação em centro cirúrgico. Antes da realização de um exame invasivo dessa natureza, é fundamental obter a colaboração e o consentimento da adolescente ou de seu responsável. O toque retal é pouco utilizado de forma rotineira, pois, além do desconforto que causa à paciente, provê baixa qualidade da informação ao examinador, estando reservado para casos em que não seja possível realizar a ultrassonografia pélvica transabdominal ou transperineal. Na paciente sexualmente ativa podem ser realizados o exame especular, a coleta de secreção para exames, a citologia e colposcopia, quando indicadas, e o toque bimanual. As Diretrizes do Ministério da Saúde do Brasil não recomendam a realização do exame citopatológico de forma rotineira na adolescência, indicando o início do rastreamento aos 25 anos de idade. Baseia-se no fato de que a incidência do câncer de colo invasor em mulheres abaixo dessa idade é muito baixa e que o rastreamento é menos eficiente para detectá-lo. Além disso, o início mais precoce aumenta o diagnóstico de lesões de baixo grau, que nessa faixa etária apresentam elevados índices de regressão espontânea, além de acarretar intervenções desnecessárias.

EXAMES COMPLEMENTARES

Exames complementares laboratoriais e de imagem podem ser solicitados de acordo com as queixas e os sintomas ou demandados pelos achados no exame físico e condições gerais de saúde da paciente. Dosagens hormonais estão reservadas a condições específicas, não devendo ser realizadas de forma rotineira. Nas pacientes sexualmente ativas é recomendado de rotina o rastreio anual de infecções de transmissão sexual, como clamídia, gonococo, HIV, hepatite C, hepatite B e sífilis.

Ultrassonografia pélvica, quando indicada nas pacientes sem atividade sexual, deve ser realizada por via transabdominal, com repleção vesical, permitindo a melhor identificação do útero, dos ovários e de anexos. A via transperineal também pode ser uma opção em pacientes sem sexarca. Na vigência de atividade sexual, a via transvaginal é a melhor opção diagnóstica, não apenas pela qualidade das imagens obtidas, mas também por dispensar o desconforto da repleção vesical.

A ressonância magnética da pelve não é a primeira opção na avaliação por imagem, estando reservada a situações específicas, como suspeita de malformações, neoplasias e endometriose, quando a ultrassonografia não é conclusiva.

Após o exame físico, o ambiente da consulta fica mais leve e é um bom momento para revisitar as queixas, esclarecer as dúvidas à luz do exame realizado, explicar os achados do exame, o diagnóstico e o tratamento proposto. Importante abrir um espaço para questionamentos e dúvidas, certificando-se de que há um bom entendimento de todas as questões discutidas, pois a adesão aos cuidados e ao tratamento está diretamente relacionada à credibilidade e confiabilidade da relação paciente-médico. Para além do que foi demandado, torna-se fundamental orientar e conscientizar a paciente de seu papel na promoção da própria saúde e no autocuidado. Ao final da consulta, é muito importante agendar o retorno e disponibilizar um canal de comunicação, fatores fundamentais na adesão ao tratamento e continuidade do cuidado ginecológico.

ASPECTOS ÉTICOS E LEGAIS DA CONSULTA DA CRIANÇA E DA ADOLESCENTE

A abordagem às questões éticas e legais quando do atendimento na infância e na adolescência apresentam, ainda nos dias de hoje, aspectos polêmicos que continuam a merecer discussões mais apuradas, com o objetivo de estabelecer princípios básicos, que orientem e deem segurança aos profissionais da área médica.

As questões legais baseiam-se:

- Na Constituição Federal de 1988, que determina prioritariamente em seu artigo 227 que: "É dever da família, da sociedade e do Estado, assegurar à criança e ao adolescente, com absoluta prioridade, o direito à vida, à saúde, à dignidade".
- Na Lei n. 8.069, de 1990, conhecida como Estatuto da Criança e do Adolescente (ECA), artigos 3º, 4º e 5º, que introduziu no sistema jurídico nacional a ideologia básica da Declaração Universal dos Direitos da Criança, garantindo direitos fundamentais como à saúde e a inclusão dos adolescentes nas políticas públicas, reconhecendo amplamente o direito à privacidade, ao sigilo e ao consentimento informado.
- Na Lei n. 10.778, de 2003, que estabelece a notificação compulsória no caso de violência contra a mulher que for atendida em serviços de saúde públicos ou privados.
- Na definição pelo Ministério da Saúde (MS), em 2005, do documento Marco Teórico e Referencial – Saúde Sexual e Reprodutiva de Adolescentes e Jovens, que reconhece o direito ao planejamento familiar, independentemente da idade, além dos direitos de tomar decisões sobre seu comportamento reprodutivo e o de ter informação, educação e serviços para regular a fertilidade.
- Código Penal Brasileiro (CPB), com a inclusão do artigo 217-A (Lei n. 12.015/2009), que estabelece como crime de estupro de vulnerável, "ter conjunção carnal ou praticar outro ato libidinoso com alguém menor de 14 anos", sendo sua notificação obrigatória ao Conselho Tutelar ou Ministério Público.
- No fato de que a legislação brasileira prioriza a proteção da criança e do adolescente contra a exploração e a violência sexuais.
- Pela ótica da justiça, a lei deve ser aplicada independentemente do consentimento da adolescente, do conhecimento e anuência dos pais, ou se o parceiro ou parceira forem também menores de 14 anos.
- Na postura da Organização Mundial da Saúde (OMS), que delimita a adolescência entre 10 e 20 anos incompletos e a juventude como o período que vai dos 15 aos 24 anos. O ECA considera adolescentes indivíduos entre 12 e 18 anos, e o Marco Teórico e Referencial tem por base adolescência e juventude entre 10 e 24 anos de idade. Desde 2003, a maioridade legal se estabelece aos 18 anos.

As questões éticas baseiam-se:

- No Código de Ética Médica (CEM), nos artigos relativos ao sigilo médico:
  - "Art. 73: é vedado ao médico revelar fato de que tenha conhecimento em virtude do exercício de sua profissão, salvo por motivo justo ou consentimento, por escrito, do paciente."

- "Art. 74: "É vedado ao médico revelar sigilo profissional relacionado a paciente menor de idade, inclusive a seus pais ou representantes legais, desde que o menor tenha capacidade de discernimento, salvo quando a não revelação possa acarretar dano ao paciente."
- Quando da quebra do sigilo médico, a adolescente deverá ser previamente avisada e o sigilo é quebrado com ou sem sua anuência.

Ao atender crianças e adolescentes, o profissional deve estar atento para identificar situações de maus-tratos, abuso sexual, negligência e todas as formas de violência. A partir do ECA, quando identificadas, devem ser notificados:

- "Art. 13: Os casos de suspeita ou confirmação de maus tratos contra crianças e adolescentes serão obrigatoriamente comunicados ao Conselho Tutelar da respectiva localidade, sem prejuízo de outras providências legais."
- "Art. 245: Deixar o médico, professor ou responsável por estabelecimento de atenção à saúde e de ensino fundamental, pré-escola ou creche, de comunicar à autoridade competente os casos de que tenha conhecimento, envolvendo suspeita ou confirmação de maus-tratos contra criança ou adolescente." Pena – multa de três a vinte salários de referência, aplicando-se o dobro em caso de reincidência. Não se trata de crime, mas, sim, de infração administrativa aplicada pela Vara da Infância e da Juventude. Consiste na conduta omissiva do agente de deixar de comunicar maus-tratos verificados em criança ou adolescente."

Essa notificação não se caracteriza como um ato pessoal, mas uma obrigação legal do ponto de vista profissional e institucional. O ato de notificar inicia um processo que visa interromper atitudes e comportamentos violentos no âmbito da família e/ou de qualquer agressor.

Nos casos de violência, o profissional deverá registrar em prontuário médico as informações coletadas na anamnese e no exame físico, tomando o cuidado de evitar termos jurídicos, efetivar a notificação compulsória ao Conselho Tutelar (ECA, arts. 131 a 140) ou ao Ministério Público, à Promotoria da Infância e Juventude ou ao Juizado da Infância e Juventude (ECA, art. 13), que assumirão as providências legais e o acompanhamento da vítima e de seus familiares. Eventualmente serão necessários avaliação médico-legal e boletim de ocorrência.

São direitos da paciente a emissão de atestados e/ou relatórios, mas cuidados devem ser tomados ao emiti-los: preferencialmente pelo Instituto Médico Legal, não utilizar termos jurídicos como estupro e ato libidinoso; limitar-se a um histórico sucinto e descrição do exame clínico, com atenção especial ao hímen, mucosa vaginal e secreção na cavidade vaginal; em seu verso deve constar autorização da paciente e de seu representante legal. Não esquecer que o médico poderá ter que depor posteriormente, momento em que terá como base os registros do prontuário médico hospitalar ou ficha do consultório.

O Fórum 2002: Contracepção, Adolescência e Ética já propunha que a consulta médica deveria estar alicerçada em princípios éticos de privacidade e confidencialidade, assim caracterizados:

- **Privacidade** é o direito que a adolescente possui, independentemente da idade, de ser atendida sozinha e em um espaço privado de consulta, onde são reconhecidas sua autonomia e individualidade, e onde será estimulada sua responsabilidade crescente com a saúde e/ou cuidado diante de eventuais processos patológicos de gravidade e limitação variáveis. A privacidade não está obrigatoriamente ligada à confidencialidade; envolve um "contrato" entre o adolescente, a família e o médico, no qual não se quer alijar a família ou diluir sua responsabilidade. A privacidade será mantida também durante o exame físico, parte essencial e indiscutível da consulta médica.
- **Confidencialidade** implica uma proposta de responsabilidade por parte da adolescente, podendo ser abolida se esta não se mostrar confiável ou capaz. Faz parte do Juramento de Hipócrates e do Código Penal Brasileiro, cujos arts. 153 e 154 se referem ao crime contra a inviolabilidade do segredo: "se revelar a alguém, sem justa causa, segredo de que se tenha ciência em razão de função, ministério, ofício ou profissão e cuja revelação produzir dano a outrem". Existindo risco de morte para a paciente ou para terceiros, não haverá confidencialidade.

Frequentemente, profissionais de saúde sentem insegurança e receio ao atender uma paciente menor de idade sem a presença de um maior responsável por ela, tanto no que diz respeito às questões ligadas à sexualidade quanto ao prescrever um método contraceptivo, mesmo diante de indicações médicas claras para o fazer.

Esses sentimentos se intensificaram a partir de 2009, com a inclusão no Código Penal Brasileiro do art. 217-A, que estabelece como crime de estupro de vulnerável "ter conjunção carnal ou praticar outro ato libidinoso com alguém menor de 14 anos" e sua consequente notificação obrigatória ao Conselho Tutelar ou Ministério Público.

A Federação Brasileira das Associações de Ginecologia e Obstetrícia (Febrasgo), a Associação Brasileira de Obstetrícia e Ginecologia da Infância e Adolescência (Sogia-BR) e a Sociedade Brasileira de Pediatria (SBP), em documento conjunto, alertam que todos os envolvidos no processo, como os familiares, a comunidade e os profissionais de saúde, poderão sofrer consequências sociais e psicológicas pelo ato da notificação, quebra de sigilo e acusação do parceiro. O procedimento exigido em lei poderá comprometer a relação médico-paciente, resultando em baixa adesão às orientações, evasão dos adolescentes dos serviços de saúde, diminuição da prevenção de agravos como infecções de transmissão sexual e gravidez não planejada e precoce. Essa situação abrange também os adolescentes do sexo masculino menores de 14 anos de idade, que tanto podem ser considerados vítimas quanto podem responder pelo crime de estupro de vulnerável. Vale salientar que uma acusação de estupro caracteriza um ato infracional análogo a crime hediondo, portanto não prescreve, rotulando o suposto agressor por toda a vida.

O bom senso nos diz que a prescrição de contracepção à adolescente menor de 14 anos deve ser criteriosa, não constituindo ato ilícito por parte do médico desde que não haja situação de abuso ou vitimização da menor e que a adolescente detenha capacidade de autodeterminação com responsabilidade e consciência a respeito dos aspectos que envolvem sua saúde e sua vida (CEM, art. 103), levando-se em consideração a doutrina de proteção integral (ECA), sempre com orientação responsável do profissional médico a respeito dos riscos inerentes aos medicamentos.

A partir das conclusões de fóruns de discussão e das várias publicações a respeito, Febrasgo, Sogia-BR e SBP disponibilizaram documento com orientações específicas para o atendimento de pacientes menores de 14 anos de idade:

1. Adolescentes a partir dos 12 anos podem ser atendidos sem a presença dos pais ou responsáveis, sendo-lhes garantido o sigilo, a confidencialidade e a execução dos procedimentos diagnósticos e terapêuticos necessários, desde que sejam capazes de avaliar seu problema e conduzir-se por meios próprios para solucioná-los. A privacidade é o direito que os adolescentes possuem, independentemente da idade e sexo, de serem atendidos sem a presença de pais ou responsáveis, sendo reconhecidas sua autonomia e individualidade.
2. A confidencialidade é direito dos adolescentes, reconhecido no art. 74 do CEM. A participação da família no processo de atendimento de adolescentes é altamente desejável, no entanto, os limites desse envolvimento devem ficar claros para a família e para os jovens já na primeira consulta. Os adolescentes devem ser incentivados a envolver a família no seu acompanhamento médico, devendo o profissional oferecer auxílio para mediar a conversa com seus responsáveis.
3. A quebra do sigilo, também prevista no mesmo artigo, quando se fizer necessária, deverá ser realizada com o conhecimento dos adolescentes, expondo-se os motivos para essa atitude e registrando-os no prontuário do paciente.
4. Situações que podem levar à quebra de sigilo:
   - Ocorrência de qualquer tipo de violência: emocional, maus-tratos, sexual, *bullying* e outras situações delicadas.

- Quadros depressivos, outros transtornos da saúde mental, autoagressão, ideações suicidas ou de fuga de casa.
- Tendência homicida.
- Uso escalonado de álcool e outras drogas; sinais de dependência química.
- Gravidez com ou sem o intuito de interrupção; abortamento.
- Sorologia positiva de HIV (neste caso, além dos familiares, também os parceiros sexuais serão informados).
- Não adesão a tratamentos, deixando a(o) adolescente ou terceiros em risco.
- Diagnóstico de doenças graves.
- Outras situações que se façam necessárias.

5. A contracepção pode e deve ser indicada para adolescentes, respeitando-se os critérios de elegibilidade médica da Organização Mundial da Saúde para o uso de contraceptivos, inclusive para menores de 14 anos de idade, respeitando-se o sigilo médico.
6. Diante da realização de procedimentos de maior complexidade, como inserção de dispositivos intrauterinos (DIU), implantes e outros procedimentos invasivos, bem como procedimentos cirúrgicos, em menores de 18 anos, é necessário o consentimento dos pais e/ou responsáveis.
7. Nas situações em que o profissional tomar ciência de qualquer modalidade de violência sexual relatada, evidenciada ou constatada, a notificação para o Conselho Tutelar, Ministério Público, Promotoria da Infância e Juventude ou ao Juizado da Infância e Juventude da localidade de moradia do(a) adolescente e/ou outra autoridade competente será obrigatória.
8. No atendimento de adolescentes menores de 14 anos de idade com atividade sexual consentida em relacionamento afetivos é aconselhável que o médico avalie o contexto no qual está inserida a relação. Importante lembrar e registrar em prontuário os seguintes aspectos:
   - Como o(a) adolescente compareceu à consulta, se por iniciativa própria ou acompanhado(a), e quem acompanhou esses adolescentes.
   - Grau de afetividade do casal (namorados? Amigos? Companheiros? Parentes?) e se há diferença de idade, por exemplo, maior do que 5 anos entre o casal.
   - Indagar se a relação foi consentida e afastar situações de vulnerabilidade para a oferta de resistência, como embriaguez, efeito de drogas, coação, déficit cognitivo, limitação de locomoção (cadeirantes), deficiência auditiva e/ou visual, entre outros.
   - Descartar situações de maus-tratos, abuso ou exploração sexual, situações que obrigatoriamente deverão ser notificadas.
   - Indagar se há conhecimento dos pais sobre o relacionamento. No caso de desconhecimento, qual o motivo pelo qual não deseja que os pais tomem conhecimento para afastar possíveis casos de violência familiar.

- Registrar que os(as) adolescentes foram capazes de compreender as orientações dadas e conduzir-se por meios próprios, e que a contracepção foi indicada baseada nos princípios de proteção à adolescente.

BIBLIOGRAFIA

ACOG Committee Opinion. The initial reproductive health visit. Obstet Gynecol. 2020;(811):136,70-80.

American Medical Association (AMA). Guidelines for Adolescent Preventive Services. 1994.

Brasil. Ministério da Saúde. Secretaria de Atenção à Saúde. Área de Saúde do Adolescente e do Jovem. Marco Teórico e Referencial Saúde sexual e Reprodutiva de Adolescentes e Jovens. Brasília: Ministério da Saúde; 2006 [citado em 05 out. 2023]. Disponível em: bvsms.saude.gov.br/bvs/publicacoes/marco_teorico_saude_reprodutiva_jovens.pdf.

Bright Futures/AAP. Recommendations for Pediatric Preventive Health Care. 2022.

Cabral ZAF, Rehme MFB. A consulta ginecológica da adolescente. Ginecologia e obstetrícia da infância e adolescência. Recomendações da Sogia-BR. 2021. p. 29-32.

Cabral ZAF. Consulta ginecológica e exame clínico na adolescência. Ginecologia e obstetrícia da infância e adolescência. Manual da Sogimig. 2018. p. 11-8.

Cominato L. Puberdade precoce: diagnóstico e conduta. In: Pediatra Atualize-se 2020;5(4):4-6.

Diretrizes brasileiras para o rastreamento do câncer do colo do útero. Instituto Nacional de Câncer José Alencar Gomes da Silva. Coordenação de Prevenção e Vigilância. Divisão de Detecção Precoce e Apoio à Organização de Rede. 2. ed. rev. atual. Rio de Janeiro: Inca; 2016.

Emans SJ, Brown RT, Davis A, Felice M, Hein K. Society for Adolescent Medicine Position paper on reproductive Health Care for adolescents. J Adolesc Health. 1991; 12(8):649-61.

Federação das Associações de Ginecologia e Obstetrícia (Febrasgo). Associação Brasileira de Obstetrícia e Ginecologia da Infância e Adolescência (Sogia) Sociedade Brasileira de Pediatria (SBP). Atendimento de adolescentes abaixo de 14 anos de idade. Alerta de esclarecimento - Lei Federal n. 12.015/2009. Femina. 2021;49(1):25-8.

Jacobs A, Alderman E. Gynecologic examination of the prepubertal girl. Pediatr Rev., 2014;35(3):96-104.

Japur de Sá, Silva AC. Semiologia ginecológica na infância e adolescência. In: Reis RM, Junqueira FRR, Reis RM. Ginecologia da infância e adolescência. Porto Alegre: Artmed; 2012. p. 35-46.

Johory J, Xue M, Xu B , Xu D, Aili A. Use of hysteroscope for vaginoscopy or histeroscopy in adolescentes for the diagnosis and therapeutic management of gynecologic disorders: a systematic review. J Pediatr Adolesc Gynecol. 2015;28(1):29-37.

Leite dos Reis JT, Werneck Marinho MVF, Barbosa Salomão CL. Anamnese e exame físico da adolescente. In: Ferreira Lisboa da Silva RM. Tratado de semiologia médica. Rio de Janeiro: Guanabara Koogan; 2014. p. 770-9.

Magalhães MLC, Nogueira LR. A Consulta ginecológica da criança. In: Almeida JAM, Monteiro DLM. Ginecologia e obstetrícia na infância e na adolescência - recomendações da Sogia. Rio de Janeiro: Thieme Revinter; 2022. p. 21-8.

Marinho MVFW, Reis JTL, Salomão CLB. Atenção ginecológica na adolescência. In: Camargos AF, Melo VH. Ginecologia ambulatorial baseada em evidências científicas. 2. ed. Belo Horizonte: Coopmed; 2008. p. 2:399-414.

Mock J. Helping teens make the switch from Pediatrics to Gynecology. Medscape Medical News. 2021.

National Center of Health Statistics [Internet] [citado em 05 out. 2023]. Disponível em: http:www.cdc.gov/growthcharts.

Rastogi R, Rome ES. Adolescent gynecology in the office setting. Pediatr Rev. 2021;42(8):427-38.

Rehme MF, Cabral ZF. Atendendo a adolescente no consultório de ginecologia. In: Necessidades específicas para o atendimento de adolescentes. São Paulo: Febrasgo; 2018. p. 9-16.

Rehme MFB, Cabral ZAF, Monteiro DLM, Herter LD, Araújo ESP, Cunha A, et al. 2º Fórum sobre aspectos éticos e legais no atendimento de adolescentes. Femina. 2020;48(2):70-81.

Rehme MFB. Recomendações para o atendimento de adolescentes menores de 14 anos. Femina. 2019;47(4):210-2.

Saito MI. Aspectos éticos e jurídicos no atendimento à criança e ao adolescente. In: Silva CHM, Salomão CLB, Reis JTL. Ginecologia e obstetrícia na infância e adolescência – Sogimig. Rio de Janeiro: Medbook; 2018. p. 107-13.

Salomão CLB, Reis JTL. Consulta ginecológica e exame clínico no período neonatal e na infância. In: Salomão CLB, Reis JTL. Ginecologia e obstetrícia na infância e adolescência. Rio de Janeiro: Medbook; 2018. p. 1-9.

Sociedade Brasileira de Pediatria (SBP). Adolescência, anticoncepção e ética. Diretrizes. Federação das Sociedades Brasileiras de Ginecologia e Obstetrícia – Febrasgo. J Pediatr. 2004;80(1).

Tanner JM. Growth at adolescence. 2.ed. Springfield, IL: Thomas; 1962.

The United States Preventive Services Task Force (USPSTF) – Guide to Clinical Preventive Services.

Zeiguer NJ, Zeiguer BK. Examen ginecológico: aspectos normales. In: Vulva, vagina y cuello – infância y adolescencia – Atlas color casos clínicos. Buenos Aires: Médica Panamericana; 1996. p. 1-35.

3

Endocrinologia ginecológica

Lucas Polisseni Souza
Matheus Drumond Esperança
Fernanda Polisseni
Denise Gasparetti Drumond

AMENORREIAS

Amenorréia é ausência anormal da menstruação. Classificada em primária ou secundária.

Amenorreia primária

É a ausência da primeira menstruação espontânea. Deve ser investigada nas seguintes ocasiões:

- Até os 13 anos mediante a completa ausência de caracteres sexuais secundários.
- Até os 15 anos mediante a presença dos caracteres sexuais secundários.
- Até três anos após o início do desenvolvimento das mamas, se isso se deu antes dos 10 anos de idade.

Observação: sempre investigar a paciente mediante a presença de alteração dos órgãos genitais ou de estigmas somáticos sugestivos de alterações gênicas ou cromossômicas.

Amenorreia secundária

É a ausência de menstruação após a existência de ciclos menstruais e deve ser investigada quando, no menacme (fora do período gravídico e de lactação), a menstruação não ocorre por três meses ou três ciclos menstruais consecutivos.

Diagnóstico

Baseia-se em anamnese, exame físico e exames complementares.

Anamnese

Durante a anamnese, atentar para os caracteres sexuais secundários (p. ex., desenvolvimento inadequado das mamas sugere deficiência de estradiol), crescimento estatural (retardo no crescimento pode associar-se à síndrome de Turner ou à deficiência de hormônio de crescimento). Doenças crônicas, estresse, alteração de peso, de hábitos alimentares e de atividade física (podem associar-se à amenorreia hipotalâmica ou hipofisária).

Pensar na possibilidade de falência ovariana prematura mediante queixas de fogachos, secura vaginal e distúrbios do sono.

Acne, hirsutismo e virilização podem relacionar-se à anovulação hiperandrogênica característica da síndrome dos ovários policísticos e hiperplasia adrenal congênita na forma não clássica.

Entre as principais causas de amenorreia estão:

- Anatômica:
  - Congênitas: agenesia mülleriana, insensibilidade androgênica, hímen imperfurado e septo vaginal.
  - Adquiridas: síndrome de Asherman e estenose cervical.
- Ovariana: disgenesia gonadal, quimioterapia, radioterapia, cirurgia, autoimune, infecciosa e idiopática.
- Hipotalâmica: funcional, desordem alimentar, deficiência de gonadotrofinas (p. ex., síndrome da má absorção, infecções e trauma).
- Hipofisárias: hiperprolactinemia, síndrome da sela vazia, doença autoimune, tumor, síndrome de Sheehan e síndrome de Cushing.
- Outras causas: síndrome dos ovários policísticos, hiperplasia adrenal de manifestação tardia, puberdade tardia, doença da tireoide, doenças crônicas, tumores produtores de androgênio (ovário e adrenal).

Exame físico

No exame físico, registrar altura, peso, índice de massa corporal, estágio de desenvolvimento dos caracteres sexuais secundários (estágios de Tanner), presença de estigmas somáticos (pescoço alado, baixa estatura, palato em ogiva e malformações do trato urinário), envergadura (normal quando igual ou até 2 cm maior do que a estatura do indivíduo) e exame genital.

Exames complementares

Amenorreia primária com fenótipo feminino: dosar hormônio folículo-estimulante (FSH), solicitar ultrassonografia pélvica (ou ressonância magnética em casos mais complexos) e cariótipo.

- Pacientes com útero:
  - FSH diminuído ou normal: considerar causas de amenorreia com hipogonadismo hipogonadotrófico.
  - FSH normal: considerar obstrução do trato genital.
  - FSH aumentado: considerar insuficiência ovariana e disgenesia gonadal.
- Pacientes sem útero:
  - FSH normal e cariótipo 46XX: malformação do mülleriana.
  - FSH normal e cariótipo 46XY: insensibilidade androgênica. Incluir a dosagem de testosterona.

Amenorreia secundária:

- Dosar FSH e prolactina (PRL):
  - FSH normal ou diminuído/PRL aumentada - hiperprolactinemia: as causas podem ser adenomas, secundária a drogas, hipotiroidismo primário, idiopática e insuficiência renal.
  - FSH normal/PRL normal - anovulação crônica: as possibilidades etiológicas podem ser síndrome dos ovários policísticos, hiperplasia adrenal congênita de manifestação tardia, doenças crônicas e obesidade.
  - FSH aumentado/PRL normal - insuficiência ovariana cujas causas podem ser insuficiência ovariana prematura ou menopausa fisiológica.
  - FSH diminuído/PRL normal - insuficiência hipotálamo-hipofisária. Oriundas de disfunção hipotalâmica ou hipofisária (síndrome de Sheehan, causa tumoral, estresse, distúrbios alimentares, disfunções nutricionais, exercícios físicos exacerbados).

Na hiperprolactinemia não relacionada a medicamento e na disfunção hipotalâmica ou hipofisária, indica-se exame de imagem da sela túrcica para investigar causa tumoral.

Dosar hormônio tireoestimulante (TSH) nos casos de elevação da prolactina ou de suspeita de doença central. Quando o TSH estiver aumentado, deve-se avaliar a possibilidade de disfunções tireoidianas.

Mediante hiperandrogenismo clínico, dosar 17-OH-progesterona, testosterona e sulfato de deidroepiandrosterona (SDHEA), com o objetivo de esclarecer se o hiperandrogenismo é de origem adrenal ou ovariana.

Mediante hipogonadismo hipogonadotrófico, investiga-se se a origem é hipotalâmica ou hipofisária, com o teste de estímulo com hormônio liberador de hormônio luteinizante (LHRH), com 100 mcg de hormônio liberador de gonadotrofinas (GnRH) endovenoso. Elevação dos níveis de FSH e hormônio luteinizante (LH) após a administração de LHRH indica que a disfunção está no hipotálamo (amenorreia hipotalâmica funcional por estresse, anorexia/bulimia, exercício; tumor/radioterapia; doenças crônicas). Caso as gonadotrofinas não se elevem, a causa é hipofisária (síndrome de Sheehan, síndrome da sela vazia, pan-hipopituitarismo, tumor).

Mediante defeitos estruturais, atentar para a possibilidade de síndrome de Asherman. Sinéquias e obliteração de cavidade podem ser investigadas com histerossonografia, histerossalpingografia ou histeroscopia.

Tratamento

É baseado na causa da amenorreia.

- Amenorreia primária sem desenvolvimento dos caracteres sexuais secundários: começar com pequenas doses de estrogênio e, depois, aumentá-la até o desenvolvimento das mamas. Depois, incluir progestogênio.
- Hipoestrogenismo causado por doenças crônicas, estresse, alteração de peso, de hábitos alimentares e de atividade física: realizar reposição com estrogênio e progesterona e tratar a causa específica até o retorno da função ovariana.
- Sinéquias intrauterinas: realizar lise por histeroscopia seguida de colocação de dispositivo intrauterino, associado ou não à terapia estrogênica.
- Neoplasias ovarianas ou de suprarrenal: cirurgia.
- Síndrome de Mayer-Rokitansky-Kuster-Hauser com agenesia uterina e de vagina: uso clínico de dilatadores vaginais.
- Disgenesia gonadal com cariótipo contendo cromossomo Y e nos casos de insensibilidade androgênica: gonadectomia pelo risco de malignização da gônada.

HIPERANDROGENISMO

Diagnóstico

Anamnese e exame físico cuidadosos, atentando-se para a velocidade de instalação dos sintomas, pois as neoplasias virilizantes têm instalação súbita e progressão rápida. Entre as causas estão:

- Virilizantes: neoplasias de ovário e suprarrenal, hiperplasia adrenal congênita. Podem ocorrer clitorimegalia, aumento de massa muscular, calvície temporal e engrossamento de voz.
- Não virilizantes: hirsutismo idiopático, hiperplasia adrenal congênita não clássica, síndrome dos ovários policísticos, síndrome de Cushing.
- Iatrogênicas: ciclosporina, minoxidil, diazóxido, clomifeno, ácido valproico, carbamazepina, pregabalina, esteroides androgênicos e progestógenos (levonorgestrel, norgestimato, noretindrona).

Atentar para alopecia hiperandrogênica, caracterizada pela perda de cabelo frontal e central.

Quanto à quantidade de acne e seborreia, ainda não há definição para caracterização de associação à hiperandrogenemia.

Lembrar que a hipertricose (excessivo crescimento de pelos generalizado) pode ser de origem medicamentosa ou hereditária.

O hirsutismo deve ser diagnosticado e classificado com o escore de Ferriman-Gallwey (Figura 1). Esse escore é definido pela soma da pontuação de nove áreas do corpo (de 0 a 4 pontos cada uma). O ponto de corte para definir hirsutismo é 6 para mulheres sul-americanas.

Quanto aos exames complementares, dosar 17-OH-progesterona (hiperplasia adrenal congênita na forma tardia), testosterona e SDHEA, buscando esclarecer se o hiperandrogenismo é ovariano ou adrenal.

Exames de imagem como ultrassonografia (pélvica, transvaginal ou de abdome) e ressonância magnética (pelve/abdome) podem auxiliar na diferenciação entre causas funcionais e neoplásicas.

Tratamento

Fundamenta-se no diagnóstico etiológico do hiperandrogenismo. Mediante sinais de hiperandrogenismo cutâneo, devem-se adotar medidas cosméticas como depilação mecânica, eletrocoagulação galvânica ou fotodepilação a *laser* usando alexandrita ou diodo, ou mesmo luz intensa pulsada.

Os tumores são tratados cirurgicamente.

Realizando-se a contracepção hormonal combinada, optar por progestógenos com ação antiandrogênica – drospirenona, clormardinona, dienogeste e ciproterona.

Pode ser necessário o uso de antiandrogênicos como ciproterona 50 a 100 mg/dia ou espironolactona 100 a 200 mg/dia ou inibidor da 5-alfarredutase (finasterida 2,5 a 5 mg/dia).

No caso de hiperandrogenismo por uso exógeno de androgênio, deve-se interromper o uso da substância desencadeante.

Na presença de hiperplasia adrenal congênita de manifestação tardia, utilizar prednisona 2,5 a 7,5 mg/dia ou dexametasona 0,25 a 1 mg/dia.

DISMENORREIA

Diagnóstico

Baseia-se em anamnese, exame físico e exames complementares.

Na dismenorreia primária ocorre dor no andar inferior do abdome, recorrente, em cólica, durante o período menstrual, na ausência de doença demonstrável que possa explicar esses sintomas. O diagnóstico é de exclusão e é feito mais frequentemente em adolescentes e jovens.

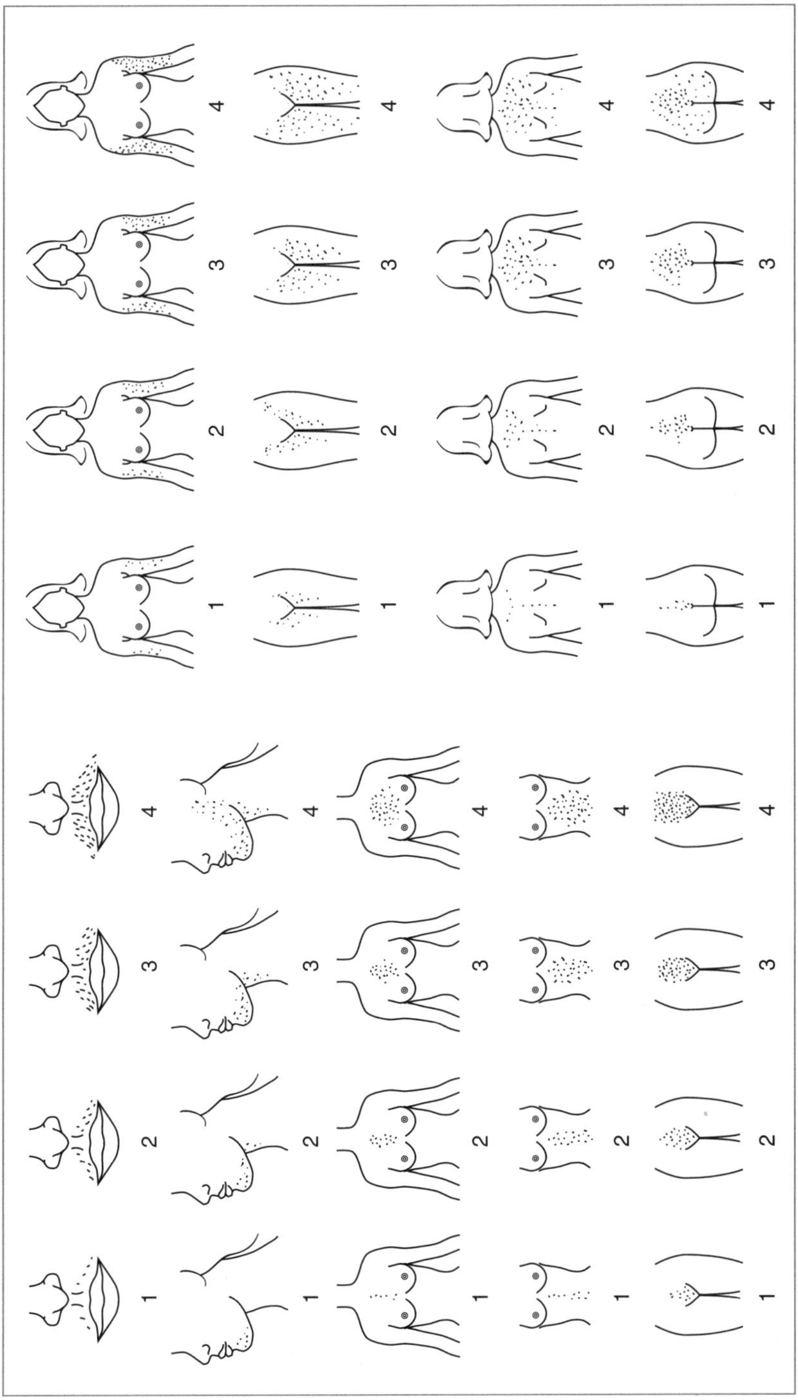

Figura 1 Escala de Ferriman-Gallwey.

Fonte: Ferriman e Gallwey (1961).

Na dismenorreia secundária ocorrem os mesmos sintomas, porém em mulheres com endometriose, adenomiose ou miomas uterinos, por exemplo. Observam-se, muitas vezes, útero aumentado, dor durante a relação sexual e resistência a tratamentos.

Algumas perguntas que podem auxiliar o diagnóstico:

- A dor com a menstruação começou no primeiro ano após a menarca?
- Qual a duração do sangramento menstrual e o intervalo entre a dor e o início do fluxo (a dismenorreia é caracterizada por dor que começa imediatamente antes ou com o início do fluxo menstrual e geralmente desaparece dentro de 12 a 72 horas)?
- Como é a dor (a dor da dismenorreia é tipicamente em cólica, abdominal inferior na linha média ou suprapúbica)?
- Qual o impacto do sintoma nas atividades diárias e na qualidade de vida?
- Existem sintomas associados (pacientes com dismenorreia geralmente relatam náusea, diarreia, fadiga, dor de cabeça e uma sensação geral de mal-estar que acompanha a dor)?
- Há dor crônica, problema de saúde mental e abuso sexual?
- Já fez algum tratamento anteriormente?

Pacientes com dismenorreia primária apresentam exame físico normal. Mulheres com dismenorreia secundária geralmente apresentam achados no exame pélvico sugestivos da doença subjacente (p. ex., endometriose, adenomiose, miomas, cistos ovarianos, aderências intrauterinas ou pélvicas, doença inflamatória pélvica crônica, pólipos endometriais obstrutivos, malformações müllerianas obstrutivas congênitas, estenose cervical, dispositivo intrauterino (DIU), síndrome de congestão pélvica, hematometra) ou exame físico normal.

As ultrassonografias pélvica e transvaginal (caso possível) auxiliam o diagnóstico. A ressonância magnética pré-operatória pode ser útil quando a miomectomia é planejada ou se houver preocupação com anomalia subjacente do trato reprodutivo.

Tratamento

O objetivo do tratamento é proporcionar alívio adequado da dor.

Exercícios físicos e aplicação de calor auxiliam no tratamento.

- Anti-inflamatórios não esteroides:
  - Ibuprofeno: 400 a 600 mg, VO, a cada 6 horas, ou 800 mg a cada 8 horas.
  - Ácido mefenâmico: dose de ataque de 500 mg, 250 mg a cada 6 horas por 3 dias.

- Contraceptivos hormonais combinados.
- DIU de 20 mcg de levonorgestrel.

O tratamento da dismenorreia secundária requer tratamento da doença subjacente.

SÍNDROME PRÉ-MENSTRUAL (TENSÃO PRÉ-MENSTRUAL)

A síndrome pré-menstrual (SPM) é caracterizada pela presença de sintomas físicos e comportamentais (incluindo afetivos) que ocorrem de forma repetitiva na segunda metade do ciclo menstrual. Transtorno disfórico pré-menstrual (TDPM) é uma forma grave de SPM.

Diagnóstico

O diagnóstico é eminentemente clínico. Entre as queixas, constam irritabilidade, humor instável, ansiedade/tensão, humor triste ou deprimido, aumento do apetite, sensibilidade à rejeição, desinteresse em atividades, inchaço abdominal, fadiga, sensibilidade mamária, cefaleia, ondas de calor e tontura.

Solicitar TSH para afastar doenças da tireoide.

Afastadas outras afecções ginecológicas ou de outros órgãos, a paciente deve anotar seus sintomas prospectivamente por dois meses. Registrar cada sintoma se mínimo, leve, moderado, grave ou extremo.

Diferenciar a exacerbação pré-menstrual de um transtorno psiquiátrico importante subjacente. Lembrar que mulheres com sintomas significativos tanto na fase folicular quanto na fase lútea provavelmente têm um transtorno de humor e não um transtorno pré-menstrual.

Tratamento

- Sintomas pré-menstruais leves: exercícios regulares e técnicas de redução do estresse. Terapia cognitivo-comportamental.
- Sintomas moderados a graves: inibidores seletivos da recaptação da serotonina. Podem ser usados continuadamente ou somente na segunda fase do ciclo. Para sintomas graves, os regimes de dosagem contínua parecem ser mais eficazes que os regimes intermitentes. Sertralina 5 a 200 mg/dia; paroxetina 20 a 60 mg/dia; fluoxetina 20 a 40 mg/dia; citalopram 20 a 60 mg/dia; escitalopram 10 a 20 mg/dia; duloxetina 60 a 120, mg/dia (iniciar com 30 mg/dia).
- Contraceptivo oral combinado de estrogênio-progestógeno: 20 mcg de etinilestradiol (EE)/3 mg de drospirenona ou administração contínua contendo 20 mcg EE/90 mcg de levonorgestrel.
- Sintomas refratários: agonista do GnRH com adição de estrogênio-progestagênio.

SANGRAMENTO UTERINO ANORMAL DE CAUSA NÃO ESTRUTURAL

O sangramento uterino anormal (SUA) é um diagnóstico sindrômico comum no consultório do ginecologista e pode comprometer substancialmente a qualidade de vida da mulher. É definido como o sangramento proveniente do útero, não relacionado à gestação, que é anormal em frequência, duração, volume e/ou regularidade, quando comparado àquele que a paciente apresenta habitualmente. Pode ser causado por alterações estruturais e não estruturais que são classificadas pelo sistema PALM-COEIN, acrônimo que se refere às principais causas de SUA (Figura 2).

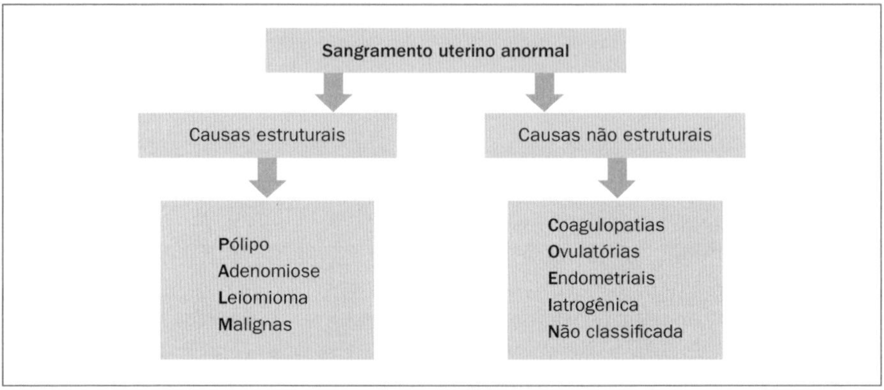

Figura 2 Causas de sangramento uterino anormal pelo sistema PALM-COEIN.
Fonte: adaptada de Munro, Critchley e Fraser (2018).

Mais de um terço das mulheres desenvolverá, em algum momento da vida, um grau de distúrbio menstrual e uma grande parte delas necessitará de tratamento.

O SUA pode ser agudo, podendo se manifestar como um episódio isolado ou sobreposto a um quadro crônico, ou crônico, quando há alterações frequentes do padrão menstrual nos últimos 6 meses. O sangramento agudo geralmente requer intervenção imediata, a fim de reduzir a perda sanguínea e evitar as instabilidades clínica e hemodinâmica.

Diagnóstico

O diagnóstico do SUA de causa não estrutural se baseia na exclusão de causas anatômicas ou estruturais, identificando as pacientes que apresentam anatomia normal, nas quais o sangramento pode ser causado por:

- Alterações no mecanismo de coagulação.
- Distúrbios ovulatórios.

- Distúrbios primários do endométrio.
- Iatrogenia.
- Causa não classificada.

O sangramento uterino anormal de causa não estrutural é mais comum nos extremos da vida reprodutiva, quando são frequentes os distúrbios ovulatórios. Nos primeiros anos após a menarca, a anovulação se deve à imaturidade do eixo hipotálamo-hipófise-ovariano e, na fase de transição menopausal, se deve à refratariedade dos folículos remanescentes ao estímulo pelas gonadotrofinas. Outras condições podem cursar com ciclos anovulatórios, como SOP, distúrbios da tireoide e hiperprolactinemia, que podem ter o sangramento como sintoma. Os ciclos anovulatórios geralmente caracterizam-se por períodos de oligo/amenorreia, seguidos de sangramento uterino volumoso.

As coagulopatias também são causas de SUA e são encontradas em 10 a 34% das mulheres que apresentam aumento do volume menstrual desde a menarca ou outros tipos de sangramento, como epistaxe e gengivorragia.

Os distúrbios primários do endométrio estão relacionados a uma maior atividade fibrinolítica e maior concentração de prostaglandinas no tecido endometrial, causando fluxo menstrual abundante, em ciclos regulares.

O diagnóstico do SUA compreende:

- Anamnese detalhada.
- Exames físico e ginecológico completos.
- Exames laboratoriais.
- Exames de imagens.

Anamnese

Na anamnese, é importante determinar início, duração, características e volume do sangramento. Questionar sobre episódios anteriores, comorbidades, cirurgias prévias, antecedentes ginecológicos e obstétricos, uso de métodos contraceptivos e outros medicamentos, hábitos de vida.

Exame físico e ginecológico

No sangramento agudo, avaliar sinais vitais e estabilidade hemodinâmica (pulso, pressão arterial, cor das mucosas, nível de consciência). Pesquisar presença de petéquias e equimoses. Examinar tireoide.

Realizar exame especular para avaliar e quantificar o sangramento, além de investigar lesões cervicais e vaginais e pólipos ou miomas exteriorizando-se pelo orifício cervical. O toque bimanual é importante para avaliar o volume uterino e palpar os anexos.

Exames laboratoriais

É importante realizar o teste de gravidez para excluir o sangramento decorrente de uma complicação gestacional. Também o hemograma e o coagulograma, além da tipagem sanguínea, para caso seja necessária hemotransfusão nos quadros agudos. Na pesquisa das causas de anovulação crônica, podem ser necessárias dosagens de TSH, T4 livre e PRL.

Exames de imagem

O exame de primeira linha para exclusão de causa estrutural é a ultrassonografia transvaginal. Histerossonografia, histeroscopia, ressonância magnética e amostragem endometrial podem ser incluídas no diagnóstico, quando necessário. Deve-se considerar a biópsia endometrial (por Pipelle, Novak, histeroscopia ou curetagem uterina) em mulheres com maior risco para hiperplasia e malignidade endometrial: idade superior a 40 anos, história de anovulação prolongada, diabete melito e obesidade ou antecedentes familiares de câncer de endométrio, exposição prolongada a estrogênio isolado ou uso de tamoxifeno.

A ultrassonografia também pode auxiliar na identificação de causa não estrutural nos casos de ovários policísticos e no SUA de causas não classificadas, como istmocele e malformações arteriovenosas.

Tratamento

1. SUA agudo:

a) Com instabilidade hemodinâmica:
   - Internação.
   - Reposição volêmica (infusão de cristaloides, preferencialmente Ringer lactato) e, se necessário, reposição de hemoderivados.
   - Tratamentos não hormonais (podem ser usados isoladamente, associando-se ambos, antifibrinolícos e AINE, ou ainda em associação ao tratamento hormonal).

- Antifibrinolíticos:
  - Ácido tranexâmico: via endovenosa, 10 mg/kg a cada 8 horas.
- Anti-inflamatórios não esteroides (AINE):
  - Ácido mefenâmico: via endovenosa, 100 mg/kg a cada 8 horas, por 3 a 5 dias.
  - Tratamento hormonal (Tabela 1)
    - Anticoncepcionais hormonais combinados em altas doses.
    - Progestogênio oral isolado: nos casos em que há contraindicação para o uso do estrogênio.

Observação: como o principal efeito colateral neste tratamento é a ocorrência de náuseas, é importante considerar o uso de antieméticos.

Tabela 1 Opções de tratamento hormonal no SUA agudo de causa não estrutural

Medicamento	Prescrição
Contraceptivo oral combinado (30 mcg de etinilestradiol + progestogênio – noretisterona, levonorgestrel, gestodeno)	1 cp a cada 6 horas até parar o sangramento (pelo menos 2 dias) Depois 1 cp a cada 8 horas 2 a 7 dias Depois 1 cp a cada 12 horas 2 a 7 dias Depois 1 cp ao dia 3 a 6 semanas
Progestogênio isolado: acetato de medroxiprogesterona	10 mg a cada 4 horas (máx 80 mg) até parar o sangramento Depois 1 cp a cada 6 horas por 4 dias Depois 1 cp a cada 8 horas 3 dias Depois 1 cp a cada 12 horas 2 dias 1 cp ao dia por 2 semanas
Progestogênio isolado: noretisterona	5 a 15 mg até parar o tratamento (pelo menos 2 dias), seguidos por 5 a 10 mg por 3 a 6 semanas

Fonte: adaptada de Febrasgo (2021).

b) Sem instabilidade hemodinâmica:
- Abordagem ambulatorial.
- Tratamento não hormonais:
  - Antifibrinolíticos:
    - Ácido tranexâmico: via oral: 500 mg a cada 8 horas.
  - AINE
    - Ácido mefenâmico: 500 mg, VO, a cada 8 horas por 3 a 5 dias.
    - Ibuprofeno: 800 mg, VO, a cada 8 horas por 5 dias.
    - Naproxeno: 500 mg a cada 12 horas, VO, por 3 a 5 dias.

  Os estudos disponíveis não demonstraram superioridade de um sobre os demais.

  Antifibrinolíticos e AINE podem ser usados isoladamente, associados ou, ainda, associados ao tratamento hormonal.
- Tratamento hormonal:
  - Anticoncepcionais hormonais combinados (Tabela 1).
  - Progestogênio oral isolado: nos casos em que há contraindicação para o uso do estrogênio (Tabela 1).
  - Sistema intrauterino liberador de levonorgestrel (SIU-LNG).

2. SUA crônico:

Muitas pacientes com sangramento uterino agudo podem apresentar uma desordem crônica associada que requer avaliação sistemática e, em muitas vezes, terapia a longo prazo, seguindo o controle do episódio agudo.

Opções terapêuticas no SUA crônico de causa não estrutural:

A. Anovulação nos extremos da vida reprodutiva:
   - Anticoncepcional hormonal combinado: quando há indicação e desejo de contracepção.
   - Progestógeno cíclico ou contínuo: para proteção do endométrio.
   - SIU-LNG.
   - Implante subdérmico de etonorgestrel.
   - Acetato de medroxiprogesterona de depósito + oral: 150 mg por via intramuscular, combinado com acetato de medroxiprogesterona 20 mg, VO, a cada 8 horas (por pelo menos 3 dias).
B. SOP:
   - Orientar quanto ao estilo de vida: atividade física, controles do peso e nutricional.
   - Anticoncepcional hormonal combinado: quando há indicação e desejo de contracepção.
   - Progestogênio cíclico ou contínuo: para proteção do endométrio.
   - SIU-LNG.
   - Implante subdérmico de etonorgestrel.
   - Metformina.
   - Indutores da ovulação: quando há desejo de engravidar.
C. Distúrbios primários do endométrio:
   - Anticoncepcional hormonal combinado: quando há indicação e desejo de contracepção.
   - SIU-LNG.
   - Implante subdérmico de etonorgestrel.
   - Antifibrinolíticos.
   - AINE.
D. Coagulopatias e pacientes em uso de anticoagulantes:
   - São situações desafiadoras, pois muitas vezes há contraindicação para o uso de estrogênios. As opções terapêuticas com progestogênios isolados podem ser as mais indicadas, mas uma avaliação multiprofissional é recomendada. Observação: a desmopressina, por via intranasal, subcutânea ou endovenosa, pode ser utilizada em casos de SUA agudo secundário à doença de von Willebrand.

- Tratamento cirúrgico no SUA de causa não estrutural:
  Consiste em situação de exceção e será realizado na impossibilidade de coibir o sangramento agudo com medidas medicamentosas. Inclui a curetagem uterina, o tamponamento intrauterino (com sonda de Foley), a ablação endometrial por histeroscopia e a histerectomia.

SÍNDROME DOS OVÁRIOS POLICÍSTICOS

A SOP é considerada a endocrinopatia mais comum em mulheres na idade reprodutiva, com uma prevalência entre 8 e 20% dependendo da população estudada e do critério diagnóstico empregado. Apresenta um *background* genético e é influenciada por fatores ambientais. São fundamentais para o diagnóstico uma avaliação criteriosa da história clínica da paciente, exame físico completo e, quando necessária, avaliação laboratorial, enfatizando-se a acurácia e validade da metodologia usada tanto para as análises bioquímicas quanto para a avaliação ultrassonográfica dos ovários. A SOP ainda representa um dos maiores desafios da medicina em decorrência de sua complexidade, aspectos de evolução e consequências que acarreta para a vida das mulheres.

Diagnóstico

O diagnóstico da SOP é realizado utilizando-se os critérios de Rotterdam, atualizados em 2023. Dois dos três critérios a seguir são necessários para o diagnóstico:

- Oligo ou anovulação.
- Hiperandrogenismo clínico e/ou laboratorial.
- Ovários com morfologia policística à ultrassonografia, ou níveis elevados de hormônio anti-mülleriano (HAM), de acordo com a última atualização.

Também devem ser excluídas outras causas de anovulação crônica (distúrbios da tireoide, hiperprolactinemia, insuficiência ovariana prematura) e outras causas de hiperandrogenismo (hiperplasia congênita de suprarrenal, tumores ovarianos produtores de androgênio, síndrome de Cushing).

Usando-se os critérios de Rotterdam, muitas pacientes podem ser diagnosticadas baseando-se apenas na história clínica e no exame físico.

Quando ciclos irregulares e hiperandrogenismo estão presentes, a ultrassonografia e a dosagem de HAM não são necessárias.

Em adolescentes, tanto o hiperandrogenismo quanto a disfunção ovulatória são necessários para o diagnóstico e a ultrassonografia e dosagem de HAM não são recomendadas.

O diagnóstico e a intervenção precoce nas mulheres com SOP são importantes para a garantia da qualidade de vida e bem-estar das pacientes. Uma vez diagnosticada a SOP, seu acompanhamento e manejo devem abordar as questões reprodutivas, metabólicas, cardiovasculares, dermatológicas, distúrbios do sono e manifestações psicológicas. Além disso, a SOP deve ser considerada uma condição de alto risco para complicações na gestação e a paciente deve ser monitorada.

Oligo/anovulação

O distúrbio ovulatório é estabelecido clinicamente pela irregularidade menstrual. O padrão menstrual típico da SOP é a menstruação infrequente (menos de nove períodos menstruais por ano) e, com menos frequência, a amenorreia (ausência de menstruação por três meses consecutivos ou mais). Pode haver sangramento uterino anormal, após o período de oligomenorreia. A anovulação pode ser causa de infertilidade.

Exclusão de outras causas de anovulação:

- Distúrbios da tireoide: dosagem de TSH e T4 livre.
- Hiperprolactinemia: dosagem de PRL.
- Insuficiência ovariana: dosagem de FSH.

A solicitação dos exames acontece de acordo com a avaliação clínica e o histórico da paciente.

Na SOP, espera-se que os valores de prolactina estejam normais, entretanto, em cerca de 10% dos casos a prolactina encontra-se elevada.

Hiperandrogenismo

O diagnóstico de hiperandrogenismo pode ser realizado, de forma clínica, pela presença de acne, hirsutismo (excesso de pelos terminais – grossos e pigmentados – com padrão de distribuição masculina pelo corpo, podendo ser notado acima do lábio superior, queixo, região periareolar, região medioesternal e ao longo da linha alba do andar superior do abdome) e padrão masculino de queda de cabelo; ou bioquímica (elevação sérica de androgênios, normalmente de testosterona total e testosterona livre, com níveis superiores ao valor de referência do método utilizado).

Dessa forma, a paciente com oligomenorreia e evidências clínicas de hiperandorgenismo, mesmo com androgênios séricos normais, é considerada portadora de SOP.

Exclusão de outras causas de hiperandrogenismo:

- Tumor ovariano ou suprarrenal secretor de androgênio (instalação do hirsutismo em idade avançada, com progressão rápida e sinais de virilização, como mudança da voz e clitoromegalia): dosar sulfato de DHEA, além da testosterona total, para identificar a origem do hiperandrogenismo.
- Hiperplasia congênita de suprarrenal (HCSR) na forma não clássica: dosar 17OH-progesterona.
- Síndrome de Cushing: sinais e sintomas sugestivos do excesso de cortisol, como obesidade centrípeta, hipertensão, estrias róseas, giba, aumento do depósito de gordura supraclavicular e fraqueza muscular proximal, exigindo investigação aprofundada.

A dosagem de androgênios não é útil em pacientes em uso de contraceptivo hormonal oral (CHO), pois os CHO suprimem as gonadotrofinas e os androgênios ovarianos, principalmente a testosterona.

Morfologia policística dos ovários à ultrassonografia

Em mulheres que apresentam apenas um dos dois critérios (oligo/anovulação ou hiperandrogenismo), deve-se realizar a ultrassonografia transvaginal para avaliar a presença de ovários policísticos. Considera-se morfologia policística se há presença de 20 ou mais folículos com diâmetro médio de 2 a 9 mm e/ou volume ovariano total ≥ 10 cm^3.

Não deve ser usado como critério diagnóstico nos 8 primeiros anos após a menarca.

O diagnóstico da SOP na adolescência é baseado na presença da anovulação persistente após 2 anos da menarca e na presença de hiperandrogenismo clínico ou laboratorial. Não há recomendação de utilizar a ultrassonografia como ferramenta diagnóstica.

Avaliação complementar

Inclui avaliação de risco cardiovascular (verificação da pressão arterial, índice de massa corporal, perfil lipídico, glicemia e hemoglobina glicada, ou teste oral de tolerância à glicose), desordens do humor (depressão e ansiedade) e distúrbios alimentares, além da pesquisa de esteatose hepática não alcoólica e da apneia obstrutiva do sono (percepção de ronco, sonolência diurna excessiva, cefaleia).

Tratamento

Mudanças de hábitos de vida

Incluem controle nutricional e do peso, além de atividade física regular, e são consideradas o pilar no tratamento das pacientes com SOP, especialmente naquelas com obesidade central. Na SOP, o excesso de androgênio favorece o depósito de gordura abdominal, que leva a um agravamento da resistência periférica à insulina, levando a uma hiperinsulinemia compensatória. A hiperinsulinemia exerce um efeito sinérgico ao LH na teca do folículo ovariano, aumentando a secreção androgênica. Dessa forma, fica estabelecido um círculo vicioso. A perda de peso interrompe esse ciclo e reduz o risco para as comorbidades metabólicas relacionadas à SOP.

A interrupção do tabagismo também deve ser fortemente estimulada.

Nas pacientes com obesidade grau 3 (IMC ≥ 40 kg/m^2), a cirurgia bariátrica pode ser uma forma efetiva de perda de peso, trazendo a resolução dos sinais e sintomas da SOP.

Sensibilizadores da ação da insulina e outras drogas antidiabéticas

A metformina é, neste grupo, a droga de escolha como terapia adjuvante às modificações gerais do estilo de vida para as pacientes com resistência periférica à insulina e SOP. Os benefícios da metformina relacionam-se tanto aos riscos cardiovasculares quanto às alterações reprodutivas, com atuação discreta também nos sinais cutâneos de hiperandrogenismo. As doses diárias devem atingir, no máximo, 2.500 mg, com elevação gradativa a cada 15 dias, a partir de 500 mg diários, minimizando a ocorrência de efeitos colaterais (principalmente os gastrintestinais). Nas formulações de liberação lenta (metformina XR), a titulação da dose pode ser desnecessária ou realizada mais rapidamente.

Tiazolidinedionas, como a pioglitazona, não são consideradas a primeira linha de tratamento na SOP, mas podem ser uma alternativa de tratamento para as pacientes obesas, com resistência periférica à insulina e que não toleram ou não respondem à terapia com metformina.

A liraglutida atua reduzindo a hiperinsulinemia e diminui o estímulo das células da teca.

O mio-inositol é um sensibilizador de insulina utilizado como suplemento alimentar. De acordo com as recomendações mais recentes, seu uso, embora pareça ter benefícios potenciais, precisa ser mais estudado.

Contraceptivos hormonais orais

Representam a primeira linha de tratamento farmacológico para irregularidade menstrual e hiperandrogenismo. Não há nenhuma composição específica que apresente melhores resultados, e as preparações com menores doses hormonais são as preferidas por apresentarem menos efeitos colaterais. Podem estar associados a um aumento do risco de fenômenos tromboembólicos, especialmente nas pacientes obesas, mas continuam sendo a primeira linha de tratamento. Tanto os contraceptivos de segunda quanto os de terceira geração são igualmente efetivos no controle dos ciclos menstruais, mas recomenda-se evitar os CHO com altas doses de estrogênios e aqueles contendo progestógenos derivados da 19-nortestosterona. Eles podem estar associados a uma maior incidência de efeitos colaterais e maior risco cardiovascular, principalmente nas pacientes obesas.

Os CHO suprimem a produção de androgênios pelos ovários, mediada pelos níveis elevados de LH, e aumentam as concentrações de globulina ligadora de hormônios sexuais, reduzindo as concentrações de testosterona livre.

Não há uma dose ou tipo específico de progesterona ou estrogênio que possam ser indicados como melhor opção para todas as pacientes, e o CHO com citrato de ciproterona e 35 mcg de etinilestradiol não deve ser considerado a terapia de primeira linha nesta população em geral, em razão dos efeitos adversos, incluindo os riscos de fenômenos tromboembólicos. Sempre preferir a menor dose de estrogênio eficaz.

Progesteronas isoladas

As progesteronas, administradas de forma cíclica, também podem ser usadas no manejo da irregularidade menstrual. Normalmente, utiliza-se a progesterona micronizada (100 a 200 mg por dia) ou o acetato de medroxiprogesterona (10 mg por dia) por 10 a 14 dias no mês. Esta é uma boa alternativa para as mulheres que não necessitam do efeito contraceptivo da pílula. Nas pacientes com oligomenorreia severa, o tratamento é fortemente indicado, pelos riscos, em longo prazo, da exposição prolongada do endométrio ao estrogênio, sem oposição da progesterona (hiperplasia e câncer de endométrio).

Antiandrogênicos

Algumas vezes são necessários, quando a resposta aos CHO não é satisfatória no que diz respeito aos sinais de hiperandrogenismo, ou quando a paciente não deseja ou tem contraindicação para o uso de contraceptivos hormonais. O tratamento do hiperandorgenismo clínico melhora tanto a aparência física das pacientes quanto sua condição psicológica e qualidade de vida. O mais usado é o acetato de ciproterona, além da finasterida e da espironolactona. Podem ser usados associados ao CHO, o que amplia a atividade antiandrogênica.

- Acetato de ciproterona: 50 a 100 mg/dia por 10 dias do ciclo, sendo geralmente associado a um CHO.
- Espironolactona: dose média de 100 mg/dia (dose considerada segura).
- Finasterida: 5 mg/dia (não é verdadeiramente um antiandrogênico, mas um inibidor da 5-alfaredutase, inibindo a conversão periférica da testosterona).
- Drospirenona: tem um efeito antiandrogênico mais fraco, mas tem sido largamente usada em associação ao etinilestradiol em um CHO, com bons resultados no tratamento do hirsutismo e efeito positivo no peso corporal, por sua ação antimineralocorticoide.

Os tratamentos que combinam mais de uma droga, como a metformina com CHO, ou CHO com antiandrogênico, apresentam melhores resultados.

Os recursos cosméticos locais também devem ser empregados.

Indutores da ovulação

O objetivo dos agentes indutores da ovulação é aumentar os níveis séricos de FSH para estimular o desenvolvimento folicular, já que as mulheres com SOP apresentam níveis séricos subótimos de FSH. Esse objetivo pode ser atingido tanto aumentando os níveis endógenos de FSH (utilizando-se drogas antiestrogênicas ou inibidoras da aromatase) quanto oferecendo FSH exógeno em injeções diárias.

- Citrato de clomifeno: 50 a 200 mg/dia (1 a 4 cp por dia), do 3º ao 7º, ou do 5º ao 9º dia do ciclo, usado por até 6 meses.

- Letrozol: o letrozol assumiu a posição de medicamento de primeira escolha para a indução da ovulação em tratamentos de baixa complexidade em pacientes com SOP, embora a indicação ainda não conste em bula. Apresenta melhores resultados reprodutivos em mulheres inférteis quando comparado ao citrato de clomifeno. A dose indicada é de 2,5 a 5 mg/dia, do 3º ao 7º dia do ciclo (alternativa em pacientes que não respondem ao citrato de clomifeno). A associação com a metformina também pode ser usada nos casos de resistência ao citrato de clomifeno.
- Gonadotrofinas: injetáveis, a partir de 50 UI por dia.

O uso de indutores exige o controle rigoroso da ovulação por ultrassonografia transvaginal seriada. Dessa forma, é possível adequar a dose do medicamento para cada paciente, além de medidas para evitar o hiperestímulo ovariano e minimizar o risco de gestações múltiplas.

Cirurgia laparoscópica

O *drilling* dos ovários (perfuração da cápsula ovariana com laser) pode ser considerado como terapia de segunda linha em mulheres resistentes aos indutores da ovulação, com infertilidade, ou quando não há acesso à monitoração dos ciclos induzidos, ou ainda quando todas as alternativas conservadoras não resultaram em gravidez.

Mulheres com SOP devem ser orientadas quanto aos riscos gestacionais associados a essa síndrome. É importante a identificação precoce das complicações mais frequentes, como diabete melito gestacional, síndromes hipertensivas e complicações neonatais.

Tratamento específico das desordens metabólicas e psíquicas associadas

Tratamento do diabete melito, doenças cardiovasculares, depressão, distúrbios alimentares, apneia do sono, de acordo com as diretrizes de cada doença.

INSUFICIÊNCIA OVARIANA PREMATURA

A insuficiência ovariana prematura (IOP) é definida como a depleção completa de folículos e oócitos, com consequente perda da função ovariana, antes dos 40 anos. Caracteriza-se, portanto, por hipogonadismo hipergonadotrófico (hipoestrogenismo com FSH elevado).

A depleção folicular pode ser consequência da redução do número inicial de folículos primordiais, aumento da apoptose (atresia folicular acelerada) ou destruição folicular.

É importante ressaltar que, eventualmente, a evolução clínica pode ter caráter intermitente, já tendo sido descritos casos de mulheres que voltaram a menstruar e, mais raramente, engravidaram espontaneamente, após o diagnóstico.

Diagnóstico

A maioria dos quadros tem origem idiopática, mas diante de uma paciente com IOP, a abordagem inicial deve considerar as seguintes causas:

- Alterações numéricas ou estruturais do cromossomo X (síndrome de Turner, pré-mutação do gene FMR1 da síndrome do X frágil, deleções e translocações).
- Toxinas ovarianas (quimioterápicos, infecção por citomegalovírus, caxumba) e outras causas secundárias (cirurgias ovarianas, ooforectomia, radioterapia).
- Autoimune (isolada ou nas síndromes poligladulares autoimunes).
- Fatores ambientais (tabagismo).

Na história clínica há relato de irregularidade menstrual ou amenorreia. A amenorreia poderá ser primária, com caracteres sexuais secundários presentes ou ausentes, ou secundária, a depender da etiologia.

Além disso, são frequentes os sintomas relacionados ao hipoetrogenismo: sintomas vasomotores, alteração de humor, insônia, ressecamento vaginal e dispareunia.

Na história patológica pregressa, é importante questionar a presença de doenças autoimunes, assim como irradiação pélvica, cirurgias pélvicas, quimioterapia, torção ovariana e uso de medicamentos. A história familiar detalhada pode chamar a atenção para causas genéticas ou hereditárias.

No exame físico, a presença de estigmas como implantação baixa de cabelos, hipertelorismo, baixa estatura e pescoço alado, associados à amenorreia primária, aponta para o diagnóstico de síndrome de Turner.

Exames laboratoriais

O diagnóstico é firmado por duas dosagens de FSH > 25 mUI/mL com intervalo entre as coletas de pelo menos 4 semanas. Na suspeita de IOP, é fundamental a suspensão de qualquer hormônio que a paciente esteja usando por pelo menos 60 dias, antes da dosagem do FSH.

Na presença de amenorreia secundária, a dosagem de beta-HCG pode se fazer necessária para exclusão de gravidez. As dosagens de prolactina e TSH podem auxiliar no diagnóstico diferencial de outras causas de anovulação e irregularidade menstrual ou amenorreia.

A avaliação do cariótipo é indicada para todas as mulheres com IOP, independentemente da idade, embora a maioria das causas genéticas acometa pacientes com menos de 30 anos. Também são indicadas pesquisa de pré-mutação do gene FMR1 (síndrome do X frágil), não apenas para diagnóstico etiológico, mas especialmente para aconselhamento genético familiar. Na suspeita de causas autoimunes, orienta-se a dosagem do anticorpo antitireoperoxidase (anti-TPO).

Exames de imagem

A ultrassonografia transvaginal pode ser útil para identificar a redução dos volumes ovariano e uterino, além de possibilitar a contagem de folículos antrais, que é um marcador de reserva ovariana.

A absorciometria de raios X de dupla energia (DXA) deve ser realizada para avaliação da massa óssea.

Tratamento

As orientações quanto aos hábitos de vida, avaliação e orientação sexual e psicológica fazem parte das boas práticas terapêuticas. Estimular um estilo de vida saudável, com atividades físicas e manutenção do peso corporal adequado, bem como dieta que inclua ingestão adequada de cálcio e cessação do tabagismo, auxilia na prevenção de doenças cardiovasculares e osteometabólicas. Também é fundamental a avaliação do risco cardiovascular, incluindo aferição da pressão arterial pelo menos anualmente e perfil lipídico a cada cinco anos.

O tratamento hormonal é mandatório para todas as mulheres com IOP que não tenham contraindicação ao seu uso, e mantido ao menos até a idade habitual da menopausa.

É importante também estar atento quanto à necessidade de rastreamento de outras comorbidades, em casos de autoimunidade ou de síndromes específicas.

Terapia de reposição hormonal

Os benefícios são inquestionáveis, dada a precocidade da deficiência estrogênica. O objetivo é a melhora dos sintomas vasomotores, geniturinários, manutenção da saúde óssea, prevenção da osteoporose e do risco de fraturas ósseas, devendo-se iniciar precocemente e manter a reposição hormonal até a idade fisiológica da menopausa, em torno dos 50 anos.

Estrogênios

Em geral, as doses de estrogênio são maiores que as utilizadas no alívio dos sintomas da pós-menopausa, pois o objetivo é atingir níveis séricos de estradiol próximos aos de um ciclo menstrual normal, isto é, em torno de 104 pg/mL. Para tal, costumam ser necessárias doses de 2 mg de estradiol micronizado ou 100 mcg de estradiol transdérmico, podendo ser aumentadas até 4 mg de estradiol oral ou 200 mcg transdérmico, de acordo com a sintomatologia. Os estrogênios equinos conjugados não são drogas de escolha no consenso do European Society of Human Reproduction and Embryology (ESHRE), no entanto o American College of Obstetricians and Gynecologists (ACOG) considera uma opção válida em mulheres com IOP.

As vias de administração transdérmica e transvaginal são preferenciais, uma vez que a via oral está associada a maior incidência de efeitos adversos relacionados ao metabolismo de primeira passagem hepática, piora do perfil lipídico e aumento do risco de tromboembolismo pulmonar.

Na Tabela 2, constam as principais formulações de estrogênio disponíveis em nosso meio.

Tabela 2 Principais formulações de estrogênio disponíveis

Via de administração	Formulação	Nome comercial
Oral	Estradiol micronizado (E2) 1 a 4 mg/dia, via oral Estrogênios equinos conjugados (EEC) 0,625 a 1,25 mg/dia	Natifa, Femoston Premarin
Transdérmica	Estradiol (17 beta estradiol) 100 a 200 mcg/dia	Oestrogel, Estrell, Sandrena (gel); Estradot (adesivos)
Vaginal	Estrogênio conjugado Promestrieno Estriol	Premarin Colpotrofine Ovestrion

Progestogênios

Mulheres com útero intacto devem usar obrigatoriamente algum progestogênio associado ao estrogênio, em esquema cíclico ou contínuo, para proteção endometrial.

Antes de escolher o progestogênio ideal, deve-se levar em conta que se está diante de pacientes com insuficiência ovariana prematura. Sendo assim, nem todas as evidências encontradas nos estudos em mulheres pós-menopausa podem ser extrapoladas para essa população.

Os progestogênios mais usados para terapia hormonal (TH) de mulheres com IOP são acetato de medroxiprogesterona (5 mg/dia no esquema contínuo e 10 mg/dia no esquema sequencial), progesterona natural micronizada (100 mg/dia no esquema contínuo e 200 mg/dia no esquema sequencial) e noretisterona (0,5 a 1 mg/dia no esquema contínuo).

No uso cíclico, o progestógeno é usado por 12 a 14 dias consecutivos/mês. O sistema intrauterino liberador de levonorgestrel é uma alternativa aos progestogênios orais, e pode ser atraente para mulheres que não desejam se expor ao risco de engravidar.

No clássico estudo sobre reposição hormonal em pacientes com IOP, o esquema terapêutico foi de 100 mg/dia de estradiol transdérmico, associado a 10 mg/dia de medroxiprogesterona oral, sendo esta última utilizada durante 12 dias por mês. O esquema foi bem tolerado pela maioria das pacientes.

Mulheres com endometriose que apresentam IOP secundária à ooforectomia podem receber TH. Nesse caso, recomenda-se terapia estroprogestativa contínua, mesmo nas histerectomizadas.

Androgênios

Sabe-se que os ovários são responsáveis pela produção de 50% da testosterona em mulheres na menacme, enquanto o restante é produzido pelas adrenais. Além disso, os ovários também participam da síntese de deidroepiandrosterona (DHEA). Assim, parece evidente que pacientes com IOP apresentarão deficiência de androgênios. Porém, até o momento, os resultados encontrados na literatura permanecem insuficientes para recomendar a reposição de androgênios, a não ser no transtorno do desejo sexual hipoativo.

Saúde óssea

Sabe-se que a perda óssea no climatério natural inicia-se aproximadamente 2 a 3 anos antes da menopausa e atinge um pico nos primeiros três anos posteriores. Nos casos em que a falência ovariana é prematura por ooforectomia bilateral, a perda parece ser ainda maior. Apesar disso, os estudos ainda são inconsistentes ao avaliar se o risco de fratura é aumentado.

De forma geral, a DXA é sugerida para todas as mulheres que passam pela menopausa antes dos 45 anos. Naquelas que têm a menopausa induzida pelo tratamento de câncer de mama, deve ser realizada nos primeiros 3 meses.

Na avaliação da DXA, de acordo com a International Osteoporosis Foundation (IOF), em indivíduos jovens, fora da faixa de crescimento, deve-se avaliar o T-score (visto que nesses pacientes o T e o Z-score são praticamente idênticos). Nesse caso, T-score abaixo de -2,5 desvios-padrão na coluna vertebral ou no fêmur, associado ou a uma condição crônica que afete o metabolismo ósseo ou a fratura por fragilidade, deve ser diagnosticado como osteoporose.

Preconiza-se estímulo à ingestão adequada de cálcio e vitamina D e, até o momento, as quantidades recomendadas são as mesmas para mulheres que apresentam a menopausa na idade habitual.

Exercícios físicos com carga e algum impacto devem ser estimulados.

Nas pacientes que optam por não utilizar a terapia hormonal, o uso de bisfosfonatos deve ser considerado. Até o momento, não existem estudos avaliando uso do denosumabe em indivíduos jovens.

Infertilidade

A ovulação e a gravidez espontânea podem ocorrer em cerca de 5 a 10% das pacientes.

Naquelas em que a IOP é previsível, como nos casos em que a paciente será submetida à ooforectomia ou a radio/quimioterapia, ou naquelas com com risco genético conhecido, algumas estratégias podem ser consideradas, como a transposição cirúrgica dos ovários (antes da radioterapia pélvica), a criopreservação de tecido ovariano, de oócitos ou de embriões, antes da instalação da IOP.

O tratamento da infertilidade, uma vez instalada a IOP, é a fertilização *in vitro* com óvulos doados, ou recepção de embriões doados.

De acordo com a ESHRE em seu último *guideline*, as pacientes com IOP devem ser orientadas de que não há nenhuma intervenção que tenha se mostrado confiável para aumentar a atividade ovariana e as taxas de gravidez natural.

É importante avaliar, junto à paciente, os riscos inerentes a uma gestação, em determinados casos. Um exemplo são as mulheres com cariótipo de Turner, que têm risco elevado de mortalidade materna por dissecção aórtica e maior morbidade por hipertensão. Esses riscos devem ser considerados antes de se decidir por tratamentos para fertilidade.

Recomenda-se acompanhamento clínico anual para verificar adequação e aderência à terapia de reposição hormonal. Entretanto, os exames para rastreamento de câncer (colo do útero, mama, cólon) e de doenças metabólicas devem ser feitos com as mesmas indicações e periodicidade recomendados às mulheres da população em geral.

HIPERPROLACTINEMIA

Hiperprolactinemia é a condição em que os níveis séricos de prolactina encontram-se acima dos níveis superiores estabelecidos pelos laboratórios, que oscilam habitualmente entre 20 e 29 ng/mL. Trata-se de condição comum e pode ser fisiológica, patológica, induzida por drogas ou idiopática.

A principal função da prolactina é a regulação da secreção das glândulas mamárias durante o período da gestação e do pós-parto, mas outras funções têm sido atribuídas a esse hormônio, com ações no metabolismo, sistema nervoso e imunológico. Altos níveis de prolactina são capazes de inibir a função ovulatória por mecanismo central e periférico, além de interferir na qualidade do corpo lúteo, levando a produção insuficiente de progesterona e defeito de fase lútea.

Diagnóstico

Inicia-se com uma anamnese cuidadosa e detalhada, direcionada para a pesquisa das principais causas (Tabela 3), sinais e sintomas da hiperprolactinemia.

Tabela 3 Principais causas de hiperprolactinemia

Fisiológicas: gravidez, estresse, atividade física, atividade sexual, estímulo mamilar
Uso de medicamentos
Prolactinomas e outros tumores hipofisários
Hipotireoidismo primário
Síndrome dos ovários policísticos
Insuficiência renal crônica
Insuficiência adrenal
Lesões irritativas da parede torácica (herpes-zóster, toracotomia, queimadura, mastectomia)
Endometriose
Idiopática

Sinais e sintomas

A galactorreia está presente em aproximadamente 30% dos casos.

As manifestações clínicas associadas aos efeitos do hipogonadismo hipogonadotrófico, como ciclos oligomenorreicos ou amenorreicos (pela inibição das gonadotrofinas e, consequentemente, anovulação) e a infertilidade, são frequentes. A perda de massa óssea e arteriosclerose progressiva decorrentes do hipoestrogenismo indireto (hipogonadismo hipogonadotrófico) também ocorrem. Além disso, mudanças na composição corporal, principalmente nas mulheres, com perda de massa magra e aumento da gordura corporal, podem ser evidenciadas.

Outros sintomas secundários causados pela compressão quando há tumores hipofisários, como os adenomas, podem estar presentes como:

- Cefaleia, por aumento da pressão intracraniana.
- Alterações no campo visual, por compressão do quiasma óptico.
- Diplopia, por compressão direta dos nervos cranianos (III, IV, V e VI).

Muitos medicamentos, utilizados na prática clínica, agem inibindo a secreção de dopamina (fator inibidor da prolactina), enquanto outros atuam diretamente na estimulação da síntese e secreção da prolactina e seu uso deve ser investigado (Tabela 4).

Tabela 4 Medicamentos que podem causar hiperprolactinemia

Antipsicóticos	Fenotiazinas, haloperidol, risperidona, reserpina
Antidepressivos	Tricíclicos e tetracíclicos, inibidores da monoaminoxidase, inibidores selectivos da recaptação da serotonina
Anti-hipertensivos	Metildopa, verapamil, reserpina
Antieméticos	Metoclopramida, domperidona
Opioides	Morfina e metadona
Outros	Estrogênios, cocaína e cimetidina

Fonte: adaptada de Ezequiel et al. (2019).

Na sequência, o exame físico deve observar sobretudo as manifestações de hipogonadismo hipogonadotrófico, presença de galactorreia e anomalias de campo visual.

Exames complementares

Dosagem sérica de prolactina

Uma única medida da prolactina acima do limite superior (tendo sido obtida sem grande estresse para o acesso venoso, observando repouso prévio de 30 minutos, jejum adequado, evitando-se atividade física, sexual e estímulo mamilar na véspera) é suficiente para o diagnóstico de hiperprolactinemia. Para os ensaios mais utilizados, os níveis normais geralmente são inferiores a 25 ng/mL.

Em caso de resultado pouco elevado (30 a 60 ng/mL), este deve ser confirmado, especialmente quando não há correlação com a clínica.

Níveis entre 100 e 200 ng/mL são sugestivos de microprolactinomas (< 1 cm), enquanto níveis de 250 ng/mL ou mais são altamente sugestivos de maprolactinomas (> 1 cm).

Em contrapartida, pacientes com disfunção da haste hipofisária (*stalk dysfunction* = pseudoprolactinomas), hiperprolactinemia induzida por drogas ou doenças sistêmicas apresentam, habitualmente, níveis inferiores a 100 ng/mL.

Em pessoas assintomáticas com hiperprolactinemia e ausência de imagem hipofisária, a presença de macroprolactina deve ser excluída.

Outros exames

- Dosagens séricas de TSH e T4 livre: devem ser solicitadas para investigar hipotireoidismo.
- Avaliação clínica e, se necessária, laboratorial, para diagnóstico diferencial com SOP, insuficiência hepática e doença renal crônica.
- Dosagem de beta-hCG deve ser mandatória em toda mulher em idade reprodutiva com amenorreia.

Se as concentrações de prolactina se encontram acima de 100 ng/mL, os exames de imagem são necessários para o diagnóstico das lesões hipotálamo-hipofisárias. Dentre eles, a ressonância magnética (RM) é o método de eleição.

Tratamento

O tratamento ideal da hiperprolactinemia depende de sua etiologia e pode incluir, por exemplo, a reposição de hormônio tireoidiano, em pacientes com hipotireoidismo primário; agonistas dopaminérgicos (AD) para prolactinomas e nos quadros idiopáticos; e descontinuação ou substituição de drogas causadoras de hiperprolactinemia. Em contraste, a macroprolactinemia não necessita de tratamento.

As duas drogas mais comumente prescritas no tratamento da hiperprolactinemia são a bromocriptina e a cabergolina. Ambas são agonistas dos receptores de dopamina e apresentam efeitos adversos em comum, como cefaleia, náuseas e vômitos. A frequência e a severidade dos efeitos adversos parecem ser menores com a cabergolina, sendo esta a mais prescrita, pela eficácia e tolerabilidade. Tem a vantagem de ser administrada em duas tomadas semanais (dose inicial de 0,25 mg 2 vezes por semana; dose usual de 0,5 a 1,0 mg 1 a 2 vezes por semana), enquanto a bromocriptina deve ser administrada diariamente (2,5 a 15 mg por dia, dividida em 3 tomadas). As concentrações séricas de prolactina devem ser reavaliadas 30 dias após o início do tratamento e a dose da medicação deve ser ajustada. Deve-se manter a menor dose necessária para normalização da concentração de prolactina.

Em mulheres que apresentam infertilidade, seja por anovulação, seja por defeito da fase lútea, o tratamento estará indicado e deverá ser mantido até a confirmação da gravidez. Deve-se interromper o tratamento com AD na vigência de gravidez.

Prolactinomas

O tratamento dos prolactinomas visa diminuir a secreção hormonal excessiva, preservar a função hipofisária e, quando possível, prevenir a recorrência ou progressão da doença. Os AD são o tratamento inicial de escolha para a grande maioria dos pacientes com prolactinoma, visto que podem diminuir o tamanho tumoral e normalizar o nível hormonal em 80% dos casos. Algumas pacientes não toleram os AD, enquanto outras podem ter resistência a sua ação.

A droga mais usada, nestes casos, é a cabergolina, e a dose varia de 1,0 a 2,0 mg/semana.

Após 2 anos de tratamento bem-sucedido (normalização dos níveis de prolactina), pode-se considerar a descontinuação do AD nos casos de microprolactinomas que se tornam imperceptíveis à RM e em casos selecionados de macroprolactinomas.

Considera-se resistência ao tratamento com agonistas dopaminérgicos quando há falha na normalização dos níveis de prolactina e na redução do tamanho do macroprolactinoma em pelo menos 50%, com as doses máximas convencionais da medicação (7,5 mg/dia de bromocriptina e 2,0 mg por semana de cabergolina). Neste caso, as alternativas para o tratamento são trocar para outro AD, aumentar as doses para acima das convencionais e realizar neurocirurgia e/ou radioterapia.

BIBLIOGRAFIA

Abbott DH, Dumesic DA, Levine JE. Hyperandrogenic origins of polycystic ovary syndrome – implications for pathophysiology and therapy. Expert Rev Metab. 2019;31:1-13.

Azziz R, Carmina E, Chen Z, Dunaif A, Laven JS, Legro RS, et al. Polycystic ovary syndrome. Nat Rev Dis Primers. 2016;2:16057.

Barbieri RL, Ehrmann DA. Clinical manifestations of polycystic ovary syndrome in adults. UpToDate. 2018 May.

Benetti-Pinto CL, Soares Júnior JM, Maciel GA, Nácul AP, Yela DA, Rosa e Silva AC, et al. Insuficiência ovariana prematura: foco no tratametno hormonal. FEBRASGO Position Statement. 2020; 2:1-7.

Carmina E, Dewailly D, Escobar-Morreale HF, Kelestimur F, Moran C, Oberfield S, et al. Non-classic congenital adrenal hyperplasia due to 21-hydroxylase deficiency revisited: an update with a special focus on adolescent and adult women. Hum Reprod Update. 2017;23(5):580-99.

Conway G, Dewailly D, Diamanti-Kadarakis E, Escobar-Morreale HF, Franks S, Gambineri A, et al. The polycystic ovary syndrome: a position statement from the Eur Endocrinol. Eur J of Endocrinol. 2014;171(4):1-29.

de Wit AE, de Vries YA, de Boer MK, Scheper C, Fokkema A, Janssen CAH, et al. Efficacy of combined oral contraceptives for depressive symptoms and overall symptomatology in premenstrual syndrome: pairwise and network meta-analysis of randomized trials. Am J Obstet Gynecol. 2021;225:624.

ESHRE Guidelines. International Evidence-based Guideline for the assessment and management of polycystic ovary syndrome. 2023;1-258.

Ezequiel DGA, Drumond DG, Souza FP, Ferreira LV. Manual de endocrinologia ginecológica. Belo Horizonte, MG: Coopmed; 2019.

European Society for Human Reproduction and Embryology (ESHRE) Guideline Group on POI; Webber L, Davies M, Anderson R, Bartlett J, Braat D, Cartwright B, et al. ESHRE guideline: management of women with premature ovarian insufficiency. Hum Reprod. 2016;31(5): 926-37.

Faubion SS, Kuhle CL, Shuster LT, Rocca WA. Long-term health consequences of premature or early menopause and considerations for management. Climacteric. 2015;18(4):483-91.

Federação Brasileira das Associações de Ginecologia e Obstetrícia (Febrasgo). Amenorreia. São Paulo: Febrasgo; 2021. (Protocolo Febrasgo-Ginecologia, n. 25/Comissão Nacional Especializada em Ginecologia Endócrina).

Federação Brasileira das Associações de Ginecologia e Obstetrícia (Febrasgo). Federação Brasileira das Associações de Ginecologia e Obstetrícia (FEBRASGO). Síndrome dos ovários policísticos. São Paulo: Febrasgo; 2021. (Protocolo Febrasgo-Ginecologia, n. 27/ Comissão Nacional Especializada em Ginecologia Endócrina).

Ferriman D, Gallwey JD. Clinical Assessment of body hair growth in women. Journal of Clinical Endocrinol Metabol. 1961; 21 (11): 1440-1447.

Gibson-Helm M, Teede H, Dunaif A, Dokras A Delayed diagnosis and lack of information associated with dissatisfaction in women with Polycystic Ovary Syndrome. J Cllin Endocrinol Metab. 2017;102(2):604-12.

Goodman NF, Cobin RH, Futtereit W, Glueck JS, Legro RS, Carmina E, et al. American Association of Clinical Endocrinologists, American College of Endocrinology and Androgen Excess and PCOS Society Disease State Clinical Review: guide to the best practices in the evaluation and treatment of polycystic ovary syndrome – part 1. Endoc Prac. 2015;2015;21(11):1291-300.

Gouveia S, Gomes L, Ribeiro C, Carrilho F Rastreio de síndrome poliglandular autoimune em uma população de pacientes com diabetes melito tipo 1. Arq Bras Endocrinol Metab. 2013;57(9):733-8.

Guerrieri GM, Martinez PE, Klug SP, Haq NA, Vanderhoof VH, Koziol DE, et al. Effects of physiologic testosterone therapy on quality of life, self-esteem, and mood in women with primary ovarian insufficiency. Menopause. 2014;21:952-61.

Ignacak A, Kasztelnik M, Sliwa T. Prolactin – not only lactotrophin. A "new" view of the "old" hormone. J Physiol Pharmacol. 2012;63:435-43.

Juliano ACSRS, Maddalena NCP, Ezequiel DGA, Polisseni F. Insuficiência ovariana premature. In: Ezequiel DGA, Drumond DG, Souza FP, Ferreira LV Manual de endocrinologia ginecológica. Belo Horizonte: Coopmed; 2019. p.7-106.

Maeda SS, Silva DMW. Guia prático em osteometabolismo. São Paulo: Clannad; 2014.

Martin KA, Anderson RR, Chang RJ, Ehrmann DA, Lobo RA, Murad MH, et al. Evaluation and treatment of hirsutism in premenopausal women: an Endocrine Society Clinical Practice Guideline. J Clin Endocrinol Metab. 2018;103(4): 1233-57.

Matthewman G, Lee A, Kaur JG, Daley AJ. Physical activity for primary dysmenorrhea: a systematic review and meta-analysis of randomized controlled trials. Am J Obstet Gynecol. 2018;219:255.e1.

Melmed S, Casanueva FF, Hoffman AR, Kleinberg DL, Montori VM, Schlechte JA, Wass JA; Endocrine Society. Diagnosis and treatment of hyperprolactinemia: an Endocrine Society clinical practice guideline. J Clin Endocrinol Metab. 2011;96:273-88.

Mendoza N, Juliá MD, Galliano D, Coronado P, Díaz B, Fontes J, et al. Spanish consensus on premature menopause. Maturitas. 2015;80(2):220-5.

Ministério da Saúde. Protocolo Clínico e Diretrizes Terapêuticas – Hiperprolactinemia; Portaria SAS/MS n. 1.160, de 18 de novembro de 2015.

Molitch ME. Diagnosis and treatment of pituitary adenomas: a review. JAMA. 2017;317(5):516-24.

Munro, MG, Critchley, HOD, Fraser, IS. The two FIGO systems for normal and abnormal uterine bleeding symptoms and classification of causes of abnormal uterine bleeding in the reproductive years; 2018 revisions. Int J Gynecol Obstet. 2018;143:393-408.

Polisseni F, Faletti AG, Pereira VM, Reis AM, Camargos AF, Reis FM, et al. Prolactin inhibits oocyte release after gonadotropin stimulation in the rat: putative mechanism involving ovarian production of beta-endorphin and prostaglandin – Fertil Steril. 2005;83 83(suppl 1):1119-24.

Practice Committee of the American Society for Reproductive Medicine Current, evaluation of amenorrhea. Fertil Steril. 2008;90(5 suppl.:S219-25.

Royal College of Obstetricians and Gynecologists. Long-term consequences of polycystic ovary syndrome. Green-top Guideline. 2014;33:2-15.

Samy A, Zaki SS, Metwally AA, Mahmoud DSE, Elzahaby IM, Amin AH, et al. The effect of zumba exercise on reducing menstrual pain in young women with primary dysmenorrhea: a randomized controlled trial. J Pediatr Adolesc Gynecol. 2019;32:541.

Síndrome dos ovários policísticos. 3. ed. São Paulo: Federação Brasileira das Associações de Ginecologia e Obstetrícia (Febrasgo); 2023. 140p. (Série Orientações e Recomendações Febrasgo, n.1, Comissão Nacional de Ginecologia Endócrina).

Soto-Pedre E, Newey PJ, Bevan JS, Greig N, Leese GP. The epidemiology of hyperprolactinaemia over 20 years in the Tayside region of Scotland: the Prolactin Epidemiology, Audit and Research Study (PROLEARS). Clin Endocrinol. 2017;86:60.

Teed HJ, Misso ML, Costello MF, Dokras A, Laven J, Moran L, Piltonen T, Norman RJ. Recommendation from the international evidence-based guideline for assessment and management of polycystic ovary syndrome. Fertil Steril. 2018;110(3):364-79.

Teede HJ, Moran L. Polycystic ovary syndrome: a complex condition with psychological, reproductive and metabolic manifestations that impacts on health across the lifespan. BMC Medicine. 2010;8:41.

Thapa S, Bhusal K. Hyperprolactinemia. StatPearls [Internet]. Treasure Island (FL): StatPearls Publishing; 2019-2019; Jan 20.

Vilar L, Abucham J, Albuquerque JL, Araujo LA, Azevedo MF, Boguszewski CL, et al. Controversial issues in the management of hyperprolactinemia and prolactinomas – an overview by the Neuroendocrinology Department of the Brazilian Society of Endocrinology and Metabolism. Arch Endocrinol Metab. 2018;62(2):236-63.

Wildemeersch D, Andrade A, Goldstuck N. Femilis® 60 levonorgestrel-releasing intrauterine system – a review of 10 years of clinical experience. Clin Med Insights Reprod Health. 2016;10:19-27.

Witchel SF, Oberfield SE, Peña AS. Polycystic ovary syndrome: pathophysiology, presentation, and treatment with emphasis on adolescent girls. J Endocr Soc. 2019;3(8):1545-73.

Writing Group for the PEPI Trial. Effects of hormone replacement therapy on endometrial histology in postmenopausal women. The Postmenopausal Estrogen/Progestin Interventions (PEPI) trial. JAMA. 1996;275:370-5.

Zore T, Joshi NV, Lizneva D, Azziz R. Polycystic ovarian syndrome: long-term health consequences. Sem Reprod Med. 2017;35(3):271-81.

4

Doenças da mama

Estela Junges Laporte
Ana Cristina Dias de Paiva
Geraldo Sérgio Farinazzo Vitral

RASTREAMENTO DO CÂNCER DE MAMA

Baseia-se na realização de mamografia (MMG) em mulheres assintomáticas, numa faixa etária predefinida. Constitui a prevenção secundária do câncer de mama.

Tem como objetivo básico a diminuição da mortalidade por câncer de mama por meio do diagnóstico precoce e tratamento de lesões precursoras e tumores iniciais, ainda restritos à mama, permitindo tratamentos menos agressivos, com maiores taxas de preservação da mama (cirurgias conservadoras), menos esvaziamentos axilares e quimioterapia, e melhorando a qualidade de vida das pacientes, diminuindo a morbidade e os custos do tratamento.

Embora o autoexame das mamas ainda seja responsável por grande parte dos diagnósticos de câncer de mama no Brasil, ele não é efetivo em reduzir a mortalidade, não sendo recomendado como conduta de rastreio isolado do câncer de mama.

A MMG é o único método que comprovadamente mostrou redução da mortalidade pela doença. Estudos de metanálise de ensaios clínicos randomizados mostram redução em média de 25% no risco relativo de morte por câncer de mama.

No entanto, a sensibilidade do exame é menor em mamas densas, sendo, nesses casos, sugerido complementar com ultrassonografia (US). Além disso, a alta densidade mamária na pós-menopausa é um fator de risco independente para o câncer de mama. Em março de 2022, a European Society of Breast Imaging (Eusobi) publicou um estudo recomendando que as mamas classificadas radiologicamente como tipo D (extremamente densas) sejam também rastreadas com ressonância de mamas (RM) pelo menos a cada quatro anos (preferencialmente a cada 2 ou 3 anos) além da mamografia, pelo risco aumentado de câncer nessas pacientes. Na impossibilidade de realizar a RM nesses casos, a orientação é manter o rastreio complementar com US.

As recomendações de rastreamento são variáveis e divergentes em diferentes países. No Brasil, temos recomendações que variam com relação à idade e ao intervalo de realização da MMG (Tabela 1):

- A recomendação do Ministério da Saúde (MS)/Sistema Único de Saúde (SUS) é realizar MMG de rastreio a cada dois anos, nas mulheres de 50 a 69 anos de idade, em que há uma melhor relação custo-benefício, demonstrada pelo número menor de pacientes que precisam realizar o exame para evitar uma morte pela doença.
- Em julho de 2017, por meio da Comissão Nacional de Mamografia, foi publicado o artigo "Recomendações do Colégio Brasileiro de Radiologia e Diagnóstico por Imagem, Sociedade Brasileira de Mastologia e da Federação Brasileira das Associações de Ginecologia e Obstetrícia para o rastreamento do câncer de mama". Esse consenso de especialistas recomenda que o rastreio, em mulheres de risco habitual, seja realizado com MMG (digital, preferencialmente) anual a partir dos 40 anos de idade, pelo menos até os 74, devendo ser mantido após os 75 anos se a expectativa de vida for maior que 7 anos. A tomossíntese (TS) associada à MMG (combinada ou sintetizada) pode ser usada no rastreio, se disponível. Rastreio complementar com US deve ser considerado nas mulheres com mamas densas, e com RM é recomendado naquelas de alto risco.
- O National Comprehensive Cancer Network® (NCCN) recomenda o rastreio mamográfico anual com TS a partir dos 40 anos de idade. Essa técnica está associada à menor necessidade de reconvocação e a uma maior taxa de detecção de câncer quando comparada à mamografia digital 2D.

Nas pacientes de alto risco para câncer de mama, o rastreio deve ser individualizado de acordo com a idade e a situação que a coloca no grupo de risco, devendo incluir a RM de mamas e acompanhamento por mastologista (Figura 1).

Tabela 1 Recomendações de rastreio em mulheres de risco habitual

	Início	Intervalo	Término
CBR, SBM, Febrasgo	40 anos	Anual	Pelo menos 74; individualizar após os 75 anos
MS/SUS	50 anos	Bienal	69 anos
NCCN	40 anos	Anual	74 anos
ACR	40 anos	Anual	Manter após os 74 anos na ausência de comorbidades severas

ACR: American College of Radiology; CBR: Colégio Brasileiro de Radiologia e Diagnóstico por Imagem; Febrasgo: Federação Brasileira das Associações de Ginecologia e Obstetrícia; MS: Ministério da Saúde; NCCN: National Comprehensive Cancer Network; SBM: Sociedade Brasileira de Mastologia; SUS: Sistema Único de Saúde.

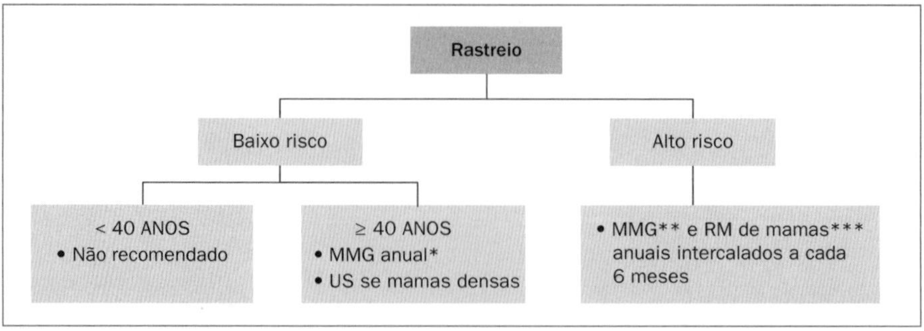

Figura 1 Rastreio do câncer de mama de acordo com o risco individual.
*Até os 74 anos de idade pelo menos. Manter após os 75 anos se a expectativa de vida for superior a 7 anos.
**Não antes dos 30 anos de idade.
***Não antes dos 25 anos de idade.

No Brasil, usamos o rastreio "oportunístico", em que dependemos de a paciente procurar o serviço de saúde para que o exame seja solicitado. Lembrando que vivemos em um país continental, com realidades culturais e socioeconômicas diferentes nas diversas regiões. A literatura nos mostra que existem mamógrafos suficientes para rastrear toda a população-alvo brasileira, mas a distribuição dos aparelhos é heterogênea, com maior concentração dos equipamentos em grandes centros, o que gera dificuldade de acesso em alguns lugares. Além disso, há falta de adesão às campanhas e programas de rastreio, falta de profissionais em algumas regiões e falta de controle de qualidade dos exames, fazendo com que a taxa de cobertura no país fique muito aquém do esperado. No Brasil, a taxa média de cobertura da população-alvo ao exame de MMG é de 22% – muito abaixo da taxa ideal, que é de 70%.

CONDUTA NOS NÓDULOS MAMÁRIOS PALPÁVEIS

As lesões palpáveis de mama apresentam diferentes etiologias e, por isso, demandam diferentes abordagens (Figura 2).

Uma anamnese detalhada é imprescindível para o diagnóstico preciso, juntamente com o(s) exame(s) de imagem. O US é o exame de escolha, pois além de ser inócuo e bem tolerado, é capaz de diferenciar lesões sólidas de císticas, e identificar nódulos mistos (sólidos e císticos).

A MMG deve ser realizada nas mulheres com mais de 40 anos sem exame recente, e pode ser diagnóstica nos casos de fibroadenoma calcificado, esteatonecrose, lipoma, hamartoma e galactocele. Também deve sempre ser realizada na presença de achado suspeito ao US.

O BI-RADS® (Breast Imaging Reporting and Data System) é um sistema de laudos que padroniza a descrição dos achados do exame, quando presentes, e estima o risco de câncer com base nas características das lesões. A partir disso, o

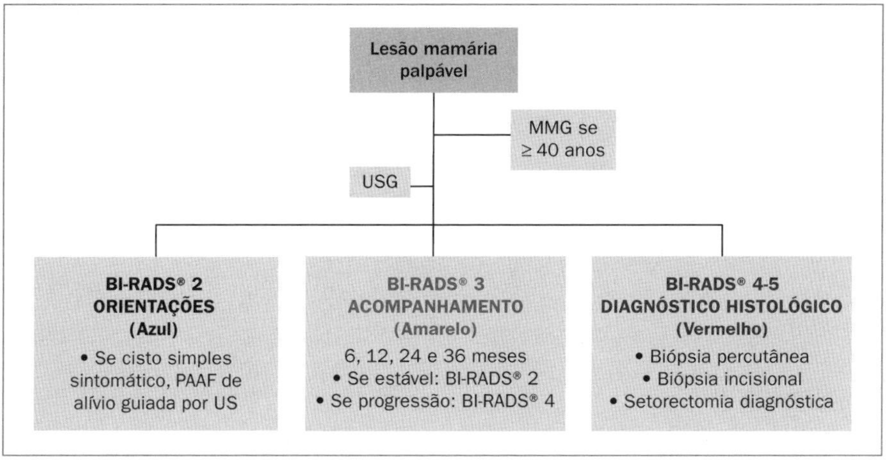

Figura 2 Conduta nas lesões palpáveis de mama.
MMG: mamografia; PAAF: punção aspirativa por agulha fina; US: ultrassonografia.

exame recebe uma categoria (que vai de 0 a 6) e uma recomendação de conduta. Sendo assim, a conduta diante de um achado palpável depende do tipo da lesão.

Lesões classificadas como categoria BI-RADS® 2 são consideradas 100% benignas e não necessitam de acompanhamento ou investigação. No caso de cistos simples sintomáticos, a punção aspirativa por agulha fina (PAAF) guiada por US pode ser realizada para alívio do desconforto/dor, assim como galactoceles persistentes e sintomáticas podem necessitar de abordagem cirúrgica para resolução do quadro.

Na categoria BI-RADS® 3, temos as lesões provavelmente benignas, com risco de câncer estimado em até 2%. Nesses casos, é necessário um controle precoce em 6 meses e outro novamente em 6 meses (12 meses após o primeiro exame). A partir daí, se não houver alteração, a lesão pode ser acompanhada anualmente, com reversão para categoria BI-RADS® 2 após 24 ou 36 meses (não há consenso quanto ao prazo para esse *downstage*). Se a lesão progredir, em qualquer momento do acompanhamento, passar-se-á considerá-la categoria BI-RADS® 4.

Lesões classificadas como categoria BI-RADS® 4 (suspeitas) apresentam risco que variam de 2 a 95%. Na categoria BI-RADS® 5, altamente suspeita de câncer, o risco é maior que 95%. Ambas necessitam de diagnótico histológico, que pode ser realizado por meio de biópsia percutânea guiada ou por biópsia incisional, ou ainda setorectomia diagnóstica quando a biópsia percutânea estiver indisponível. A biópsia percutânea inclui a *core biopsy*/biópsia por agulha grossa (BAG) e a biópsia assistida a vácuo (BAV). Tem a vantagem de ser um procedimento minimamente invasivo, ambulatorial, realizado sob anestesia local, o que permite uma melhor programação cirúrgica nos casos de diagnóstico positivo para malignidade.

ABORDAGEM DA LESÃO MAMÁRIA SUSPEITA E NÃO PALPÁVEL

Uma lesão é considerada suspeita quando o risco de câncer é maior que 2% (categorias BI-RADS® 4 e 5, com risco estimado de câncer > 2 até 95% e > 95% respectivamente).

Por serem impalpáveis, constituem um achado no exame de rastreamento de rotina ou são lesões provavelmente benignas (BI-RADS® 3) que evoluíram durante o acompanhamento.

A conduta diante de lesões suspeitas se baseia no diagnóstico histopatológico pela análise do tecido obtido por biópsia percutânea guiada ou setorectomia.

Biópsias percutâneas

- *Core biopsy* (BAG).
- BAV.

A escolha do método depende da disponibilidade, do treinamento do profissional executor e do tipo de lesão. Na BAV se obtém uma quantidade maior de tecido amostrado e, portanto, há um menor risco de subestimação da lesão. Além disso, pode já ser resolutiva nos casos de lesões pequenas que são removidas na sua totalidade, consistindo em uma exérese assistida a vácuo (VAE). A desvantagem é o custo mais elevado, quando comparada a *core biopsy*.

Setorectomia (cirurgia)

Não deve, a princípio, ser "diagnóstica", mas utilizada como tratamento nos casos de lesões já submetidas à biópsia percutânea e que necessitem de tratamento cirúrgico, evitando intervenção nos casos benignos concordantes com a imagem e permitindo um melhor planejamento cirúrgico nos casos de câncer.

Quando a biópsia está indisponível, a setorectomia passa a ser o método diagnóstico usado. Consiste na retirada da lesão com uma porção de mama circundante (diferente de uma exérese simples/biópsia excisional, em que se retira apenas o tumor). A peça resultante deve ser marcada pelo cirurgião, normalmente com fios, informando as margens ao patologista. O objetivo é a obtenção de "margens livres" de tumor, caso se confirme um diagnóstico de malignidade, evitando assim uma nova cirurgia na mama. Se houver algum comprometimento, realiza-se uma nova cirurgia para ampliação da(s) margem(ns) comprometida(s).

Tanto para a realização da biópsia percutânea quanto na setorectomia, é necessária a identificação da lesão por algum método de imagem, podendo ser realizada por MMG, US ou RM. Algumas lesões, mesmo tendo sido diagnosticadas por MMG ou RM, podem ter expressão ao US, permitindo guiar a biópsia ou a fazer a marcação pré-cirúrgica por esse método, que, além de inócuo, é mais bem tolerado pela paciente.

Nas marcações pré-cirúrgicas guiadas por qualquer método de imagem, é necessária a introdução de um "marcador" que identifique a lesão durante o ato cirúrgico. Mais comumente, é realizada com fio metálico ou por medicina nuclear, em que é injetado tecnécio-99 – Radioguided Occult Lesion Localisation (ROLL®) e Sentinel Node and Occult Lesion Localisation (SNOLL) (Figura 3).

Mesmo com resultado benigno na biópsia por agulha grossa, é necessário realizar a exérese da lesão quando há resultado discordante do achado de imagem ou se há um risco alto de subestimação da lesão na amostra, como nas lesões fibroepiteliais hipercelulares, lesões fusocelulares, cicatriz radial e quando há atipia na lesão biopsiada.

PREVENÇÃO PRIMÁRIA DO CÂNCER DE MAMA

Consiste nas medidas adotadas com a intenção de evitar o aparecimento da doença.

Inclui mudanças no estilo de vida, quimioprevenção e cirurgias redutoras de risco (Figura 4).

Estilo de vida

Estima-se que em torno de 30 a 40% dos casos de câncer de mama possam ser evitados com mudanças dos hábitos de vida.

Em relação ao tipo de dieta, existem poucos ensaios clínicos e nenhum dado que associe fortemente algum tipo específico de alimento com maior ou menor risco de desenvolvimento de câncer de mama. Uma alimentação balanceada, com boas fontes de fibras, pouca gordura saturada e baixo consumo de alimentos industrializados, proporciona também um adequado controle do peso corporal e menor risco cardiovascular.

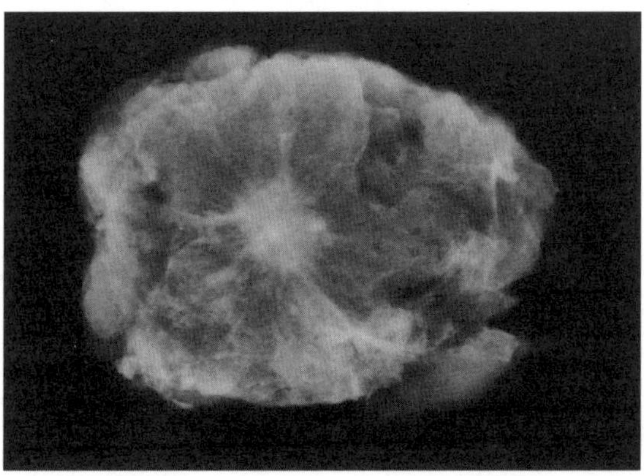

Figura 3 Lesão impalpável de mama excisada com técnica radioguiada (ROLL®).
Fonte: arquivo pessoal dos autores.

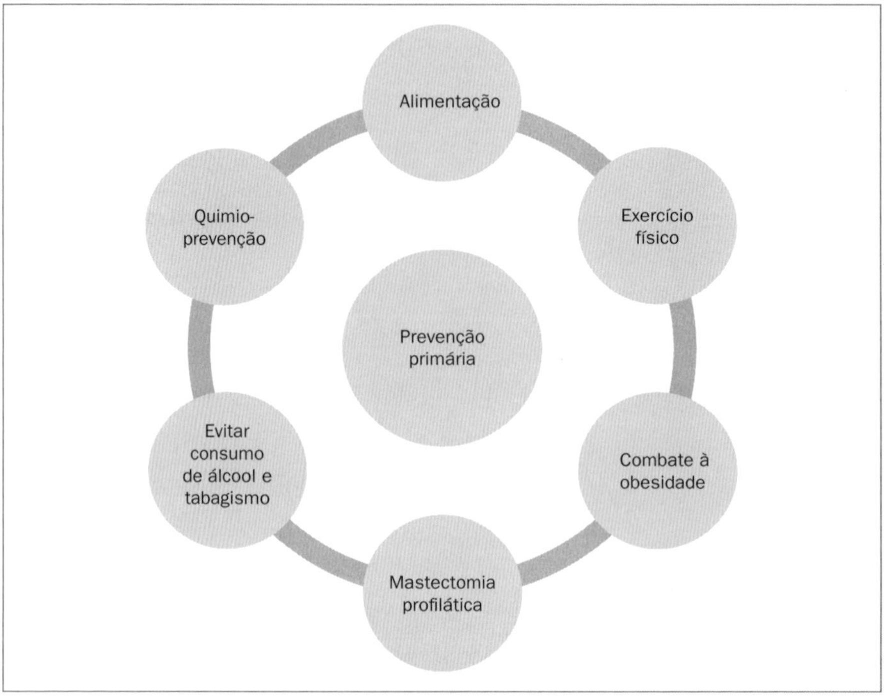

Figura 4 Prevenção primária do câncer de mama.

Estudos conduzidos no mundo todo estimam que a atividade física regular reduza em média de 30 a 40% o risco de câncer de mama. Esse efeito se dá pela modulação dos hormônios sexuais e pela redução dos níveis de insulina.

Apesar de os dados serem divergentes, parece haver uma relação do tabagismo com um aumento discreto no desenvolvimento de câncer de mama, relacionado à quantidade de maços/ano e ao tempo de exposição (carga tabágica).

A ingestão de bebidas alcoólicas está associada a um maior risco de desenvolvimento de câncer de mama na pré e pós-menopausa. Além do conhecido efeito carcinogênico do álcool, também se atribui esse incremento do risco ao aumento dos estrogênios circulantes e a deficiências nutricionais induzidas pelo álcool.

A amamentação é fator protetor e seu benefício depende da idade da paciente e do tempo de amamentação.

Quimioprevenção

É utilizada como profilaxia primária. Vários estudos comprovaram a eficácia dos moduladores seletivos dos receptores de estrogênio (Serm – tamoxifeno e raloxifeno) e inibidores da aromatase (IA – exemestano e anastrozol) em reduzir o risco de desenvolvimento de câncer de mama invasor e *in situ* em pacientes de alto risco. A escolha da medicação deve ser individualizada em relação a idade, risco de eventos tromboembólicos, presença/risco de osteoporose e condição que coloque a paciente em alto risco (mutação BRCA, lesão marcadora de risco etc.).

Mastectomia profilática ou redutora de risco

Pode ser indicada nas pacientes de alto risco, como nas portadoras de mutação hereditária de predisposição ao câncer de mama e nas pacientes que foram submetidas à irradiação torácica na infância/adolescência. Devem ser levadas em conta as condições de saúde e idade da paciente, pois o ganho de vida/ano é menor nas mulheres com 55 anos ou mais.

ACOMPANHAMENTO DA PACIENTE TRATADA DE CÂNCER DE MAMA

O acompanhamento das pacientes após o tratamento do câncer de mama vem ocupando cada vez mais espaço, pois temos cada vez mais pacientes curadas da doença, acompanhadas por longos períodos após o término do tratamento. Isso se deve a diagnósticos precoces e novas terapias com impacto positivo na sobrevida dessas pacientes.

Não existe um consenso quanto à periodicidade desse acompanhamento, que tem como objetivo identificar o mais precocemente possível qualquer recidiva local, metástases a distância ou um novo tumor primário. Além disso, são imprescindíveis o reconhecimento e a abordagem de sequelas decorrentes do tratamento e a promoção da saúde como um todo, tanto física quanto emocional.

Existe grande variabilidade nos protocolos institucionais médicos de como devem ser feitos os acompanhamentos.

A Tabela 2 apresenta as recomendações da American Society of Clinical Oncology (ASCO).

A avaliação das queixas em cada consulta deve incluir:

- Alterações no comportamento social, ambiente familiar e laboral.
- Sintomas gerais e sistêmicos (anorexia, perda ponderal, fadiga, insônia, mal-estar).

Tabela 2 Recomendações da American Society of Clinical Oncology (ASCO)

Período após o tratamento	Exame clínico e avaliação das queixas	Mamografia
Primeiros 3 anos	3 a 6 meses	Anual
Anos 4 e 5	6 a 12 meses	Anual
Do 6º ano em diante	Anual	Anual

- Sintomas específicos (pulmonares, ósseos, neurológicos, psicológicos, gastrintestinais, geniturinários, endócrinos e reprodutivos).

No exame clínico, avaliar:

- Mamas, parede torácica, axilas e fossas supraclaviculares.
- Sistemas músculo-esquelético, pulmonar, abdominal, cardíaco, neurológico e ginecológico.

O exame físico e as queixas da paciente são de suma importância e constituem-se nos pilares da detecção de recorrências.

Especial atenção deve ser dada às pacientes em endocrinoterapia com tamoxifeno que apresentem sangramento pós-menopausa, em razão do risco de câncer de endométrio, bem como nas pacientes em uso de inibidores da aromatase, pelo risco de osteoporose (acompanhar com densitometria óssea).

Exames complementares:

1. **MMG:** visa detectar recorrência ipsilateral após cirurgia conservadora e rastreamento da mama contralateral. Deve ser realizada anualmente; a primeira após o tratamento, de preferência 6 meses depois do término da radioterapia.
2. **Ultrassonografia mamária:** no caso de mamas densas, como rastreamento complementar.
3. **Ressonância magnética das mamas:** associada à MMG,, como rastreamento nas pacientes com risco maior ou igual a 20% de desenvolver um segundo tumor primário, e na suspeita de recidiva local quando não bem esclarecido pelos outros métodos de imagem.
4. **Exames radiológicos (RX ou TC de tórax, cintilografia óssea, PET-CT e US ou TC abdominal) e laboratoriais (hemograma, marcadores tumorais, testes de função hepática e outros exames bioquímicos):** não devem ser solicitados de rotina, ficando reservados para os casos em que haja suspeita clínica de recidiva, com base em queixas específicas.

Aconselhamento genético

Deve ser oferecido e realizado sempre que possível, principalmente para pacientes com fatores de risco para doença hereditária (câncer de mama abaixo dos 45 a 50 anos, tumores triplo-negativos, independentemente da idade, familiar masculino com diagnóstico de câncer de mama, familiar com câncer de ovário). A realização de teste para pesquisa de variantes patogênicas relacionadas à síndrome de predisposição ao câncer de mama é de fundamental importância para guiar o acompanhamento dessas pacientes e de seus familiares. Também auxilia em diversas propostas terapêuticas.

Orientações reprodutivas

Tem-se observado um número maior de diagnósticos de câncer de mama em mulheres mais jovens, em idade reprodutiva. Diante disso, é fundamental oferecer opções com um serviço especializado em infertilidade, caso haja um desejo de gestação futura, pois o tratamento quimioterápico, se realizado, pode colocar em risco essa possibilidade.

Outra questão que gera muitas dúvidas e insegurança é se existe um intervalo mínimo específico, definido como seguro, até a liberação para uma gestação. Hoje ainda não há um consenso quanto a isso, mas a maior parte dos dados na literatura atual sugere como seguro um intervalo de dois anos após o término do tratamento. Deve-se individualizar cada caso e considerar o desejo da paciente e da família.

Os métodos contraceptivos mais indicados nesse grupo de pacientes incluem os de barreira, dispositivo intrauterino de cobre/prata e, eventualmente e em casos individualizados, sistema intrauterino liberador de levonorgestrel.

MASTITES

São definidas como condições benignas das mamas, com inflamação e estreitamento de ductos, acompanhados ou não de infecção.

Principais tipos

1. Mastite lactacional

Comum nos primeiros três meses da amamentação.

Fatores de risco

- História prévia de mastite.
- Má drenagem do leite.
- Mamilos com fissuras.
- Uso de creme nos mamilos (especialmente antifúngico).
- Uso de bomba para retirar leite.

Principal agente causador: *Staphylococcus aureus*.

Menos frequentemente: *Streptococcus pyogenes* (grupos A ou B), *Escherichia coli*, *Bacteroides* sp, *Corynebacterium* sp e *Staphylococcus* coagulase-negativa (p. ex., *Staphylococcus lugdunensis*).

Diagnóstico

- As principais manifestações clínicas são: dor, edema e hiperemia, podendo haver área de flutuação no caso de abscesso organizado, febre alta, anorexia, náuseas e vômitos.

- A cultura da secreção, por meio de punção com material estéril, é útil para a seleção do antibiótico.
- A hemocultura pode ser realizada em caso de infecções graves.
- A ultrassonografia das mamas é útil caso não haja resposta após 48 a 72 horas de antibiótico, para avaliar presença de abscessos.

Tratamento

- Medidas de suporte: manter amamentação (com orientação de iniciar as mamadas com a mama mais dolorida), ordenha manual delicada (para evitar ingurgitamento mamário), uso de sutiã para sustentação das mamas e evitar roupas apertadas.
- Analgésicos e anti-inflamatórios não esteroidais.
- Antibióticos (opções):
  - Cefalexina 500 mg, a cada 6 horas, VO, 7 a 14 dias.
  - Cefadroxila 500 mg, a cada 12 horas, VO, 7 a 14 dias.
  - Eritromicina 500 mg, a cada 12 horas, VO, 7 a 14 dias.
  - Clindamicina 300 mg, a cada 8 horas, VO, 7 a 14 dias.
  - Em casos graves, sem resposta após 48 horas do início de antibiótico VO, iniciar tratamento EV com cefoxitina 1 g EV, a cada 6 horas ou oxacilina 2 g EV, a cada 4 horas.

O tempo de terapia é variável: 10 a 14 dias podem evitar recaídas, mas curtos períodos podem ser usados (5 a 7 dias) se a resposta for rápida e completa.

Os casos que evoluem com abscesso podem ser conduzidos com tratamento conservador (punções guiadas por ultrassom em curtos intervalos e avaliação da resposta) ou cirúrgico, com drenagem e limpeza da cavidade do abscesso (com ou sem colocação de dreno).

2. Mastite não lactacional

Nem sempre acompanhada de infecção microbiana.

Tipos

- Periductal.
- Granulomatosa idiopática.
- Oleogranulomatosa.
- Periférica não puerperal.
- Tuberculosa.
- Luética.
- Pós-traumatismo mamário.
- *Neonatorum*.

Mastite periductal (subareolar crônica recidivante)

Acomete mulheres jovens, mas também homens. Está frequentemente associada a tabagismo, diabetes melito e obesidade. A flora é polimicrobiana.

Diagnóstico

Clínico, com inflamação periareolar, podendo haver formação de abscessos e fístulas, que podem ser recorrentes.

Tratamento

Antibioticoterapia empírica por 5 a 7 dias. Se necessário, estender para 10 a 14 dias.

Sugestões:

- Amoxicilina/ácido clavulânico: 875 mg, a cada 12 horas.
- Cefalexina 500 mg, a cada 6 horas + metronidazol 500 mg, a cada 8 horas.
- Clindamicina 300 mg, a cada 8 horas.
  - Pode ser necessária a drenagem local.
  - Estimular paciente a abandonar o tabagismo.
  - Nas recidivas frequentes com surgimento de fístulas, pode ser necessário tratamento cirúrgico com ressecção dos ductos principais.

Mastite granulomatosa idiopática

Doença benigna que afeta os lóbulos mamários, promovendo uma inflamação aguda e crônica com múltiplos granulomas não caseosos e formação de abscessos. De etiologia não exatamente conhecida, tem como mecanismos envolvidos a gestação, lactação, uso de anticoncepcionais e hiperprolactinemia.

A autoimunidade parece ser um mecanismo provável, baseado na resposta ao tratamento com esteroides e nos achados histológicos de predominância de linfócitos T.

Diagnóstico

O diagnóstico definitivo é histológico (*core biopsy*), em que se observam granulomas não caseosos com envolvimento de lóbulos mamários sem identificação de microrganismos e outros patógenos.

Os exames de imagem não são específicos e, dependendo do estágio, mostram espessamento cutâneo e trabecular. Pode cursar com nodulação.

Culturas são úteis para tratar quadros de infecção secundária.

Tratamento

- Corticosteroide via oral em altas doses, com descalonamento progressivo.
- Corticosteroide local por meio de injeções intralesionais guiadas por ultrassom, associado ou não a corticosteroide tópico perilesional. Estudos recentes

demostram ser um tratamento efetivo, com menos efeitos colaterais e menores taxas de recidiva quando comparado à terapia oral. Na maioria das vezes, utiliza-se triancinolona 40 mg/mL diluída com xilocaína 1 a 2%. Pacientes são acompanhadas a cada 3 a 4 semanas e o tratamento deve ser repetido se necessário. Também parece ser superior quando comparado à cirurgia isolada.

- Cirurgia com exérese ampla da lesão pode ser uma opção nos casos de lesões refratárias ao tratamento clínico com várias recidivas.
- Antibioticoterapia para as infecções secundárias, se presentes.
- Metotrexato 10-15 mg/semana. Se ocorrerem exacerbações durante a redução gradual em pacientes em uso de esteroides e metotrexato, pequenos aumentos na dose de metotrexato (de 2,5 a 5 mg) podem ser necessários. Uma vez alcançada a remissão clínica, a dose de metotrexato deve ser reduzida mensalmente; muitas pacientes são capazes de descontinuar a terapia em 12 meses.
- Adalimumabe (Humira®) – inibidor do fator de necrose tumoral, associado ou não ao metotrexato.

Mastite tuberculosa

Suspeitar nos casos em que as pacientes com risco epidemiológico para tuberculose e lesões mamárias não regridem com antibióticos de rotina.

Diagnóstico

As massas mamárias podem ser inicialmente avaliadas por US. A BAG da lesão primária da mama, bem como de quaisquer linfonodos axilares anormais, é essencial para o diagnóstico.

Cultura do espécime da biópsia da mama evidencia presença do bacilo álcool-ácido resistente (Baar).

Tratamento

Semelhante à tuberculose pulmonar, com esquema inicial de quatro medicamentos (isoniazida, rifampicina, pirazinamida e etambutol) por dois meses, seguidos por mais quatro meses com isoniazida e rifampicina.

Mastite periférica não puerperal

Associada à debilidade do sistema autoimune (diabetes melito, quimioterapia, corticoterapia, infecção por HIV, transplantes). Geralmente evolui com formação de abscesso.

Diagnóstico

Clínico.

Tratamento

Antibioticoterapia.

Mastite luética

Lesões cutâneas do complexo areolo mamilar por inoculação do treponema. Podem surgir lesões cutâneas maculosas, posteriormente evoluídas com pápulas, e nódulo endurecido que sofre ulceração ou fistulização.

Diagnóstico

VDRL/FTA-ABS ou presença de treponema em microscopia de campo escuro.

Tratamento

Penicilina G benzatina 2,4 milhões IM (repetir a dose em 7 dias).

Mastite oleogranulomatosa

Surge por injeção de parafina ou silicone nas mamas. Pacientes com esse tipo de alteração podem ter seu rastreamento para câncer de mama severamente prejudicado pela menor sensibilidade nos métodos de imagem (MMG e US).

Diagnóstico

Clínico, com histórico do uso dessas substâncias e confirmado por exames de imagem com identificação de alterações características (siliconomas).

Tratamento

Retirada cirúrgica do corpo estranho, podendo ser necessário mastectomia dependendo da quantidade de material depositado difusamente na mama. Se ocorrer abscesso, associar antibioticoterapia.

Mastite pós-traumatismo mamário

Surgimento após trauma local, com formação de hematoma, podendo evoluir com abscesso.

Diagnóstico

Clínico.

Tratamento

Antibioticoterapia.

Mastite *neonatorum*

Infecção do broto mamário, geralmente por *S. aureus* ou *E. coli*, nos neonatos.

Diagnóstico

Clínico.

Tratamento

Antibioticoterapia e reavaliação em 48 horas (com paciente afebril). Se não houver melhora clínica, avaliar presença de abscesso, que deve ser drenado.

GINECOMASTIA

É a proliferação benigna do tecido glandular na mama masculina, com presença de massa elástica ou firme estendendo-se concentricamente do mamilo.

Incidência

- **Infância**: 60 a 90% podem apresentar ginecomastia transitória.
- **Adolescência**: 4 a 69%. Ocorre a partir dos 10 a 12 anos de idade, com pico entre 13 e 14 anos. Geralmente regride em 18 meses. Em 20% dos casos pode persistir na idade adulta.
- **Homens de meia-idade e mais velhos**: 24 a 65%, com maior prevalência entre 50 e 80 anos.

Quadro 1 Causas da ginecomastia

Fisiológicas Infância Puberdade Senilidade
Drogas Digoxina, amiodarona, estatinas, bloqueadores de canal de cálcio, inibidores da ECA, espironolactona, metildopa, reserpina, omeprazol, cimetidina, ranitidina, cetoconazol, metronidazol, etionamida, isoniazida, antirretrovirais, metotrexato, imatinibe, domperidona, metoclopramida, teofilina, fenitoína, antidepressivos tricíclicos, haloperidol, diazepam, finasterida, HCG, HGH, estrógenos, esteroides anabolizantes, abuso de álcool, anfetaminas, heroína, maconha, metadona
Idiopática
Cirrose/má nutrição
Hipogonadismo Primário (congênito - síndrome de Klinefelter e outras, adquirido) Secundário (hipogonadismo hipogonadotrófico ou insuficiência hipofisária)

(continua)

Quadro 1 Causas da ginecomastia (*Continuação*)

Tumores
Testicular
Adrenal
De produção ectópica de gonadotrofina coriônica humana
Hipertireoidismo/hipotireoidismo
Doenças renais crônicas e diálise
Doenças raras
Defeito enzimático da produção de testosterona
Síndrome de insensibilidade androgênica
Hermafroditismo verdadeiro
Síndrome de excesso de aromatase

ECA: enzima conversora da angiotensina; HCG: gonadotrofina coriônica humana; HGH: hormônio do crescimento humano.

Diagnóstico

Com base na suspeita clínica, realizar anamnese e exame físico minuciosos. Abordar queixa de dor, desconforto, aparecimento de tecido mamário, presença e/ou tratamento de condições prévias como doença renal, hepática ou tireoidiana, disfunções sexuais, uso de medicamentos e abuso de substâncias.

Mamografia e/ou ultrassonografia de mamas confirmam o diagnóstico e fazem diagnóstico diferencial de outras situações que podem cursar com quadro semelhante.

A causa mais provável da ginecomastia é a idiopática.

Diagnóstico diferencial

- **Lipomastia ou pseudoginecomastia**: depósito de gordura mamária, sem proliferação glandular.
- **Nódulo de mama/carcinoma**: bem menos comum, geralmente unilateral, retroareolar ou de localização excêntrica, duro ou firme, muitas vezes fixo ao tecido subjacente, podendo estar associado a ondulações na pele, retrações, descarga papilar e adenopatia axilar.
- **Outras condições menos comuns**: neurofibromas, linfangiomas, hematomas, lipomas e cistos dermoides.

Exames complementares

- **Mamografia**: mostra tecido fibroglandular na região retroareolar, podendo se estender em leque, do mamilo para o restante da mama. Tem uma maior sensibilidade, principalmente para afastar a presença de lesão suspeita.
- **US de mamas**: imagem retroareolar hipoecoica correspondente a tecido glandular hipertrofiado.

- **Biópsia:** não indicada.
- **Exames laboratoriais:** função hepática e renal, TSH e T4 livre, testosterona total e livres, LH e FSH, estradiol sérico, HCG, prolactina e SHBG (nos obesos ou com DM tipo 2) (Figura 5):
  - Estradiol sérico elevado e supressão do LH e da testosterona: pensar em tumor testicular (células de Leydig ou Sertoli) ou tumor adrenal.
  - HCG alto e supressão do LH: HCG deve ser solicitado se testosterona sérica normal ou elevada e LH baixo. Sugere tumores testiculares ou extragonadais de células germinativas.
  - Ginecomastia associada a leve elevação de estradiol sérico e um LH normal é comum e não indica um tumor que secreta HCG ou estradiol.
  - Ginecomastia decorrente do hormônio tireoidiano é quase sempre associada a sinais e sintomas de tireotoxicose.

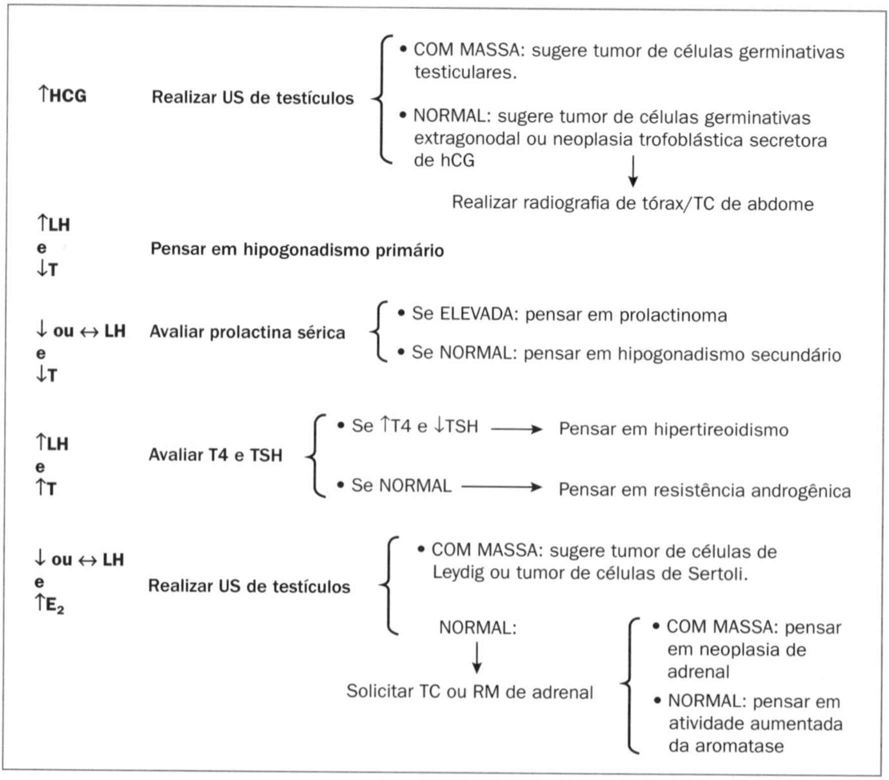

Figura 5 Nível sérico de HCG, LH, T, E_2 e recomendações.

E_2: estradiol; HCG: gonadotrofina coriônica humana; LH: hormônio luteinizante; RNM: ressonância nuclear magnética; T: testosterona; TC: tomografia computadorizada; TSH: hormônio estimulador da tireoide.

Fonte: adaptada de Harris JR et al. Diseases of the Breast. 4th Ed, 2009.

Tratamento

É importante esclarecer que se trata de uma condição benigna, que não aumenta o risco de desenvolvimento de câncer de mama.

Se identificada causa secundária, tratar condições médicas subjacentes e avaliar interrupção/substituição de medicamentos que possam estar envolvidos no desenvolvimento da ginecomastia.

Nas idiopáticas, o tratamento vai depender do volume mamário, idade e o quanto a condição altera a qualidade de vida do paciente:

- **Expectante:** pode ser uma opção nos casos com poucos sintomas, de pequeno volume, em que não haja impacto social nem psicológico para o paciente, com acompanhamento periódico no intuito de identificar alterações que necessitem de intervenção.
- **Medicamentoso:** mais comumente realizado com (moduladores seletivos dos receptores de estrogênio como o tamoxifeno e o raloxifeno, com o intuito de diminuir o volume mamário, melhorando os sintomas de dor e desconforto, sendo mais efetivos na fase precoce da ginecomastia.
- **Cirurgia:** está indicada nos casos moderados e severos, que cursam comumente com dor e sensibilidade locais associados a constrangimento social, bem como nos casos refratários ao tratamento medicamentoso. Tem como possíveis complicações a necrose de pele e mamilo, assimetrias e deformidades, hematomas, seromas e áreas de parestesias.

BIBLIOGRAFIA

Boff RA, Galimberti VE, Frasson AL, De Carli AC, De Carli LS, Brenelli FP, et al. Pocketbook da mastologia: mastites. 2. ed. v. 1. Caxias do Sul: São Miguel; 2019. p.619-24.

Boff RA, Sauer FZ, Nora N. Pocketbook da mastologia: ginecomastia. 2. ed. v. 1. Caxias do Sul: São Miguel; 2019. p.553-65.

Braunstein GD, Anawalt BD, Matsumoto AM, Martin KA. Epidemiology, pathophysiology, and causes of gynecomastia. Literature review current through. 2023 abr [citado em 25 abr. 2023]. Disponível em: www.uptodate.com.

Chen TH, Yen AM, Fann JC, Gordon P, Chen SL, Chiu SY, et al. Clarifying the debate on population-based screening for breast cancer with mammography: a systematic review of randomized controlled trials on mammography with Bayesian meta-analysis and causal model. Medicine (Baltimore). 2017;96(3):e5684.

Davis J, Cocco D, Matz S, Hsu CH, Brown MJ, Lee J, et al. Re-evaluating if observation continues to be the best management of idiopathic granulomatous mastitis. Surgery. 2019;166(6):1176-80.

Dixon JM, Jacques AL, Chagpar AB, Sexton DJ, Nelson S, Hall KK, Eckler K. et al. Lactational mastitis. Literature review current through. Abr. 2023 [citado em 2 mar. 2023]. Disponível em: www.uptodate.com.

Faria SL. Routine follow up of breast cancer patients: still on underfined question regarding cost-benefit. Rev Bras Cancerol. 1999;45(4):7-12.

Frasson AL, Lichtenfels M, Borba de Souza AA B, Vollbrecht B, Falcone AB, Frasson MARM, Barbosa F.. Risk-reducing mastectomy: a case series of 124 procedures in Brazilian patients. Breast Cancer Res Treat. 2020;181(1):69-75.

Freitas-Junior R, Rodrigues DCN, Corrêa RS, Oliveira LFP, Couto LS, Urban LABD, Rahal RMS. Opportunistic mammography screening by the Brazilian Unified Health System in 2019. Mastology. 2020;30:e20190030.

Mann RM, Athanasiou A, Baltzer PAT , Camps-Herrero J, Clauser P, Fallenberg EM, et al.; European Society of Breast Imaging (EUSOBI). Breast cancer screening in women with extremely dense breasts recommendations of the European Society of Breast Imaging (EUSOBI). Eur Radiol. 2022;32(6):4036-45.

Monti S, Galimberti V, Trifiro G, De Cicco C, Peradze N, Brenelli F, et al. Occult breast lesion localization plus sentinel node biopsy (SNOLL): experience with 959 patients at the European Institute of Oncology. Ann Surg Oncol. 2007;14(10):2928-31.

Moss SM, Wale C, Smith R, Evans A, Cuckle H, Duffy SW. Effect of mammographic screening from age 40 years on breast cancer mortality in the UK Age trial at 17 years' follow-up: a randomized controlled trial. Lancet Oncol. 2015;16(9):1123-32.

Rosa DD, Bines J, Werutsky G, Barrios CH, Cronemberger E, Queiroz GS, et al. The impact of sociodemografphic factors and health insurance coverage in the diagnosis and clinicopathological characteristics of breast cancer in Brasil: AMAZONA III study (GBECAM 0115). Breast Cancer Res Treat. 2020;183(3):749-57.

Ruddy KJ, Partridge AH, Nekhlyudov L, Burstein HJ, Whitman GJ, Vora SR. Approach to the patient following treatment for breast cancer. Literature review current through. 2023 abr [citado em 07 mar. 2023]. Disponível em: www.uptodate.com.

Runowicz CD, Leach CR, Henry NL, Henry KS, Mackey HT, Cowens-Alvarado RL, et al. American Cancer Society/American Society of Clinical Oncology Breast Cancer Survivorship Care Guideline. CA Cancer J Clin. 2016 66(1):43-73.

Yuan QQ, Xiau SY, Farouk F, Du YT, Sheybani F, Tan QT. Management of granulomatous lobular mastitis: an international multidisciplinary consensus (2021 edition). Mil Med Res. 2022;26;9(1):20.

5

Planejamento reprodutivo e sexual

Geisa Sereno Velloso da Silva
Patrícia de Oliveira Lima
Samira Raquel Pereira Rodrigues
Hakayna Calegaro Salgado
Geraldo Sérgio Farinazzo Vitral

INTRODUÇÃO

As abordagens, na consulta ginecológica, dos métodos contraceptivos que objetivam o planejamento reprodutivo e sexual visam, essencialmente:

1. Acesso à informação e à educação em saúde, com conhecimento dos métodos contraceptivos existentes e disponíveis, com o objetivo de contribuir para a diminuição de gestações não planejadas e não desejadas, com a incidência de abortos, de gestações na adolescência e gestações de alto risco.
2. Promover maior intervalo entre os partos.
3. Diminuir a ocorrência das infecções sexualmente transmissíveis (IST), colaborando para a paternidade e maternidade responsáveis, numa perspectiva de benefício social.

Dessa forma, não basta oferecer os métodos contraceptivos sem adequada orientação e acompanhamento, em um contexto de escolha livre e informada. A informação e a educação em saúde são essenciais para que o planejamento reprodutivo ocorra de maneira efetiva, de forma a permitir à mulher uma escolha segura. As ações educativas podem ser realizadas em grupo ou individualmente.

É importante que os profissionais de saúde tenham sensibilidade para identificar a capacidade de compreensão da mulher e suas reais necessidades de informação, no sentido de lhe ofertar uma assistência integral. Sendo assim, para uma assistência de qualidade e mais abrangente em planejamento reprodutivo, faz-se necessária a abordagem de gênero nas práticas dos profissionais de saúde, uma vez que é delegada à mulher a responsabilidade da maternidade. Uma questão importante é estabelecer fluxos bem definidos entre os serviços de saúde, para que o acesso seja garantido e efetivo.

CRITÉRIOS DE ELEGIBILIDADE

Os critérios de elegibilidade objetivam definir a escolha do método por meio de um conjunto de características apresentadas pela paciente, estabelecendo a possibilidade do uso ou da contraindicação do método. De acordo com a Federação Brasileira de Ginecologia e Obstetrícia (Febrasgo), no no Manual de Critérios Médicos de Elegibilidade da Organização Mundial da Saúde (OMS) para uso de Métodos Anticoncepcionais (2015), há quatro categorias de critérios de elegibilidade (Quadro 1).

MÉTODOS CONTRACEPTIVOS

Os métodos contraceptivos podem ser classificados em dois grupos principais: reversíveis e não reversíveis (Quadro 2).

Métodos comportamentais

Os métodos comportamentais, como tabela, temperatura corporal, muco cervical e coito interrompido, devem ter um olhar mais atencioso por sua baixa segurança no que se refere às IST e por serem métodos que dependem do conhecimento do próprio corpo. Deve-se também considerar que fatores simples podem alterar o período fértil, como estresse, cansaço, dentre outros, sendo esses métodos considerados pouco eficazes para prevenir uma gestação.

Métodos de barreira

Os métodos de barreira bloqueiam o trânsito dos espermatozoides, impedindo assim a fecundação. Dentre esses métodos há os preservativos de uso masculino

Quadro 1 Critérios de elegibilidade de acordo com a OMS (2015)

Categoria 1	Utilizado sem qualquer restrição
Categoria 2	Utilizado com cautela; acompanhamento clínico mais rigoroso
Categoria 3	Risco superior aos benefícios do uso
Categoria 4	Inaceitável-contraindicado

Quadro 2 Métodos contraceptivos reversíveis e não reversíveis

Reversíveis	Não reversíveis
Métodos comportamentais Métodos de barreira Métodos hormonais Métodos reversíveis de longa ação (Larc) Métodos de emergência	Laqueadura tubária Vasectomia

(condom ou camisinha) e femininos (camisinha feminina, diafragma e espermicida). Os mais utilizados são as camisinhas masculina e feminina, em razão de serem os únicos métodos que auxiliam na prevenção de IST. Devem ser explorados com vista à motivação pela dupla proteção. Apesar de ainda se observar uma baixa adesão das mulheres à camisinha feminina, é importante incentivar seu uso, uma vez que, dentre outros aspectos positivos, possibilita à mulher o conhecimento da sua anatomia e promove autonomia sobre seu corpo, principalmente quando há resistência do parceiro quanto ao uso da camisinha masculina.

Métodos hormonais

Os métodos hormonais, mesmo reconhecidos como aqueles de maior utilização no mundo, ainda causam muitas dúvidas às mulheres. É muito comum ouvir relatos de intolerância ao uso, redução da libido, dificuldades em relação à utilização, dentre outros. No trato sobre a contracepção hormonal, é importante informar às mulheres sobre as diferenças entre pílulas combinadas e não combinadas, contraceptivo injetável mensal e trimestral, método indicado durante a lactação e sobre a contracepção de emergência. Esta última, apesar de ser um grande avanço e um direito das mulheres, não deve ser utilizada de forma rotineira, estando indicada em situações específicas como em casos de violência sexual, sexo inseguro, mau uso do medicamento e falta de acesso aos métodos. É sempre importante aproveitar a oportunidade para dirimir as demais dúvidas e disponibilizar o máximo de informações possível.

Anticoncepcional hormonal combinado

O anticoncepcional hormonal combinado (Quadros 3, 4 e 5) recebe essa denominação por se tratar da associação entre um componente estrogênico e outro progestagênico. A eficácia contraceptiva é determinada pelo componente progestagênico, uma vez que inibe o eixo hipotálamo-hipófise-ovariano, impedindo a ovulação.

Os anticoncepcionais hormonais combinados podem se apresentar de diversas formas, como comprimidos (pílulas), injeção, anéis vaginais ou adesivos.

Anticoncepcionais combinados orais

Trata-se do método mais conhecido e o mais usado em todo o mundo. Quando utilizado de forma ideal, apresenta alta eficácia. Além do efeito contraceptivo, apresenta, ainda, outros benefícios na saúde feminina, como controle do sangramento, alívio da dismenorreia e, até mesmo, redução do risco dos cânceres de ovário e endométrio.

O regime de uso inicialmente indicado consistia no esquema 21/7, ou seja, 21 dias de uso do hormônio seguidos de 7 dias de pausa. Atualmente, os usos **contínuo** (sem interrupção da medicação) e **estendido** (3 a 4 pausas durante o

Quadro 3 Características fundamentais dos anticoncepcionais hormonais combinados

Mecanismo de ação	▪ Inibição da ovulação ▪ Espessamento do muco cervical ▪ Atrofia endometrial ▪ Alteração da secreção e peristalse tubárias
Efeitos adversos (geralmente ocorrem em formulações com alta dosagem)	▪ Estrogênicos: náuseas, vômitos, irritabilidade, redução da libido, mastalgia, cefaleia, edema, melasma, risco de TVP*, elevação dos níveis de triglicérides, elevação dos níveis pressóricos em pacientes hipertensas. ▪ Progestagênicos: acne, aumento da oleosidade, tontura, fadiga, alteração do padrão de sangramento.
Principais contraindicações	▪ Amamentação até 6 semanas pós-parto ▪ Diagnóstico atual de câncer de mama ▪ Tabagismo com carga tabágica igual ou superior a 15 cigarros/dia após os 35 anos ▪ Diabete melito com vasculopatia ▪ Hipertensão arterial grave ▪ Diagnóstico atual ou passado de IAM, TVP, TEP e AVE ▪ Enxaqueca com aura
Interação medicamentosa	▪ Anticonvulsivantes: fenitoína, carbamazepina, barbitúricos, primidona, topiramato, oxcarbamazepina, lamotrigina ▪ Antibiótico: rifampicina

*Risco muito baixo em mulheres sem fatores de risco durante o menacme. O componente progestagênico, quando associado ao estrogênio, também influencia no risco de trombose, sendo o levonorgestrel o mais seguro deles.

AVE: acidente vascular encefálico, IAM: infarto agudo do miocárdio; TEP: tromboembolismo pulmonar; TVP: trombose venosa profunda.

Quadro 4 Composição dos anticoncepcionais orais combinados

1. componente estrogênico: a maioria utiliza o etinilestradiol (50 μg, 30 μg, 20 μg ou 15 μg), mas há, ainda, o estrogênio natural.

   \+

2. componente progestagênico: há uma grande variedade disponível, sendo classificados em gerações. A síntese de novos compostos tem como objetivo reduzir efeitos não contraceptivos, como retenção hídrica, hirsutismo, acne, oleosidade (pele e couro cabeludo).

   São eles (por gerações):

   - levonorgestrel e noretisterona
   - gestodeno, desogestrel, norgestimato, acetato de ciproterona
   - drospirenona

Ver seção "Anticoncepcional hormonal apenas com progestagênio".

Quadro 5 Efeitos hormonais e potências dos componentes progestagênicos

Classe farmacológica	Molécula	Atividade progestegênica	Atividade estrogênica	Atividade androgênica	Atividade antiandrogênica	Atividade glicocorticoide	Atividade mineralocorticoide
Progesterona micronizada	Progesterona micronizada	+	-	-	±	±	+
Pregnanos	Acetato de clormadinona	++	-	-	+	+	-
	Acetato de ciproterona	++	-	-	+++	+	-
	Acetato de medroxiprogesterona	+	-	+	-	-	-
Noepregnanos	Acetato de nomegestrol	+	-	-	-	-	-
19-etinil nortestosterona							
Estranos	Acetato de norestisterona	++	+	+	-	-	-
	Levonorgestrel	++	-	+	-	±	-
Gonanos	Gestodeno	++	-	+	-	±	-
	Norgestimato	++	-	±	-	-	-
	Desogestrel	++	-	+	-	-	-
19-nortestosterona não etinilada	Dienogeste	++	-	-	+	-	+
Derivados da espironolactona	Drospirenona	+	-	-	+	-	++

Fonte: *Tratado de Ginecologia da Febrasgo* (2019).

ano) têm sido indicados para as pacientes que desejam redução do período de sangramento uterino ou redução dos sintomas que o acompanham.

- Formulações mais recentes:
  - Valerato de estradiol + dienogeste
  - Estradiol + acetato de nomegestrol

Contraceptivos injetáveis combinados

Devem ser utilizados de forma mensal.

- Apresentações mais comuns:
  - 5 mg de valerato de estradiol + 50 mg de enantato de noretisterona
  - 5 mg de cipionato de estradiol + 25 mg de acetato de medroxiprogesterona

Anel vaginal

O anel vaginal é composto por silicone inerte. Seu tamanho pode variar de 54 a 58 mm de diâmetro. Após inserido na vagina, deverá ser mantido por três semanas e, então, removido por uma semana. Novo anel deverá ser recolocado a seguir. Entretanto, o uso contínuo, sem pausa, também poderá ser realizado.

- Apresentação disponível no Brasil:
  - Etonogestrel 120 µg/dia + etinilestradiol 15 µg/dia

Adesivo transdérmico

O adesivo deverá ser colado na pele e trocado semanalmente por três semanas, seguido de uma pausa durante a 4ª semana. Posteriormente, novo adesivo deverá ser aplicado. São áreas indicadas para aplicação: braço, barriga, costas ou nádegas. Deve ser evitada a região das mamas. O rodízio das áreas de aplicação é indicado.

- Apresentação:
  - Norelgestromina 6 mg + etinilestradiol 0,6 mg

Anticoncepcional hormonal apenas com progestagênio

A progesterona é um progestagênio natural produzida pelo corpo lúteo após a ovulação, pela placenta durante a gestação, pelas adrenais e pelo sistema nervoso. Os progestagênios sintéticos podem ser derivados da progesterona e da testosterona e são classificados segundo sua formação. Além de subdivididos quanto à origem, também são qualificados em gerações.

Aqueles que se originam da progesterona podem ser oriundos da 17-alfa-hidroxiprogesterona e da 19-norprogesterona. Já os derivados da testosterona (19-nortestosterona) são subdivididos em estranos (18 carbonos) e gonanos (17 carbonos).

Estão disponíveis nas vias oral, intramuscular, subdérmica e intrauterina (Quadro 6 e 7).

Além do efeito contraceptivo, tais métodos também auxiliam no tratamento de outras afecções ginecológicas, tais como sangramento aumentado, dismenorreia e endometriose.

Quadro 6 Anticoncepcionais com progestogênico exclusivo

Via	Composição	Forma de uso
Oral	Levonorgestrel (minipílula) Desogestrel 75 mcg Noretisterona (minipílula) Linistrenol (minipílula) OBS: a minipílula tem maior eficácia quando utilizada durante o aleitamento materno.	Contínuo (um comprimido diariamente)
Intramuscular	Acetato de medroxiprogesterona	Injeções trimestrais.
Subdérmica	Etonogestrel 68 mg	Implante subdérmico (haste de 40 mm por 2 mm) com duração de 3 anos inserido na face interna do membro superior não dominante sob anestesia local.
Intrauterina	Levonorgestrel 52 mg	Dispositivo intrauterino (DIU) com duração de 5 anos.

Quadro 7 Características fundamentais dos anticoncepcionais com progestogênico exclusivo

Mecanismo de ação	▪ Inibição da ovulação* ▪ Espessamento do muco cervical ▪ Atrofia endometrial ▪ Diminuição da motilidade tubária
Efeitos adversos	▪ Alterações no padrão de sangramento (tendência à evolução para amenorreia após os 90 dias) ▪ Cefaleia, tontura, mudança de humor, mastalgia, acne. ▪ Ganho ponderal (sobretudo com o método injetável trimestral em mulheres obesas) ▪ Perda de massa óssea (com o método injetável trimestral, devendo, portanto, ser evitado nas adolescentes e por tempo de uso superior a 2 anos)
Principais contraindicações	▪ Câncer de mama atual ▪ Gestação ▪ Câncer de colo uterino ou endometrial, mioma submucoso ou alguma malformação uterina com distorção da cavidade uterina, estenose cervical, doença inflamatória pélvica, infecção puerperal (contraindicações ao uso do DIU)

*Com uso do DIU, a taxa de inibição da ovulação é inferior a 25%, sendo seu efeito contraceptivo devido à ação no endométrio.

Contracepção de emergência

Deve ser utilizada até 120 horas após o ato sexual com o intuito de reduzir as taxas de gravidez não planejada e abortamento inseguro. Pode ser realizada por meio de medicação hormonal ou do DIU. Em geral, as opções são seguras e bem toleradas, não havendo contraindicações absolutas.

São possíveis esquemas de contracepção de emergência (Quadro 8).

Quadro 8 Contracepção de emergência

Método	Dose	Quando usar (tempo desde o ato sexual)
Anticoncepcional hormonal combinado oral (método Yuzpe)	100 mcg de etinilestradiol + 0,5 mg de levonorgestrel: 2 doses com intervalo de 12 horas	Até 5 dias
Levonorgestrel	1,5 mg dose única	Ideal até 3 dias
Acetato de ulipristal	30 mg dose única	Até 5 dias
DIU T de cobre		Até 5 dias

Métodos contraceptivos reversíveis de longa duração (*long-acting reversible contraception* - Larc)

Os Larc são:

- Dispositivo intrauterino não hormonal (cobre ou cobre com prata).
- Dispositivo intrauterino hormonal (DIU-LNG).
- Implante hormonal.

Os dispositivos intrauterinos (DIU) são constituídos por uma pequena estrutura de material plástico flexível revestido por cobre e/ou prata (Figura 1). Provocam mudanças no endométrio à medida que os íons são liberados na cavidade uterina, levando a uma ação inflamatória e citotóxica com efeito espermicida. Seu correto posicionamento deve sempre ser avaliado após a inserção (Figura 2), para garantir seu efeito ideal. Ao ultrassom, a extremidade inferior do DIU deve estar posicionada acima do orifício interno (OI) do colo uterino.

Os Larc não hormonais apresentam alguns efeitos colaterais, como alteração nos padrões de sangramento, especialmente nos primeiros 3 a 6 meses de uso. Tais efeitos devem ser informados à mulher antes da inserção do DIU. As alterações mais comuns são sangramento prolongado e intenso, sangramento irregular e dismenorreia. Já como benefícios temos, além da alta eficácia contraceptiva, a durabilidade e a ausência de custos adicionais após a inserção e verificação de correto posicionamento. O DIU também pode ser utilizado como um método contraceptivo de emergência, desde que inserido em até 72 horas após a relação sexual desprotegida.

O SIU LNG (Figura 3) consiste em um dispositivo de plástico em forma de T que libera constante e regularmente pequenas quantidades de levonorgestrel.

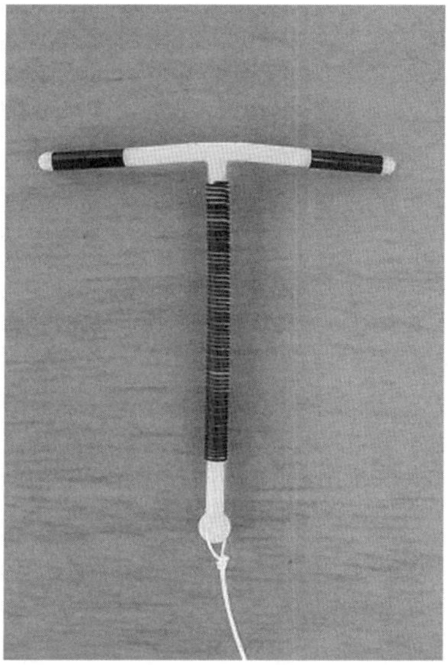

Figura 1 DIU "T" de cobre.
Fonte: arquivo pessoal dos autores.

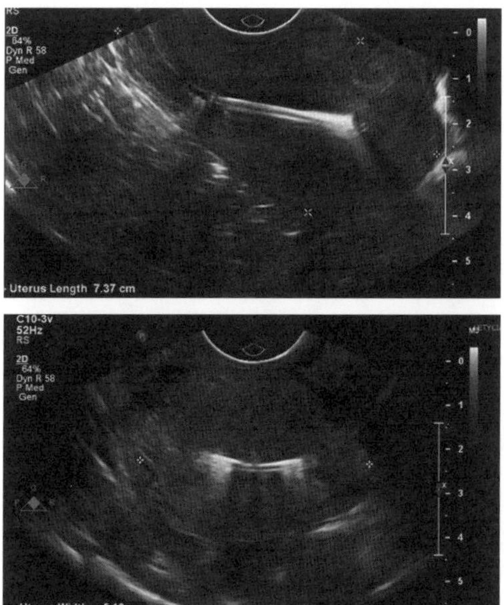

Figura 2 Ultrassonografia tranvaginal confirmando o correto posicionamento do DIU após inserção (2 incidências).
Fonte: arquivo pessoal dos autores.

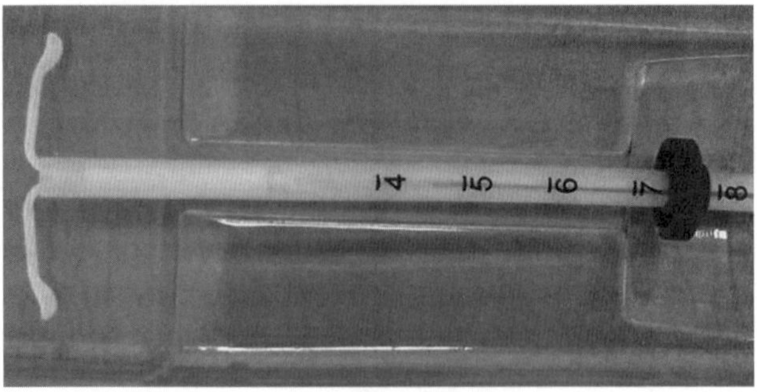

Figura 3 SIU Mirena®.
Fonte: arquivo pessoal dos autores.

Com isso, torna o ambiente hostil para os espermatozoides por meio, principalmente, do espessamento do muco cervical. No mercado brasileiro há dois nomes comerciais: o Kyleena® e o Mirena®. O primeiro é ligeiramente menor e têm uma dosagem hormonal mais baixa, diminuindo assim os possíveis efeitos colaterais.

O implante subcutâneo liberador de etonogestrel (Implanon®) é um pequeno dispositivo plástico, contendo etonogestrel, envolvido em uma membrana de etilenovinilacetato. Os mecanismos contraceptivos do implante são principalmente anovulação e alteração do muco cervical; há também atrofia do endométrio e alteração da motilidade tubária. É inserido habitualmente na região subcutânea do braço esquerdo.

No processo de orientação, devemos disponibilizar o DIU para que as mulheres possam, além de vê-lo, também manipulá-lo; a demonstração permite afastar os preconceitos que poderiam impedi-las de considerar esse dispositivo como uma opção. Explicar onde será inserido e como é realizada sua inserção, as diferenças entre os tipos de DIU, seus mecanismos de ação e as possíveis modificações que podem acarretar no ciclo menstrual, bem como informar que sua inserção pode ser realizada logo após o parto ou aborto.

Às mulheres que manifestam o desejo de inserção do DIU, é oportuno indagar sobre a rotina de realização do exame colpocitológico e orientar que o exame de gravidez (beta-HCG) seja realizado na semana em que esteja agendada a inserção do DIU, de forma a confirmar que ela não esteja grávida.

A inserção do DIU, tanto hormonal quanto não hormonal, pode ser realizada em nível ambulatorial (maioria dos casos) ou com sedação, em ambiente hospitalar. Algumas indicações para a inserção com sedação seriam: opção da paciente, orifício interno do colo uterino estenosado, paciente intolerante à dor durante o procedimento ambulatorial e pacientes com vaginismo. Não há indicação de profilaxia antibiótica para a inserção do DIU. É rotineiro, porém não obrigatório, a orientação ao uso de algum analgésico antes ou logo após o procedimento, em casos de desconforto durante o procedimento e/ou presença de cólicas logo após a inserção.

Anticoncepção oral de emergência

A anticoncepção oral de emergência (AE) não tem nenhum efeito após a implantação ter se completado. Não interrompe uma gravidez em andamento. Não deve ser utilizada como método anticoncepcional de rotina, por sua alta dosagem hormonal, considerando os seus efeitos colaterais.

Opções de administração:

1ª opção: utilizar 1 comprimido de 1,5 mg, via oral, ou 2 comprimidos de 0,75 mg, VO, de uma só vez, até 5 dias após o ato sexual desprotegido.

2ª opção: utilizar 1 comprimido de 0,75 mg, via oral, a cada 12 horas, no total de 2 comprimidos, até 5 dias após o ato sexual desprotegido.

Laqueadura tubária

A laqueadura tubária é um método cirúrgico que deve ser considerado irreversível. Deve-se informar sobre os aspectos legais relativos ao método, esclarecer que é um procedimento cirúrgico e, por isso, suscetível a complicações, além de sempre enfatizar que nenhum método é 100% eficaz.

O Ministério da Saúde, buscando fortalecer a política do planejamento reprodutivo no SUS, estabelece as seguintes prioridades: ampliação da oferta de métodos anticoncepcionais reversíveis; distribuição de material educativo; capacitação de profissionais de saúde; atenção em reprodução humana assistida na rede pública e ampliação do acesso à esterilização cirúrgica voluntária, conforme dispõe a Lei Federal n. 9.263/96[6], alterada pela Lei n. 14.443/2022, vigente a partir de março de 2023.

A Lei n. 14.443, de 2 de setembro de 2022, introduziu as seguintes modificações:

- Redução da idade de 25 anos para 21 anos de idade ou 18 anos se tiver, pelo menos, dois filhos vivos.
- Não é necessária autorização do cônjuge para o procedimento cirúrgico.
- Será garantida a esterilização cirúrgica em mulher durante o período de parto se observado o prazo mínimo de 60 (sessenta) dias entre a manifestação da vontade e o parto e as devidas condições médicas.
- É um dos critérios para a realização da laqueadura a assinatura do Termo de Consentimento Livre e Esclarecido (TCLE), no qual há informações importantes para a paciente sobre o procedimento cirúrgico e que também respaldam legalmente os profissionais e o serviço sobre o procedimento a ser realizado (Exemplo 1).

A laqueadura tubária pode ser realizada por diferentes métodos cirúrgicos que promovem a interrupção do trajeto do espermatozoide até o óvulo. A via cirúrgica utilizada pode ser abdominal (laparotomia e videolaparoscopia) ou vaginal. A técnica cirúrgica será definida de acordo com as especifidades de cada paciente e a prática do cirurgião.

Vasectomia

É um procedimento cirúrgico simples, seguro e rápido, que consiste na ligadura dos ductos deferentes. Recomenda-se fazer espermograma após três meses do procedimento ou após 20 ejaculações, para se ter certeza de que o procedimento foi eficaz.

EFICÁCIA DOS MÉTODOS CONTRACEPTIVOS

A eficácia de um método contraceptivo é expressa pela taxa de falhas do método em determinado período. A Tabela 1 mostra a eficácia levando em consideração a forma de uso e a taxa de continuidade dos métodos contraceptivos segundo a OMS (2015).

Tabela 1 Efetividade (eficácia) e continuidade de diferentes anticoncepcionais durante o primeiro ano de uso do método. Número de gestações por 100.000 mulheres/ano (Índice de Pearl)

Anticoncepcional	Uso		
	Perfeito ou correto	Habitual ou comum	Continuidade (%)
Muito efetivos			
Implante	0,05	0,05	78
Vasectomia	0,1	0,15	100
Sistema intrauterino de levonorgestrel	0,2	0,2	81
Esterilização feminina	0,5	0,5	100
DIU de cobre	0,6	0,8	78
Efetivos			
Lactação e amenorreia	0,9	2,0	-
Injetáveis mensais	0,3	3	56
Pílulas combinadas	0,3	3	68
Pílulas de progestagênios	0,3	3	68
Anel vaginal	0,3	3	68
Adesivo	0,3	3	68

(continua)

Tabela 1 Efetividade (eficácia) e continuidade de diferentes anticoncepcionais durante o primeiro ano de uso do método. Número de gestações por 100.000 mulheres/ano (Índice de Pearl) (*Continuação*)

Anticoncepcional	Uso		
	Perfeito ou correto	Habitual ou comum	Continuidade (%)
Moderadamente efetivos			
Preservativo masculino	2	16	53
Abstinência em período fértil	2-5	-	51
Diafragma com espermicida	6	16	-
Pouco efetivos			
Coito interrompido	4	27	42
Espermicida isolado	18	29	

Fonte: adaptada de WHO (2015).

EXEMPLO 1

TERMO DE CONSENTIMENTO LIVRE E ESCLARECIDO DOCUMENTO DE CONSENTIMENTO PÓS-INFORMADO PARA REALIZAÇÃO DE LAQUEADURA TUBÁRIA

Eu, ____________________________________, portadora da cédula de identidade nº____________________________, inscrita no CPF sob o nº__________, residente e domiciliada na____________________________, na cidade de ____________________________, Estado de ____________ atualmente com _____________ anos de idade, ciente dos esclarecimentos prestados pelo meu médico assistente, Dr.____________________________, inscrito no CRM sob o nº____________ manifesto o desejo de ser submetida à laqueadura tubária por minha livre e espontânea vontade.

Também sei que entre a manifestação de minha vontade (por meio deste documento) e o procedimento cirúrgico deverão se passar ao menos 60 dias, conforme a Lei n. 9.263/1996, alterada pela Lei n. 14.443, de 2 de setembro de 2022 e que, de acordo com a mesma lei, desde que observado esse prazo mínimo, é permitida a laqueadura durante o período do parto.

Antes da operação, foi-me informado que:

– A intervenção de laqueadura tubária consiste na interrupção da continuidade das tubas uterinas, com o objetivo de impedir a gravidez.

– Para realização desse procedimento existem várias formas de cirurgia: laparoscópica – cirurgia realizada por meio de 3 ou 4 pequenos cortes realizados no abdome; minilaparotomia – que é semelhante a uma cesárea; vaginal – cirurgia realizada pela vagina; pós-cesárea (laqueadura tubária no momento da prática de uma cesárea); via periumbilical (logo a seguir do parto vaginal).

– Qualquer cirurgia que venha a ser escolhida necessita de alguma anestesia. O tipo de anestesia será avaliado e escolhido pelo médico assistente e Serviço de Anestesia.

– Embora o método de laqueadura tubária esteja entre os mais efetivos dos métodos de planejamento familiar, sua efetividade não é de 100%. Existe uma porcentagem de falha em torno de 0,41% que independe da paciente ou do médico.

– Como em toda intervenção cirúrgica, existe um risco excepcional de mortalidade derivado do ato cirúrgico e da situação vital de cada paciente.

– A reversão dessa cirurgia, ou seja, a recanalização das tubas uterinas, não tem cobertura pelo contrato de plano de saúde vigente nem garantia de sucesso, devendo sempre ser entendido, a laqueadura como um procedimento potencialmente irreversível.

– As complicações que poderão surgir são: intraoperatórias (hemorragias, lesões de órgãos), queimaduras por bisturi elétrico e pós-operatórias leves e mais frequentes (seromas, hemorragias, cistites, anemia e outras), bem como graves e excepcionais (eventração, apneia, tromboses, hematomas, pelviperitonites, hemorragia e outras, que podem ter desdobramentos graves) e perfurações de órgãos.

– Se no momento do ato cirúrgico surgir algum imprevisto ou necessidade técnica, a equipe médica poderá variar a técnica cirúrgica programada.

– O procedimento planejado da esterilização cirúrgica durante o período de parto (depois de passado o prazo mínimo de 60 (sessenta) dias entre a manifestação da minha vontade e o parto) poderá sofrer mudanças de técnica ou postergado, devido a condições médicas, técnicas ou de estrutura assistencial da maternidade.

– Por se tratar a medicina de ciência com múltiplas variáveis, do meu próprio corpo, de dificuldades ou indicações e contraindicações que podem se apresentar no momento, caso não seja possível realizar a laqueadura, entendo que a fundamentação será registrada em prontuário e a equipe médica me orientará outro método para evitar gravidez que seja aplicável ao meu caso.

– Existem outros métodos de contracepção que não são irreversíveis, como os métodos de barreira, anticoncepção hormonal, dispositivos intrauterinos (DIU), implantes e métodos naturais.

– Entendo também que o desejo de laqueadura não significa jamais a indicação absoluta de cesárea, haja vista as outras técnicas descritas para a laqueadura pós-parto que podem ser aplicadas no caso de parto via vaginal, e que é proibido pela Lei realizar cesárea para fim exclusivo de esterilização.

– Tenho ciência, conforme disposto no art. 11 da Lei n. 9.263/1996, que toda esterilização cirúrgica será objeto de notificação compulsória à direção do Sistema Único de Saúde.

Entendi as explicações que me foram prestadas, em linguagem clara e simples, esclarecendo-me todas as dúvidas que me ocorreram.

Também entendi que, a qualquer momento, antes que o procedimento de laqueadura tubária se realize e sem necessidade de dar nenhuma explicação, poderei revogar o consentimento que agora presto. Assim, declaro que estou satisfeita com as informações recebidas e que compreendo o alcance e os riscos do tratamento.

Consinto, portanto, a(o) médico(a) a realizar o(s) procedimento(s) e permito que utilize seu julgamento técnico para que sejam alcançados os melhores resultados possíveis através dos recursos conhecidos na atualidade pela Medicina e disponíveis no local onde se realiza o(s) tratamento(s).

Confirmo que recebi explicações, li, compreendi e concordo com os itens acima referidos e, apesar de ter entendido as explicações que me foram prestadas, de terem sido esclarecidas todas as dúvidas e estando plenamente satisfeito(a) com as informações recebidas, RESERVO-ME o direito de revogar este consentimento antes que o procedimento, objeto deste documento, se realize.

Nome:

Assinatura:

Identidade nº:

_______________ de _________________________________ de ________

Deve ser preenchido pelo médico

Expliquei todo o procedimento, exame, tratamento e/ou cirurgia a que o paciente acima referido está sujeito, ao próprio paciente, sobre os benefícios, riscos e alternativas, tendo respondido às perguntas formuladas pelos mesmos. De acordo com o meu entendimento, o paciente está em condições de compreender o que lhes foi informado.

Nome do médico: _________________________________ CRM: ________

Assinatura: ____

_______________ de _________________________________ de ________

O termo deve ser rubricado em todas as folhas pela paciente e pelo médico.

Fonte: modificado de Febrasgo.org.br (2015).

BIBLIOGRAFIA

Brandão ER, Cabral CS, Ventura M, Paiva SP, Bastos LL, Oliveira NVB, Szabo I. Os perigos subsumidos na contracepção de emergência: moralidades e saberes em jogo. Horizontes Antropológicos. 2017 [citado em 03 out. 2023];47:131-61. Disponível em: https://journals.openedition.org/horizontes/1467#quotation.

Brandt GP, Oliveira APR, Burci LM. Anticoncepcionais hormonais na atualidade : um novo paradigma para o planejamento familiar. Revista Gestão & Saúde. 2018 [citado em 03 out. 2023]18;(1):54-62. Disponível em: https://www.herrero.com.br/files/revista/fileffb43b6252282b433e193bacf91d43f7.pdf

Brasil. Constituição da República Federativa do Brasil de 1988. Brasil; 1988 [citado em 03 out. 2023]. Disponível em: http://www.planalto.gov.br/ccivil_03/constituicao/constituicao.htm.

Brasil. Instituto Sírio-Libanês de Ensino e Pesquisa. Protocolos da Atenção Básica: Saúde das Mulheres. Brasil; 2016 [citado em 03 out. 2023]. Disponível em: https://bvsms.saude.gov.br/bvs/publicacoes/protocolos_atencao_basica_saude_mulheres.pdf

Brasil. Lei n. 8.080, de 19 de setembro de 1990: Dispõe sobre as condições para a promoção, proteção e recuperação da saúde, a organização e o funcionamento dos serviços correspondentes e dá outras providências. Brasil; 1990 [citado em 03 out. 2023]. Disponível em: https://www.planalto.gov.br/ccivil_03/leis/l8080.htm#:~:text=L8080&text=LEI%20N%C2%BA%208.080%2C%20DE%2019%20DE%20SETEMBRO%20DE%201990.&text=Disp%C3%B5e%20sobre%20as%20condi%C3%A7%C3%B5es%20para,correspondentes%20e%20d%C3%A1%20outras%20provid%C3%AAncias.

Brasil. Lei n. 9.263, de 12 de janeiro de 1996: Regula o § 7º do art. 226 da Constituição Federal, que trata do planejamento familiar, estabelece penalidades e dá outras providências. Brasil; 1996 [citado em 03 out. 2023]. Disponível em: https://www.planalto.gov.br/ccivil_03/leis/l9263.htm#:~:text=LEI%20N%C2%BA%209.263%2C%20DE%2012%20DE%20JANEIRO%20DE%201996.&text=Regula%20o%20%C2%A7%207%C2%BA%20do,penalidades%20e%20d%C3%A1%20outras%20provid%C3%AAncias.&text=DO%20PLANEJAMENTO%20FAMILIAR-,Art.,observado%20o%20disposto%20nesta%20Lei.

Brasil. Lei n. 14.443, de 2 de setembro de 2022: Altera a Lei n. 9.263, de 12 de janeiro de 1996, para determinar prazo para oferecimento de métodos e técnicas contraceptivas e disciplinar condições para esterilização no âmbito do planejamento familiar. Brasil; 2022 [citado em 03 out. 2023]. Disponível em: https://www.in.gov.br/en/web/dou/-/lei-n-14.443-de-2-de-setembro-de-2022-426936016.

Brasil. Secretaria de Assistência à Saúde. Programa de Assistência Integral à Saúde da Mulher: bases de ação programática. Brasil: Ministério da Saúde; 1984 [citado em 03 out. 2023]. Disponível em: https://bvsms.saude.gov.br/bvs/folder/10006002559.pdf

Brasil. Secretaria de Assistência à Saúde. Programa de Assistência Integral à Saúde da Mulher: princípios e diretrizes. Brasil: Ministério da Saúde; 2011.

Brasil. Secretaria de Assistência à Saúde. Saúde Sexual e Saúde Reprodutiva. Brasil: Ministério da Saúde; 2013 [citado em 03 out. 2023]. Disponível em: https://bvsms.saude.gov.br/bvs/publicacoes/saude_sexual_saude_reprodutiva.pdf

Costa JES, Silva CD, Gomes VLO, Fonseca AD, Ferreira DA. Preservativo feminino: dificuldades de adaptação e estratégias para facilitar o uso rotineiro. Revista Enfermagem UERJ. 2014 [citado em 03 out. 2023];22(2):163-8. Disponível em: https://www.e-publicacoes.uerj.br/index.php/enfermagemuerj/article/view/13547/10358.

Evangelista CB, Barbieri M, Silva PLN. Gravidez não planejada e fatores associados à participação em programa de planejamento familiar. Rev. Pesq., 2015 [citado em 03 out. 2023];7(2):2464-74. Disponível em: https://pesquisa.bvsalud.org/portal/resource/pt/bde-26835.

Federação Brasileira das Associações de Ginecologia e Obstetrícia (Febrasgo). Manual de Critérios Médicos de Elegibilidade da OMS para uso de Métodos Anticoncepcionais. Brasil; 2015 [citado em 03 out. 2023]. Disponível em: https://edisciplinas.usp.br/pluginfile.php/4120791/mod_resource/content/1/Femina-v37n9_Editorial. pdf

Federação Brasileira das Associações de Ginecologia e Obstetrícia (Febrasgo). Manual de Anticoncepção. Brasil; 2015 [citado em 03 out. 2023] Disponível em: https://central3.to.gov.br/arquivo/494569/

Secretaria de Vigilância em Saúde. Departamento de Vigilância, Prevenção e Controle das Infecções Sexualmente Transmissíveis, do HIVI/AIDS e das Hepatites Virais: Boletim Epidemiológico IIIV AIDS. Brasil; 2018. [citado em 03 out. 2023]. Disponível em: http://antigo.aids.gov.br/pt-br/pub/2018/boletim-epidemiologico-hivaids-2018:

Secretaria Estadual de Saúde. Cartilha Métodos Contraceptivos na Atenção Básica. Brasil; 2023 [citado em 03 out. 2023]. Disponível em: http://telessaude.saude.ba.gov.br/wp-content/uploads/2023/03/20230328-Cartilha-metodos-contraceptivos.pdf

World Health Organization (WHO). Medical eligibility criteria for contraceptive use. 2015 [citado em 03 out. 2023]. Disponível em: https://apps.who.int/iris/bitstream/handle/10665/181468/9789241549158_eng.pdf

6

Doenças da vagina e colo uterino

Denise Gasparetti Drumond
Alessandra de Souza Oliveira Tricoti
João Carlos Arantes Júnior
Adriana Almeida de Souza Lucena

DOENÇAS DA VAGINA

Lesões benignas da vagina

As lesões benignas podem ser oriundas de traumas por agentes físicos e químicos, corpos estranhos e tumores (sólidos e císticos).

Trauma

Traumas vaginais podem ocorrer em decorrência de acidentes com fratura de bacia e lacerações vaginais. Uso de fórceps, estupros e coitos brutais também podem traumatizar a vagina. Sob anestesia, deve-se limpar a região e examinar, cuidadosamente, estruturas vizinhas como uretra, bexiga, reto e esfíncter anal. Atentar para eventual necessidade de exploração por meio de laparoscopia ou laparotomia e cistoscopia. Realizar hemostasia e sutura quando necessárias.

Queimaduras vaginais por cautério elétrico, crioterapia, produtos caústicos e radionecrose devem ser conduzidas com duchas de soro fisiológico, pomada de colagenase e de hidrocortisona para reduzir fibrose.

Corpo estranho

Corpos estranhos podem ser encontrados na vagina por esquecimento da própria paciente (p. ex., tampão menstrual), pelo médico após procedimentos cirúrgicos via vaginal e após manipulações genitais. A conduta é a remoção do corpo estranho e ducha vaginal com soro fisiológico.

Tumores benignos

Sólidos (endometriose, condilomas, adenose e pólipos fibroepiteliais) ou císticos (de inclusão e dos ductos de Gartner). Cistos pequenos e assintomáticos não necessitam de tratamento, porém os volumosos devem ser excisados.

Endometriose de parede vaginal deve ser mais bem investigada para análise da extensão da doença. O tratamento é orientado em outro capítulo.

Neoplasias intraepiteliais vaginais

Diagnóstico

A maioria das lesões vaginais é diagnosticada como resultado de um teste de triagem cervical. Mulheres com citologia positiva na ausência de doença cervical devem ser pesquisadas para a possibilidade de lesões vaginais. A citologia é sensível (67,5 a 76,2%) e mais confiável do que a colposcopia para detectar lesões vaginais. Quando combinada com testes de HPV, a detecção pode chegar a 95%. O teste de ácido acético a 3% com a visualização completa das paredes e dobras vaginais deve ser feito girando o espéculo. A histologia obtida por biópsia é o padrão-ouro diagnóstico.

Tratamento

O tratamento deve ser individualizado. Baseia-se nas características da paciente (idade, paridade, estado imunológico, atividade sexual), no tipo de lesão (gravidade e localização da lesão, extensão da doença, multicentricidade) e no histórico (histerectomia para lesão intraepitelial escamosa de alto grau de colo do útero, irradiação anterior). A confirmação histológica é fundamental para o planejamento do tratamento.

Neoplasia de baixo grau vaginal

Apresenta baixo risco de progressão para câncer e alto potencial de regressão espontânea (48 a 88% dos casos). A conduta expectante poderá ser adotada na lesão de baixo grau, principalmente em mulheres jovens. Acompanhamento rigoroso deverá ser feito até que a remissão completa ocorra. Pode haver recorrência mesmo após tratamento com *laser* ou excisão (24,3 e 22,2%, respectivamente). O uso de imiquimode 5% creme (0,25 g, 1/2 aplicador, 1 vez/semana durante 3 semanas). É eficaz e bem tolerado.

O seguimento com coteste (citologia + teste HPV) aos 12 meses é recomendado. Dado o alto valor preditivo negativo do teste de HPV, apenas um coteste é necessário. Se apenas a citologia for usada, ela deve ser repetida aos 6 e 12 meses. Em caso de coteste negativo ou duas citologias negativas, a triagem adicional pode ser interrompida. Pacientes com testes positivos devem ser encaminhados para colposcopia.

Neoplasia de alto grau vaginal

Trata-se de uma lesão com potencial maligno e deve ser tratada. Sem tratamento, a progressão para câncer invasivo é de 9 a 50% de casos.

Intervenções cirúrgicas

Podem ser:

- Excisionais: bisturi frio, *laser* CO_2, aspiração cirúrgica ultrassônica, cirurgia de alta frequência.
- Ablativas: vaporização a *laser* CO_2, terapia fotodinâmica, eletrocoagulação (fulguração).

Vaginectomia total e radioterapia (braquiterapia) são indicadas em casos selecionados, em doença extensa e persistente. Ambos os tratamentos apresentam elevada morbidade e comprometem muito a qualidade de vida das pacientes. Braquiterapia apresenta alta taxa de sucesso, porém, por seus efeitos colaterais, fica reservada para mulheres com doença multifocal e aquelas com falha nos tratamentos anteriores.

Métodos excisionais são preferidos, pois fornecem material para análise histopatológica, permitindo o estudo das margens e a exclusão da doença invasiva. As melhores taxas de sucesso rondam entre 66 e 81%. É a primeira opção em lesão unifocal e bem delimitada. Excisão local ampla está associada a menor risco de recorrência, mas tem aplicabilidade limitada, pela multifocalidade das lesões. A taxa de doença residual é de 8,6 a 18,9%.

Excisão por *laser* geralmente é associada a outras modalidades de tratamento para neoplasia intraepitelial vaginal. Deve ser realizada por profissional experiente, dado o risco de complicações peri e pós-operatórias.

Vaginectomia parcial está indicada em neoplasia intraepitelial de alto grau em cúpula vaginal. Em lesões multifocais, pode ser combinada a vaporização a *laser*.

A cirurgia de alta frequência não é um tratamento de escolha para lesões vaginais, em razão da dificuldade de controlar a profundidade da excisão. A necrose profunda tecidual pode ser uma complicação tardia.

Métodos ablativos têm como principal desvantagem o risco de não se diagnosticar um câncer invasivo, uma vez que eles não fornecem espécimes de tecido para avaliação histopatológica. O câncer invasivo oculto foi relatado em 2,6 a 30% das pacientes. A ablação não deve ser realizada se toda a área de epitélio anormal não puder ser visualizada ou se houver suspeita de invasão na avaliação colposcópica.

Vaporização a *laser* permite uma destruição epitelial a uma profundidade de 1 a 1,5 mm. É um bom método, porém caro. Permite reaplicações mediante recidiva. Taxas de cura estão entre 73,5 e 86%.

A terapia fotodinâmica é altamente seletiva e eficaz para o tratamento de lesões intraepiteliais. É uma associação de um método físico com uma substância fotossensibilizadora (5-ácido aminolevulínico – ALA). Apresenta moderadas reações adversas (queimação e dores vaginais e desconforto no baixo ventre); as taxas de cura estão entre 88,6 e 90,9%.

A eletrocoagulação (fulguração) promove uma ablação até 1,5 mm, porém é menos precisa que o *laser*.

Tratamento medicamentoso

Agentes tópicos são indicados para lesões persistentes, multifocais e para pacientes que não podem fazer tratamento cirúrgico. Opções: imiquimode, ácido tricloroacético, 5-fluorouracil.

- Imiquimode: 3 vezes por semana durante 8 semanas. Reavaliar a paciente a cada 4 semanas. Está associado a menor recorrência e maior taxa de clareamento viral e pode ser considerado o melhor manejo tópico.
- 5-fluorouracil: Efurix® (5FU a 5%): 1/2 (2,5 g) aplicador intravaginal a cada 15 dias, seguido de uso de Gino Kollagenase® por 3 noites consecutivas. Seu uso deve ser muito criterioso, sendo indicado em casos selecionados, como pacientes imunossuprimidas, lesões multifocais e recorrentes. Apresenta efeitos colaterais locais como corrimento vaginal, prurido, queimação, dor, úlceras, irritação e dispareunia.
- Ácido tricloroacético (50%): aplicado 1 vez por semana pelo período de 1 a 4 semanas. Uso criterioso por apresentar efeitos colaterais locais, como queimação, dor, úlceras, irritação e dispareunia.

Semelhante a outras doenças relacionadas ao HPV, o manejo das neoplasias intraepiteliais vaginais requer acompanhamento de longo prazo, independentemente da modalidade de tratamento, pelo risco de recorrência e progressão para doença invasora.

O acompanhamento é semestral durante dois anos, e depois anual. Após o teste HPV negativo ou duas citologias consecutivas negativas, a paciente pode voltar ao controle anual. Caso esses testes sejam positivos, a paciente deve ser submetida à colposcopia e, em casos de achados anormais, deve ser realizada biópsia.

Considerações:

- Para neoplasia intraepitelial vaginal após histerectomia por neoplasia intraepitelial cervical de alto grau (NIC 3), a vaporização a *laser* e os agentes tópicos não são indicados. Nesses casos, preferir procedimentos cirúrgicos.
- A vacinação contra o vírus HPV contribui para a prevenção, recidiva e reinfecção de neoplasias intraepiteliais vaginais e câncer.
- Atentemos para o impacto na qualidade de vida dos tratamentos preconizados. As pacientes devem ser informadas sobre os possíveis tratamentos, seus riscos e benefícios, acompanhamento e risco de recorrência de doença.

Vulvovaginites e vaginose

A vulvovaginite e a vaginose são as causas mais comuns de corrimento vaginal patológico, cujos agentes são *Candida albicans*, bactérias anaeróbicas (em especial a *Gardnerella vaginalis*) e *Trichomonas vaginalis*.

Outras afecções que causam fluxo vaginal: vaginose citolítica, vulvovaginite atrófica e vaginite descamativa.

Candidíase vulvovaginal

Na história clínica, atentar para fatores de risco como: gravidez, obesidade, diabete melito (descompensado), infecção pelo HIV, imunodeficiência, contato com substâncias irritantes (desodorantes íntimos, sabonetes, perfumes e talcos) e uso de corticosteroides, antibióticos, contraceptivos orais e imunossupressores.

Entre os sinais e sintomas constam prurido, ardência, corrimento geralmente grumoso, sem odor, dispareunia, disúria, eritema e fissuras vulvares, placas brancas aderidas à parede vaginal, edema vulvar e escoriações pelo ato de coçar.

Exames complementares:

- Citologia a fresco: soro fisiológico e hidróxido de potássio a 10% (para visibilização de hifas e/ou esporos dos fungos).
- pH vaginal (< 4,5).
- Cultura vaginal específica em meios de Sabouraud, Nickerson ou Microstix (*Candida*).

Na candidíase vulvovaginal recorrente, atentar para o diagnóstico diferencial com líquen escleroso, vulvovestibulite, dermatite vulvar, vulvodinia, vaginose citolítica, vaginite inflamatória descamativa, formas atípicas de herpes genital e reações de hipersensibilidade.

Tratamento

- Primeira opção: miconazol creme a 2% ou outros derivados imidazólicos, via vaginal, um aplicador cheio, à noite ao deitar-se, por 7 dias OU nistatina 100.000 UI, uma aplicação, via vaginal, à noite ao deitar-se, por 14 dias.
- Segunda opção: fluconazol 150 mg em dose única OU itraconazol 100 mg, 2 comprimidos, VO, 2 vezes por dia por 1 dia.

Na candidíase vulvovaginal complicada ou recorrente:

- Indução: fluconazol 150 mg, VO, 1 vez por dia, nos dias 1, 4 e 7 **OU** itraconazol 100 mg, 2 comprimidos, VO, 2 vezes por dia por 1 dia **OU** miconazol creme vaginal por 10 a 14 dias.
- Manutenção: fluconazol 150 mg, VO, 1 vez por semana por 6 meses **OU** miconazol creme vaginal tópico, 2 vezes por semana **OU** óvulo vaginal, 1 vez por semana, durante 6 meses.

Não existem recomendações terapêuticas comprovadamente eficazes para tratamento das espécies não *albicans*. Podem-se utilizar óvulos vaginais manipulados contendo 600 mg de ácido bórico por 14 dias.

Atenção: o tratamento em gestantes e lactantes deve ser feito somente por via vaginal. O tratamento oral está contraindicado.

Vaginose bacteriana

Diagnóstico

Entre os sinais e sintomas está o corrimento de odor desagradável (em decorrência da diminuição de lactobacilos e do crescimento de bacilos e cocos Gram-negativos anaeróbicos como *Gardnerella vaginalis*, *Atopobium vaginae*, *Mobiluncus* spp, *Mobiluncus curtesii*, *Mobinculus mulieris*, *Bacteroides* spp, *Prevotella* spp, *Mycoplasma hominis*, *Ureaplasma urealyticum* e *Streptococcus agalactie*), particularmente após o coito e a menstruação (por alcalinização do conteúdo vaginal).

Exame especular: corrimento perolado bolhoso em decorrência das aminas voláteis e sem sinais inflamatórios locais.

O diagnóstico é realizado na presença de pelo menos três critérios de Amsel: corrimento vaginal homogêneo, pH > 4,5, presença de *clue cells* no exame de lâmina a fresco e teste de Whiff positivo (odor fétido das aminas com adição de hidróxido de potássio a 10%).

Na coloração por Gram do fluido vaginal, é possível a contagem do número de bactérias e lactobacilos patogênicos. O sistema de Nugent é uma análise que gera um escore pela soma dos pontos (7 ou mais = vaginose bacteriana) que determina se há infecção (Tabela 1).

Tabela 1 Sistema de Nugent para diagnóstico de vaginose bacteriana

Escore	Lactobacilos	*Gardnerella, bacteroides* etc.	Bacilos curvos	Quantificação
0	4+	0	0	0 Ausência de bactérias
1	3+	1+	1+ ou 2+	1+ < 1 bactéria/campo
2	2+	2+	3+ ou 4+	2+ 1 a 5 bactérias/campo
3	1+	3+		3+ 6 a 30 bactérias/campo
4	0	4+		4+ > 30 bactérias/campo

Fonte: adaptada de Nugent e Ministério da Saúde (2020).

Tratamento

- Primeira opção (incluindo gestantes e lactantes): metronidazol 250 mg, 2 comprimidos, VO, 2 vezes por dia, por 7 dias **OU** metronidazol gel vaginal 100 mg/g, um aplicador cheio via vaginal, à noite ao deitar-se, por 5 dias.
- Segunda opção: clindamicina 300 mg, VO, 2 vezes por dia, por 7 dias.

Na recorrência: metronidazol 250 mg, 2 comprimidos, VO, 2 vezes por dia, por 10 a 14 dias **OU** metronidazol gel vaginal 100 mg/g, um aplicador cheio, via vaginal, 1 vez por dia, por 10 dias, seguido de tratamento supressivo com óvulo de ácido bórico intravaginal de 600 mg ao dia por 21 dias e metronidazol gel vaginal 100 mg/g, 2 vezes por semana, por 4 a 6 meses.

Tricomoníase

Diagnóstico

Os sinais e sintomas são corrimento vaginal intenso, amarelo-esverdeado ou acinzentado, bolhoso e espumoso, com odor fétido e prurido eventual. Podem ocorrer também sinusiorragia, dispareunia, edema vulvar e disúria. Cerca de 30% dos casos são assintomáticos.

Ao exame especular, notam-se microulcerações no colo uterino (aspecto de morango ou framboesa). O teste de Schiller é "onçoide" ou "tigroide".

Exames complementares

- Exame a fresco: com uma gota do conteúdo vaginal e soro fisiológico, observam-se o parasita ao microscópio (protozoário é flagelado) e um grande número de leucócitos.
- pH quase sempre é maior que 5,0 (favorece vaginose bacteriana associada, com liberação de aminas com odor fétido e bolhas no corrimento vaginal purulento).
- Teste das aminas é positivo.
- À bacterioscopia (Gram), observa-se o parasita Gram-negativo.
- Cultura: meios de Diamond, Trichosel e InPouch TV.

Tratamento

Metronidazol 400 mg, 5 comprimidos em dose única **OU** metronidazol 250 mg, 2 comprimidos, 2 vezes por dia durante 7 dias.

Notas:

- As parcerias sexuais devem ser tratadas com o mesmo esquema terapêutico e deve-se buscar a cadeia de transmissão.
- Em gestantes, o tratamento pode prevenir infecção respiratória ou genital no recém-nascido.

- Em uso de metronidazol, deve-se evitar a ingestão de álcool (efeito antabuse, em decorrência da interação de derivados imidazólicos com álcool, resultando em mal-estar, náuseas, tonturas e "gosto metálico na boca").
- Suspender as relações sexuais durante o tratamento.
- Solicitar exames de outras infecções sexualmente transmissíveis (sífilis, HIV, hepatites B e C).
- Tricomoníase pode propiciar a transmissão de outros agentes infecciosos, facilitar doença inflamatória pélvica e vaginose bacteriana(na gestação pode favorecer rotura prematura das membranas).

Vaginite descamativa

Existem a vaginite descamativa idiopática (pré e pós-menopausa) e a vaginite descamativa secundária (causada por drogas como rituximabe ou associada a outros distúrbios imunomediados como ocorre na doença de Crohn, em qualquer idade). Apresentam o mesmo quadro clínico, porém ocorrem em populações diferentes e com diferentes prognósticos.

Diagnóstico

- Clinicamente as mulheres apresentam dispareunia, queimação e corrimento vaginal abundante (amarelo, cinza ou verde). Podem ocorrer sinais inflamatórios vestibulares e vulvares. A vagina frequentemente revela uma erupção equimótica irregular ou eritema difuso ou focal ou erosões lineares. No colo podem existir petéquias submucosas e lesões erosivas.
- pH vaginal > 4,5.
- Microscopia: aumento do número de células parabasais e inflamatórias com relação leucócitos/células epiteliais superior a 1:1.
- Exclusão de outras etiologias infecciosas: vaginose bacteriana, candidíase vulvovaginal, infecção por *Neisseria gonorrhoeae, Chlamydia trachomatis* e *Trichomonas vaginalis.*
- Diagnóstico diferencial: vaginite atrófica grave, líquen plano erosivo, pênfigo vulgar e penfigoide cicatricial.

Tratamento

- Clindamicina a 2%, 5 g por via intravaginal por 4 a 6 semanas **OU** creme de hidrocortisona a 10%, 5 g por via intravaginal por 4 a 5 semanas.
- Tratar causas subjacentes.

Vaginose citolítica

Diagnóstico

- Clínico: os sintomas são corrimento esbranquiçado e prurido de intensidade variável que piora no período pré-menstrual. Ardor, queimação, disúria e dispareunia podem estar associados.

- Exame: conteúdo vaginal geralmente aumentado, de aspecto flocular, fluido ou em grumos, aderente ou não às paredes vaginais.
- pH 3,5 a 4,5.
- Bacterioscopia (Gram): aumento excessivo de *Lactobacillus*, raros leucócitos ou ausência deles, núcleos desnudos e restos celulares em decorrência da lise das células epiteliais.

Tratamento

Não existe um tratamento específico para a afecção, visto que a etiopatogenia não é conhecida. Recomenda-se a utilização de medidas que, pelo menos temporariamente, alcalinizem o meio vaginal, como o uso de duchas vaginais com bicarbonato de sódio, particularmente no período pré-menstrual.

Vaginite atrófica (ver capítulo 10 – Climatério)

DOENÇAS DO COLO UTERINO

Cervicites

Diagnóstico

Apesar de cerca de 80% dos casos serem assintomáticos, as queixas principais são corrimento vaginal, sangramento intermenstrual ou pós-coito, dispareunia, disúria, polaciúria e dor pélvica. Os principais agentes etiológicos são *Chlamydia trachomatis* e *Neisseria gonorrhoeae*. Ao exame físico, podem estar presentes dor à mobilização do colo uterino, material mucopurulento no orifício externo do colo, edema cervical e sangramento ao toque da espátula ou *swab*.

O diagnóstico laboratorial da cervicite causada por *C. trachomatis* e *N. gonorrhoeae* pode ser feito por biologia molecular (o teste de amplificação de ácidos nucleicos é considerado o padrão-ouro).

Amostras endocervicais permitem a identificação do gonococo em cultura em meio seletivo (Thayer-Martin modificado).

Tratamento

A recomendação é tratar todas as pessoas infectadas e seus parceiros.

- Infecção gonocócica não complicada de uretra e colo uterino: ceftriaxona 500 mg intramuscular (dose única) + azitromicina 500 mg, 2 comprimidos, VO (dose única).
- Infecção por clamídia: azitromicina 500 mg, 2 comprimidos, VO (dose única), ou doxiciclina 100 mg, VO, 2 vezes por dia, por 7 dias.

Ectopia cervical

Diagnóstico

A ectopia é identificada ao exame especular como mácula rubra ao redor do orifício externo do colo uterino. A colposcopia é o exame complementar que confirma o diagnóstico e a sua extensão e delimita a junção escamocolunar (JEC), bem como classifica o tipo de zona de transformação.

Tratamento

A intervenção terapêutica na ectopia não é consenso na literatura e, na atualidade, indicada apenas nos casos de sintomatologia presente (mucorreia, dor pélvica e sinusorragia).

As alternativas terapêuticas descritas são eletrocoagulação, criocauterização, métodos químicos como o ácido tricloroacético (ATA) e, recentemente, vaporização a *laser* e a coagulação ou ressecção com alças de ondas de alta frequência.

Lesões benignas do colo uterino

Pólipo

Diagnóstico

Os pólipos cervicais podem causar mucorreia, sinusorragia, sangramento intermenstrual ou metrorragia. Comumente são diagnosticados ao exame especular ou através da colposcopia. Pólipos com localização alta no canal ou presentes em colos com orifício externo estenosado são identificados através da ultrassonografia endovaginal ou histeroscopia.

Tratamento

O tratamento recomendado é a exérese por torção, a qual deverá ser completa incluindo o todo o pedículo (local onde geralmente ocorrem as alterações neoplásicas). Se a retirada for parcial, realizar curetagem da base de implantação e eletrocauterização ou laser, para evitar recidiva.

Endometriose

Diagnóstico

O exame colposcópico revela área cística, superfície fina e brilhante, com conteúdo azulado que à manipulação extravasa conteúdo sanguinolento.

Tratamento

Nos casos assintomáticos não é necessário tratamento. Nos graves, métodos destrutivos são considerados opções terapêuticas.

Condiloma

Diagnóstico

Pode ser diagnosticado a olho nu ou sob visão colposcópica. Corresponde a grupamento de pequenas papilas de base única com alças vasculares.

Tratamento

O tratamento é realizado com métodos destrutivos químicos (ácido tricloroacético) e físicos (eletrocauterização, cricauterização e *laser*).

Zona de transformação congênita

Diagnóstico

Corresponde à área de epitélio não glicogenado que apresenta maturação incompleta. Os achados colposcópicos são epitélio acetobranco, pontilhado e mosaico, que frequentemente se estendem aos fórnices vaginais.

Tratamento

Uma vez confirmado o diagnóstico, nenhuma forma de terapêutica é necessária.

Sequelas pós-tratamento

Diagnóstico

O grau das alterações observadas está relacionado com a intensidade do fator causador. Nas excisões amplas ou cauterizações mais profundas, podem surgir fibroses, estenose parcial ou total do orifício cervical, formação de focos de endometriose, sulcos radiais e branqueamento ao redor do orifício.

Tratamento

O tratamento, quando necessário, é realizado na estenose cervical por meio de dilatação do canal cervical.

Rastreamento do câncer de colo uterino

No Brasil, o método de rastreamento do câncer do colo do útero e de suas lesões precursoras é o exame citopatológico. Os dois primeiros exames devem ser realizados com intervalo anual e, se ambos os resultados forem negativos, os próximos devem ser realizados a cada 3 anos. O início da coleta deve ser aos 25 anos de idade para as mulheres que já tiveram ou têm atividade sexual. Os exames periódicos devem seguir até os 64 anos de idade e, naquelas mulheres sem história prévia de doença neoplásica pré-invasiva, interrompidos quando essas mulheres tiverem pelo menos dois exames negativos consecutivos nos últimos cinco anos. Para mulheres com mais 64 anos de idade e que nunca se submeteram ao exame citopatológico, deve-se realizar dois exames com intervalo de um a três anos. Se ambos os exames forem negativos, essas mulheres podem ser dispensadas de exames adicionais. O rastreamento em gestantes deve seguir as recomendações de periodicidade e faixa etária das demais mulheres. As mulheres submetidas à histerectomia total por lesões benignas, sem história prévia de diagnóstico ou tratamento de lesões cervicais de alto grau, podem ser excluídas do rastreamento, desde que apresentem exames anteriores normais.

Atualmente, há evidências científicas consistentes para o uso da pesquisa do DNA-HPV como método primário de rastreamento em mulheres com 30 anos ou mais de idade. O principal valor do teste HPV é seu alto valor preditivo negativo, ou seja, um exame negativo praticamente assegura a ausência de lesão por um longo período (5 anos). Já a presença do teste positivo estratifica a mulher para exames subsidiários, como a citologia e, se alterada, a colposcopia. Essa técnica apresenta melhor desempenho no diagnóstico das lesões glandulares (em comparação à citologia), o treinamento da equipe é rápido, os resultados laboratoriais são reproduzíveis e há possibilidade da auto coleta (Figura 1).

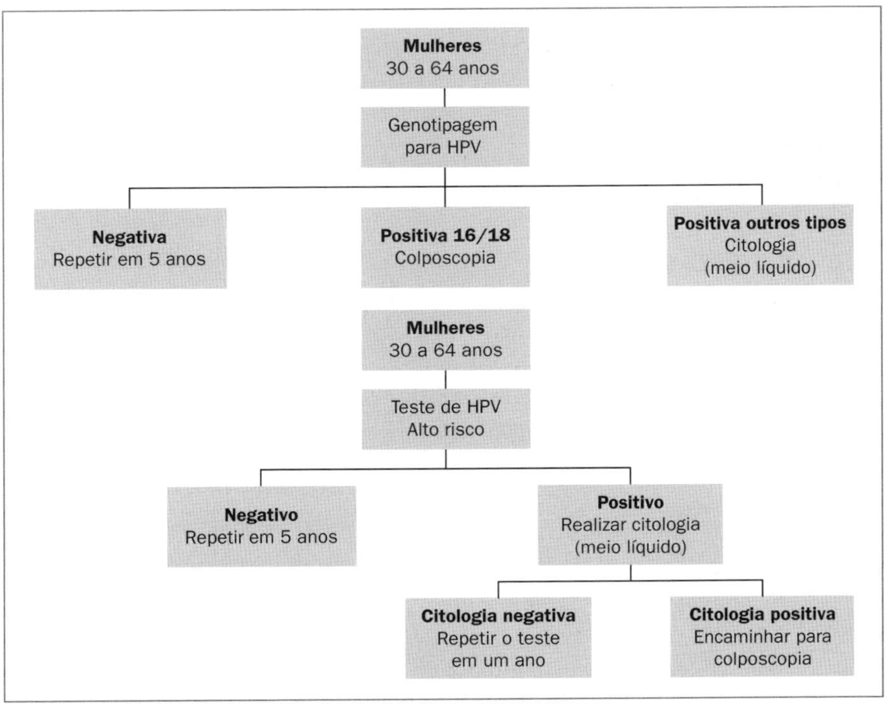

Figura 1 Fluxograma de rastreamento do câncer de colo uterino.

Conduta em alterações citológicas

Atipias de significado indeterminado em células escamosas

São achados citológicos caracterizados pela presença de alterações citológicas insuficientes para o diagnóstico de lesão intraepitelial, mas mais significativas que as encontradas nos processos inflamatórios e, portanto, subdivididas em células escamosas atípicas de significado indeterminado, possivelmente não neoplásicas (ASC-US), e células escamosas atípicas de significado indeterminado, quando não se pode excluir lesão intra epitelial de alto grau (ASC-H).

Células escamosas atípicas de significado indeterminado, possivelmente não neoplásicas

Representam a alteração citológica mais frequente, em torno de 48,8% dos resultados alterados. Segundo as diretrizes adotadas em outros países e no Brasil, diante de uma citologia com ASC-US, recomenda-se repetir o exame em 6 a 12 meses, sendo em 12 meses nas mulheres entre 25 e 30 anos e em 6 meses nas acima de 30 anos, devendo-se tratar previamente os processos infecciosos quando presentes, e/ou corrigir o trofismo vaginal (estrogenização vaginal) quando necessário (climatério e menopausa). Após dois exames consecutivos normais, a mulher deve retornar à rotina trienal. O encaminhamento para colposcopia só estará indicado em caso de persistência de ASC-US ou lesão de maior grau. Na colposcopia com JEC totalmente visível e achados menores, a biópsia poderá ser postergada nas mulheres < 30 anos, sem história de alteração citológica e que possam ser mantidas em acompanhamento, com citologias semestrais até dois exames consecutivos negativos, quando deverão retornar à rotina trienal ou até que surja um diagnóstico citológico, que indique outra conduta. Em caso de JEC não visível ou parcialmente visível, deverá ser feita a avaliação do canal endocervical (escovado endocervical) e caso se mantenha ASC-US, segue o acompanhamento a cada 6 meses (mulheres > 30 anos) e a cada 12 meses (mulheres de 25 a 30 anos). Na colposcopia com achados anormais maiores e sugestivos de lesão de alto grau ou invasão, deve-se realizar biópsia. As mulheres > 30 anos com achados colposcópicos anormais (menores ou maiores), história de NIC de alto grau ou câncer ou tratamento prévio desconhecido deverão ser submetidas à biópsia (Figura 2).

Quanto ao teste de DNA-HPV, a partir da revisão da American Society for Colposcopy and Cervical Pathology (ASCCP), demonstrou-se que as mulheres com ASC-US podem se beneficiar com esse teste. Com o teste, é possível predizer dois terços dos casos de ASC-US que podem evoluir para HSIL, com maiores sensibilidade, especificidade e valor preditivo negativo nas mulheres na pós-menopausa, selecionando as de maior risco, que devem ser encaminhadas para colposcopia.

Pacientes imunossuprimidas devem sempre ser encaminhadas para colposcopia, já na primeira alteração citológica.

O tratamento com base somente no aspecto colposcópico ("ver e tratar") é inaceitável, em razão da baixa prevalência de lesões pré-neoplásicas nessa alteração citológica.

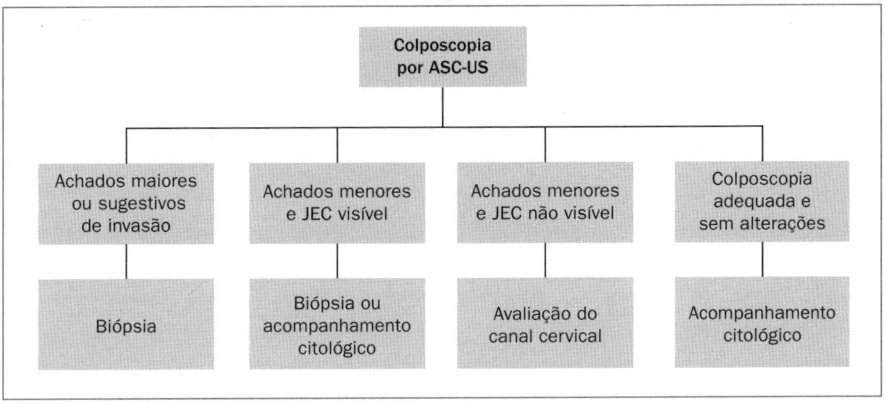

Figura 2 Fluxograma de recomendações para acompanhamento colposcópico de mulheres com ASC-US na citologia de acordo com as diretrizes brasileiras.

ASC-US: células escamosas atípicas de significado indeterminado, possivelmente não neoplásicas; JEC: junção escamocolunar.

Células escamosas atípicas de significado indeterminado, quando não se pode excluir lesão intraepitelial de alto grau (ASC-H)

Segundo Siscolo (2013), essa alteração citológica representa em torno de 8,8% dos resultados alterados e a prevalência de NIC 2/3 de 32 a 66% em mulheres com ASC-H, e a de câncer de 1,3 a 3%.

Segundo as diretrizes brasileiras, bem como as de outros países, todas as mulheres com ASC-H devem ser encaminhadas para colposcopia, como primeira conduta, inclusive para as mulheres abaixo de 20 anos (que não deveriam ser rastreadas). Em caso de alteração colposcópica maior, a biópsia deve ser realizada. Nas gestantes, a biópsia só deve ser realizada em caso de suspeita de invasão, devendo ser reavaliada em dois meses após o parto (Figura 3).

O teste de HPV poderia ser útil para mulheres com colposcopia insatisfatória sem alterações ou com achados colposcópicos menores, pois a ausência do HPV tem alto valor preditivo negativo, ou seja, para inexistência de lesões precursoras ou câncer cervical. Auxiliaria, inclusive, no caso de mulheres acima de 50 anos.

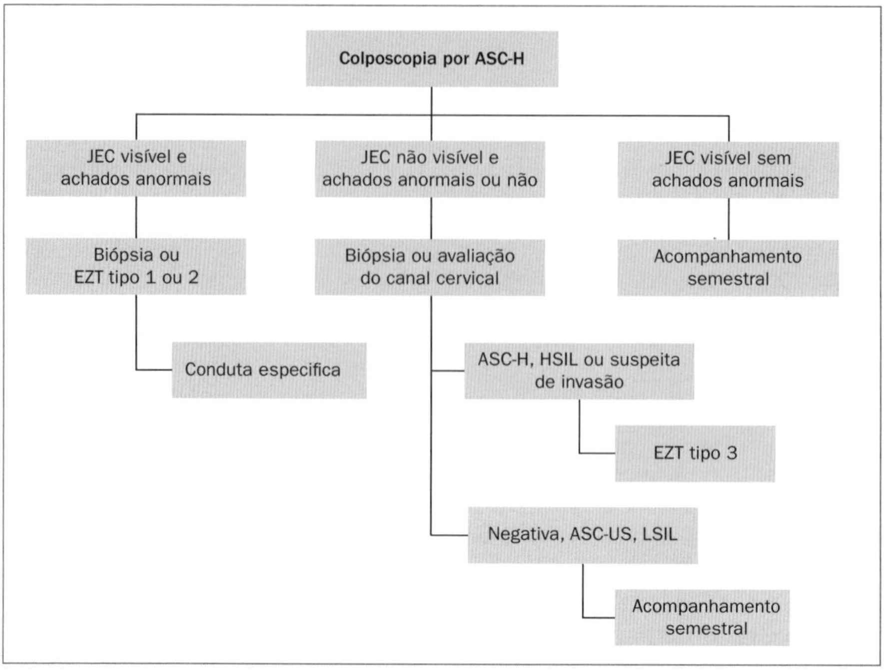

Figura 3 Fluxograma de recomendações para acompanhamento de mulheres com ASC-H na citologia.
ASC-H: células escamosas atípicas de significado indeterminado, quando não se pode excluir lesão intraepitelial de alto grau; ASC-US: células escamosas atípicas de significado indeterminado, possivelmente não neoplásicas; EZT: excisão da zona de transformação; JEC: junção escamocolunar; LSIL: lesão intraepitelial escamosa de baixo grau.

Lesão intraepitelial escamosa de baixo grau (LSIL)

A LSIL representa a manifestação citológica da infecção pelo HPV com frequente chance de regressão, principalmente em mulheres abaixo de 30 anos de idade. Sua prevalência é de 27,6% dos exames alterados (Siscolo, 2013). Estima-se que 47,4% das LSIL regridam em 2 anos de acompanhamento, e há um risco de 12 a 25% de NIC 2/3.

Segundo as diretrizes brasileiras, diante de uma citologia com LSIL, deve-se repetir a citologia em 6 meses. Mantendo-se o resultado, encaminhar para colposcopia. Se esta mostrar alteração, realizar biópsia e conduta específica. Se normal, repetir a citologia em 6 meses e, após dois exames consecutivos normais, voltar para controle trienal (Figuras 4 e 5).

Segundo a ASCCP, deve-se encaminhar direto para colposcopia. Se a colposcopia apontar achados menores, pode-se acompanhar com citologia semestral por 1 ano ou teste DNA-HPV também em 1 ano. Se ambos negativos, retornar ao controle na atenção básica. Se, no acompanhamento, houver persistência, agravamento ou teste HPV positivo, realizar nova colposcopia. O encaminhamento imediato à colposcopia se baseia na possibilidade de lesões mais graves, ao passo que a manutenção do acompanhamento citológico é fundamentada na história natural do HPV, com grande chance de regressão da lesão.

A realização do teste HPV em mulheres com LSIL apresenta especificidade crescente e sensibilidade elevada para detecção de NIC 2/3 e câncer em mulheres acima de 30 anos de idade, em que a prevalência do HPV é menor comparada com mulheres mais jovens.

O tratamento imediato com EZT (excisão de zona de transformação) não é recomendado pelo risco de sobretratamento. Normalmente se faz acompanhamento citológico até a normalização em dois exames. Se for mantido o resultado de LSIL, cabe continuar o acompanhamento até a normalização. Em caso de agravamento, manter conduta específica. E, em caso de persistência por 2 anos, realizar nova colposcopia.

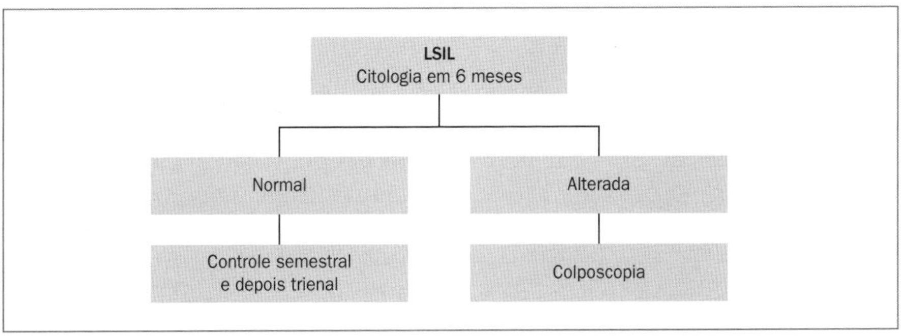

Figura 4 Fluxograma de recomendações para acompanhamento de mulheres com LSIL na citologia de acordo com as diretrizes brasileiras.

LSIL: lesão intraepitelial escamosa de baixo grau.

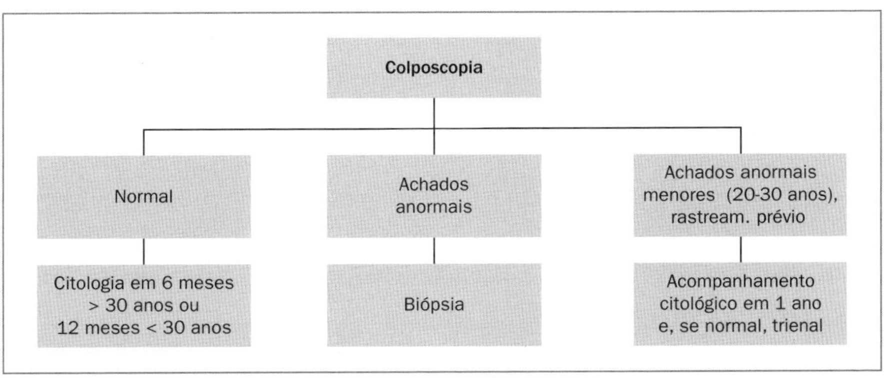

Figura 5 Fluxograma de recomendações para acompanhamento pós-colposcopia de mulheres com LSIL na citologia de acordo com as diretrizes brasileiras.

LSIL: lesão intraepitelial escamosa de baixo grau.

Lesão intraepitelial escamosa de alto grau (HSIL)

Achado citológico com alto índice de correspondência histológica (70 a 75%), presente em 9,1% dos exames alterados, em 1 a 2% das biópsias, o achado pode ser de câncer invasor.

O teste de DNA-HPV não é indicado, pois, como o HPV oncogênico pode ser detectado em praticamente 100% dos casos, o emprego do teste nestes casos só aumenta custos. Todos os casos devem ser encaminhados imediatamente para colposcopia e a repetição da citologia é inaceitável.

Aqui é possível o "ver e tratar", ou seja, excisão tipo 1 ou 2 sem biópsia previamente ao tratamento. Mas só pode ser realizada nas seguintes condições: mulheres acima de 25 anos ou mais, citologia de HSIL, colposcopia adequada com achados anormais maiores e restrita ao colo, zona de transformação (ZT) 1 ou 2, ausência de suspeita de invasão ou lesão glandular. Dessa forma, reduz-se tempo de tratamento, garantindo menos perda de acompanhamento.

Se a JEC for visível, mas com achados colposcópicos anormais menores ou suspeitos de lesão invasora, ou se o colposcopista não estiver seguro dos achados, realizar biópsia. Em caso de colposcopia com JEC não visível ou parcialmente visível (ZT tipo 3) e achados anormais maiores, pode-se realizar EZT tipo 3.

Em caso de JEC não visível e achados colposcópicos anormais menores, pode-se fazer a biópsia e o canal deve ser bem avaliado (escovado); caso a HSIL persista, realizar excisão tipo 3.

Se na colposcopia nada for detectado, afastar lesão vaginal e a revisão de lâmina pode ser solicitada. Na revisão de lâmina confirmando HSIL, colposcopia sem achados e JEC não visível, havendo realmente suspeita de lesão de alto grau ou invasão, dependendo da idade da paciente, a EZT tipo 3 pode ser realizada. Se o resultado da revisão for lesão de baixo grau ou normal, manter citologia e colposcopia a cada 6 meses até normalização. Caso a HSIL persista, realizar EZT (Figura 6).

Nas pacientes até 24 anos, ver e tratar é inaceitável. Deve-se fazer biópsia em achados colposcópicos maiores. Se NIC 2, o acompanhamento por 24 meses é preferível e, caso a lesão persista, o tratamento pode ser destrutivo (se lesão totalmente visível e ZT tipo 1) ou excisional. Se NIC 3, proceder ao tratamento excisional ou destrutivo (se lesão totalmente visível e ZT tipo 1), porém o acompanhamento semestral até a paciente completar 25 anos é aceitável.

Em gestantes, a biópsia só deve ser feita se houver suspeita de invasão. A conduta é reavaliação em 90 dias. Em imunossuprimidas, a conduta é a mesma das demais mulheres. O acompanhamento após tratamento de NIC 2/3 será anual para o resto da vida.

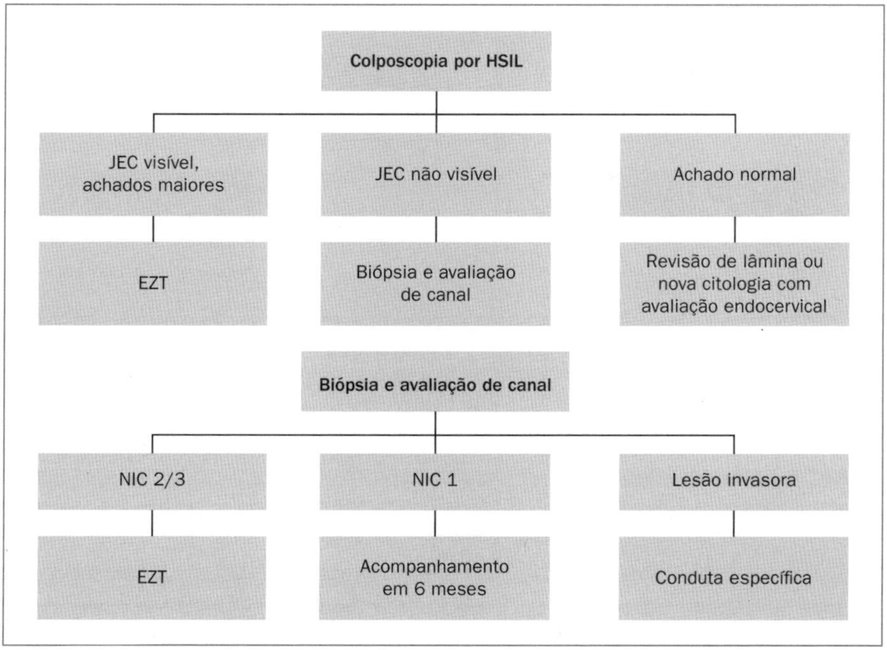

Figura 6 Fluxograma de recomendações para acompanhamento de mulheres com HSIL na citologia de acordo com as diretrizes brasileiras.
EZT: excisão de zona de transformação; HSIL: lesão intraepitelial escamosa de alto grau; JEC: junção escamocolunar; NIC: neoplasia intraepitelial cervical.

Lesão intraepitelial escamosa de alto grau, não sendo possível excluir microinvasão ou carcinoma epidermoide invasor

No sistema Bethesda, esta categoria existe apenas como alerta a ser mencionada em casos de HSIL, pois o diagnóstico de carcinoma microinvasor só é realizado em peça cirúrgica obtida por EZT ou conização com margens livres. Neste caso, as mulheres devem ser encaminhadas para colposcopia. Em caso de achados sugestivos de microinvasão, está indicada a biópsia. Em qualquer outra situação, está indicada a EZT conforme tipo de ZT (Figura 7).

Células glandulares atípicas (AGC) de significado indeterminado, possivelmente não neoplásicas, ou células glandulares atípicas de significado indeterminado quando não se pode excluir lesão intraepitelial de alto grau

A prevalência de lesões glandulares vem aumentando nas últimas décadas, passando de 5 para 25%, em relação ao carcinoma escamoso, e estão mais ligadas ao HPV 18. O uso rotineiro da coleta endocervical com escova tem contribuído também para o aumento do diagnóstico dessas lesões pré-invasivas.

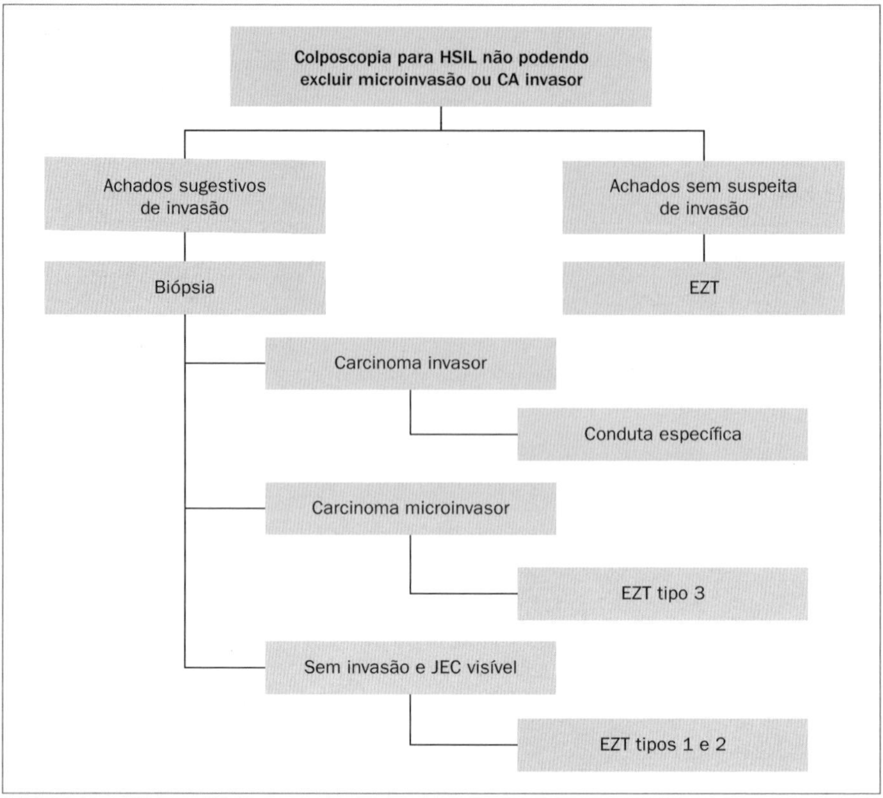

Figura 7 Fluxograma de recomendações para acompanhamento de mulheres com HSIL, não sendo possível excluir microinvasão ou carcinoma invasor na citologia, de acordo com as diretrizes brasileiras. EZT: excisão de zona de transformação; HSIL: lesão intraepitelial escamosa de alto grau; JEC: junção escamocolunar.

A colposcopia fica prejudicada pela topografia dessas lesões, muitas vezes dentro do canal ou no fundo das criptas glandulares.

Esses achados citológicos podem corresponder a neoplasia intraepitelial cervical (NIC), adenocarcinoma *in situ*, adenocarcinoma invasor do colo ou do endométrio e neoplasia extrauterina. Em mulheres abaixo de 40 anos, a chance de NIC 2/3 é elevada, encontrando-se associação em 15 a 56% dos casos, e acima de 40 anos, deve-se considerar a chance de adenocarcinoma invasor. A dificuldade do diagnóstico de lesões glandulares está no difícil acesso (canal endocervical), na frequente ausência de achados colposcópicos anormais e existência de lesões multifocais. Avaliação endometrial está indicada nas mulheres acima de 35 anos, ou nas mais jovens com sangramento anormal. Na persistência de AGC sem doenças uterinas ou extrauterinas, manter acompanhamento citológico e colposcópico semestral até a exclusão de doença pré-invasiva ou invasiva e, após 2 anos, voltar ao rastreio habitual (Figura 8).

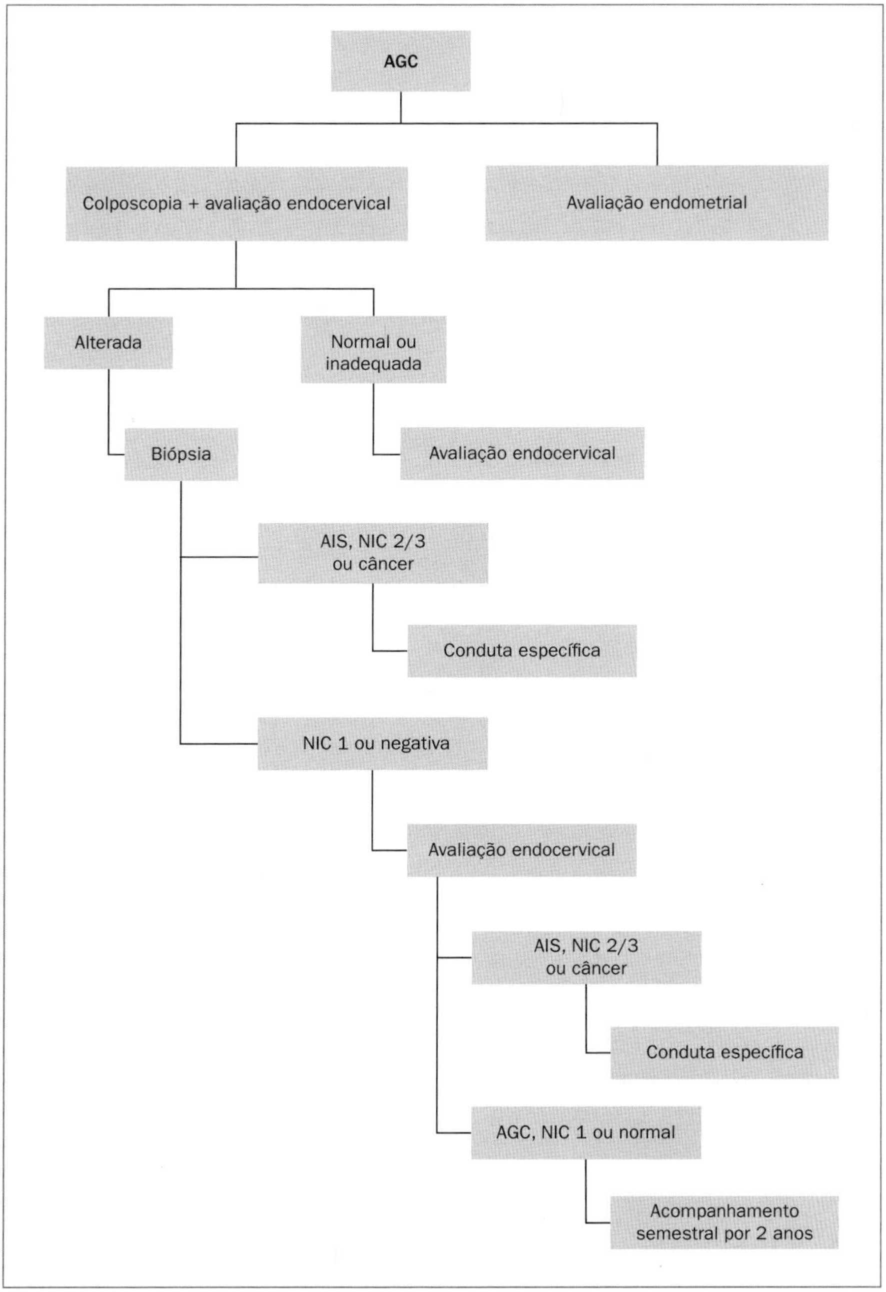

Figura 8 Fluxograma de recomendações para acompanhamento de mulheres com AGC na citologia de acordo com as diretrizes brasileiras.
AGC: células glandulares atípicas; AIS: adenocarcinoma *in situ*; NIC: neoplasia intraepitelial cervical.

Adenocarcinoma *in situ* (AIS) e invasor

O AIS tem uma prevalência baixa e pode coexistir com lesões escamosas em 50% dos casos. A concordância da citologia e biópsia de AIS ocorre em 48 a 69%. Cerca de 5 a 15% são multifocais, o que constitui uma grande dificuldade. Dessa forma, em uma conização com margens livres, não há garantia de que a paciente esteja tratada. Pode haver recorrência dessas lesões em torno de 20% dos casos.

Portanto, o que define a conduta final, de histerectomia ou não, é o fato de a paciente ter ou não a prole constituída. Todas as diretrizes orientam colposcopia imediata diante de uma citologia de AIS, e se houver achados sugestivos de invasão, realizar biópsia. Na ausência de invasão, está indicada a EZT tipo 3, sendo orientada avaliação endometrial em mulheres acima de 35 anos. A conduta final será definida pelo resultado anatomo patológico do cone e da avaliação endometrial, levando-se em conta o desejo da mulher de engravidar (Figura 9).

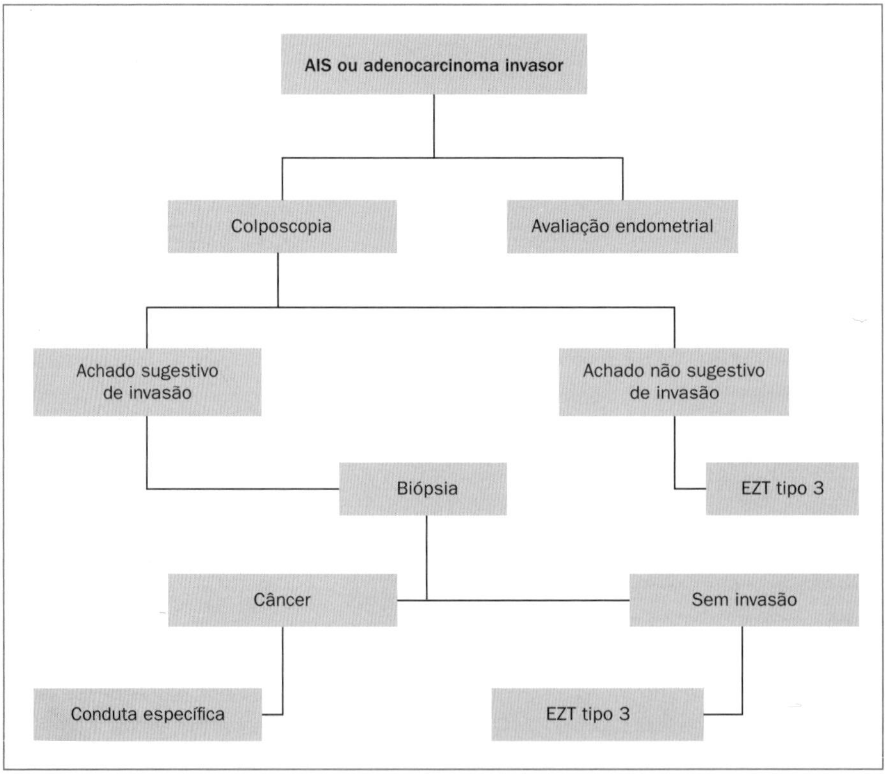

Figura 9 Fluxograma de recomendações para acompanhamento de mulheres com AIS ou adenocarcinoma invasor na citologia de acordo com as diretrizes brasileiras.

AIS: adenocarcinoma *in situ*; EZT: excisão de zona de transformação.

ORIENTAÇÕES GERAIS EM AMBULATÓRIO DE COLPOSCOPIA

As pacientes devem realizar sorologias para hepatites B e C, HIV e sífilis caso apresentem lesão de alto grau, lesões multifocais, multicêntricas e recidivas.

Em pacientes na pós-menopausa, orienta-se o uso vaginal de promestrieno 10 mg/g ou estriol 1 mg/g por 3 semanas e a realização do exame após 3 dias do término da medicação.

Colpites intensas devem ser tratadas antes da realização de colposcopia.

BIBLIOGRAFIA

Apgar BS, Kittendorf AL, Bettcher CM, Wong J, Kaufman AJ. Update on ASCCP consensus guidelines for abnormal cervical screening tests and cervical histology. Am Fam Physician. 2009;80(2):147-55.

Arbyn M, Roelens J, Simoens C, Buntinx F, Paraskevaidis E, Martin-Hirsch PP, Prendiville WJ. Human papillomavírus testing versus repeat cytology for triage of minor cytological cervical lesions. Cochrane Database Syst Rev. 2013;28(3):CD008054.

Brasil. Ministério da Saúde. Departamento de Informática do SUS. Sistema de Informação do Câncer de Colo do Útero (SISCOLO). [citado em 22 out. 2023]. Disponível em:<http://www2datasus.gov.br/DATASUS/index.php?area=060303>.

Brasil. Ministério da Saúde. Instituto Nacional de Câncer José Alencar Gomes da Silva; Dias MBK, Ribeiro CM, organizadoras. Parâmetros técnicos para o rastreamento do câncer do colo do útero. Rio de Janeiro: Inca; 2019.

Brasil. Ministério da Saúde. Secretaria de Vigilância em Saúde. Departamento de Doenças de Condições Crônicas e Infecções Sexualmente Transmissíveis. Protocolo Clínico e Diretrizes Terapêuticas para atenção integral às pessoas com infecções sexualmente transmissíveis (IST)/Ministério da Saúde, Secretaria de Vigilância em Saúde, Departamento de Doenças de Condições Crônicas e Infecções Sexualmente Transmissíveis. Brasília: Ministério da Saúde; 2020.

Cardial MFT, Campaner AB, Santos ALF, Speck NMG, Barbosa MTA, Martins CMR. Manual de diagnóstico e condutas em Patologia do trato genital inferior. Rio de Janeiro: Atheneu; 2018.

Diretrizes brasileiras para o rastreamento do câncer do colo do útero/Instituto Nacional de Câncer José Alencar Gomes da Silva. Coordenação de Prevenção e Vigilância. Divisão de Detecção Precoce e Apoio à Organização de Rede. 2. ed. rev. atual. Rio de Janeiro: Inca; 2016.

Dowlut-McElroy T, Higgins J, Williams KB, Strickland JL. Patterns of treatment of accidental genital trauma in girls. J Pediatr Adolesc Gynecol. 2018;31:19.

Fakhreldin M, Elmasry K. Improving the performance of reflex human papilloma virus (HPV) testing in triaging Women with atypical squamous cells of undetermined significance (ASCUS): a retrospective study in a tertiary hospital in United Arab Emirates (UAE). Vaccine. 2016; 34(6): 823-30.

Fernandes CE, Sá MFS. Tratado de ginecologia Febrasgo. Cervicites e uretrites. Rio de Janeiro: Elsevier; 2019.

Kesic V, Carcopino X, Preti M, Vieira-Baptista P, Bevilacqua F, Bornstein J, et al. The European Society of Gynaecological Oncology (ESGO), the International Society for the Study of Vulvovaginal Disease (ISSVD), the European College for the Study of Vulval Disease (ECSVD), and the European Federation for Colposcopy (EFC) consensus statement on the management of vaginal intraepithelial neoplasia. Int J Gynecol Cancer. 2023;33(4):446-61.

Linhares IM, Amaral RL, Robial R, Eleutério Jr. J. Vaginites e vaginoses. São Paulo: Federação Brasileira das Associações de Ginecologia e Obstetrícia (Febrasgo); 2018. (Protocolo Febrasgo – Ginecologia, no 24/Comissão Nacional Especializada em Doenças Infectocontagiosas).

Perkins RB, Guido RS, Castle PE, Chelmow D, Einstein MH, Garcia F, et al. 2019 ASCCP Risk-Based Management Consensus Guidelines for Abnormal Cervical Cancer Screening Tests and Cancer Precursors. J Low Genit Tract Dis. 2020;24:102-31.

Sloin MM, Karimian M, Ilbeigi P. Nonobstetric lacerations of the vagina. J Am Osteopath Assoc. 2006;106(5):271-3.

Sobel JD, Reichman O, Misra D, Yoo W. Prognosis and treatment of desquamative inflammatory vaginitis. Obstet Gynecol. 2011;117:850.

Speck NMG, Carvalho JP. Dossiê de estratégias do rastreamento do câncer de colo uterino no Brasil. São Paulo: Febrasgo; 2018.

Stoler MH, Wright TC Jr, Sharma A, Apple R, Gutekunst K, Wright TL; ATHENA (Addressing THE Need for Advanced HPV Diagnostics) HPV Study Group. ATHENA (Addressing THE Need for Advanced HPV Diagnostics) HPV Study Group. High-risk human papillomavirus testing in women with ASC-US cytology: results from the ATHENA HPV study. Am J Clin Pathol. 2011;135(3):468-75.

Wright TC Jr, Massad LS, Dunton CJ, Spitzer M, Wilkinson EJ, Solomon D; 2006 American Society for Colposcopy and Cervical Pathology-sponsored Consensus Conference. 2006 Consensus guidelines for the management of women with abnormal cervical cancer screening tests. Am J Obstet Gynecol. 2007;197:346-55.

Yang S, Zhang Y, Liu Y, Wang J, Chen S, Li S. Clinical significance and characteristics clinical differences of cytolytic vaginosis in recurrent vulvovaginitis. Gynecol Obstet Invest. 2017;82(2):137-43.

7

Doenças da vulva

Denise Gasparetti Drumond
Fernanda Souza Sampaio
Samuel Drumond Esperança

LIQUENS

Líquen escleroso

Diagnóstico

É essencialmente clínico. Baseia-se no achado de pequenas pápulas ou placas eritematosas achatadas, esbranquiçadas ou rosadas. O aspecto é apergaminhado. Quando acomete a região perianal, forma uma lesão típica "em 8" ou "em fechadura". Na doença avançada, há atrofia até o apagamento total da vulva. Vagina, hímen e colo uterino são poupados. Há perda da pigmentação cutânea (hipo/acromia). Pode haver comprometimento extragenital. A maior queixa é o prurido anogenital e cerca de 40% dos casos são assintomáticos.

A biópsia deve ser feita quando há dúvida diagnóstica ou suspeita de lesão pré-neoplásica ou câncer. Recomenda-se solicitar: hemograma, glicemia, fator antinuclear (FAN), anticorpos antitireoidianos, antitireoglobulina, antiperoxidase e antimicrossomais, TSH, T3 e T4 livre.

Tratamento

Propionato de clobetasol a 0,05% (0,5 mg/g) pomada, usando-se da seguinte forma com 30 g:

- Primeiro mês: 1 vez/dia.
- Segundo mês: aplicar em dias alternados.
- Terceiro mês: aplicar dois dias na semana.
- Posteriormente, manutenção da medicação quando necessária, não excedendo duas aplicações por semana.

Atenção: essas pacientes devem se manter sob acompanhamento clínico, em razão do risco de evolução maligna.

Líquen simples crônico

Diagnóstico

O diagnóstico é clínico, sendo o prurido a principal queixa. O círculo vicioso de coceira pode perpetuar o processo. O prurido tende a ser menos intenso durante o dia e mais acentuado à noite, causando insônia. Associado ao quadro, podem ocorrer ansiedade e depressão.

Na pele, observa-se um espessamento (liquenificação), que pode ser de cor branca, vermelha e marrom. Este problema afeta principalmente a área pilificada vulvar (grandes lábios). Podem ser encontradas feridas de arranhões, pelos quebrados, infecções secundárias, petéquias, úlceras e fissuras.

Tratamento

Deve-se evitar o uso de roupas apertadas e tecidos ásperos, protetores de calcinha, perfumes e desodorantes vulvares, lenços umedecidos, papel higiênico colorido ou com fragrâncias, óleos e géis de banho, bem como banhos muito quentes e amaciantes de roupas.

Medicamentos recomendados incluem:

- Propionato de clobetasol pomada 0,05% (0,5 mg/g): aplicar 1 a 2 vezes/dia por 2 semanas, depois 1 vez/dia por 4 semanas. Posteriormente, 2 a 3 vezes por semana por 8 semanas. Após esse período, utilizar conforme necessário.
- Hidroxizina: de 10 a 100 mg via oral à noite, começando com uma dose menor e ajustando conforme a necessidade.
- Amitriptilina: de 20 a 30 mg via oral à noite.

Infecções secundárias bacterianas e fúngicas devem ser tratadas adequadamente.

É importante destacar que as pacientes devem ser acompanhadas clinicamente, em razão do risco de evolução maligna.

Líquen plano

Diagnóstico

É uma doença inflamatória autoimune crônica. Na vulva, pode se apresentar de diversas formas, como erosivo, papuloescamoso, hipertrófico (raro) ou plano pilar. Os sinais podem ser constantes ou intermitentes. Uma minoria dos pacientes é assintomática ou oligossintomática. Os sintomas incluem dor, ardor, prurido, dispareunia, sinusiorragia e corrimento persistente.

No líquen plano erosivo (LPE) vulvar, são encontradas erosões eritematosas brilhantes com estrias brancas (estrias de Wickham) e alterações na arquitetura vulvar, como estenose do introito vaginal e perda dos pequenos lábios. Os principais sintomas incluem dispareunia, apareunia, dificuldade para urinar e disúria. O envolvimento anal é raro, enquanto o envolvimento vaginal ocorre em cerca de 70% dos casos. Na vagina, podem ocorrer descamação e erosões crônicas e observa-se uma vagina friável, com inflamação, exsudato seropurulento, corrimento serossanguíneo e, nos casos graves, sinéquias e aderências.

De acordo com a International Society for the Vulvovaginal Disease (ISSVD), para o diagnóstico de líquen plano erosivo (LPE), é necessário encontrar:

- Mácula ou placa vermelha brilhante bem demarcada, localizada no vestíbulo, pequenos lábios e/ou vagina.
- Lesão em epitélio escamoso não queratinizado.
- Infiltrado linfocitário em forma de faixa, junto ao epitélio.
- Danos na camada basal demonstrados como um padrão degenerativo (corpos apoptóticos, alteração vacuolar e/ou escamatização) e/ou padrão regenerativo (aumento da proporção núcleo-citoplasma, mitoses e diminuição da maturação epitelial).
- A esclerose está ausente.

Uma variante do LPE é a síndrome vulvovaginal-gengival, que afeta vulva, vestíbulo, vagina e boca, bem como outros locais adicionais, como mucosa nasal, esôfago, laringe, conjuntiva e uretra. No epitélio gengival, geralmente observam-se erosões, placas brancas com um padrão reticular esbranquiçado e rendado. As cicatrizes e estenoses vulvares e vaginais são causas importantes de morbidade a longo prazo. Essa síndrome é particularmente resistente ao tratamento, e a biópsia deve ser realizada na borda da lesão.

- Líquen plano papuloescamoso vulvar: são encontradas pequenas pápulas intensamente pruriginosas de cor violácea na pele queratinizada e na área perianal. A resolução das lesões frequentemente resulta em hiperpigmentação pós-inflamatória.
- Líquen plano hipertrófico vulvar: observam-se lesões hiperceratóticas e ásperas no períneo e na região perianal. Essas lesões podem assemelhar-se a neoplasia intraepitelial vulvar ou carcinoma espinocelular invasivo. Essa forma é rara, e a biópsia é mandatória para um diagnóstico preciso.

Tratamento

Propionato de clobetasol 0,05% (0,5 mg/g) pomada:

- Primeiro mês: 1 vez/noite.
- Segundo mês: noites alternadas.
- Terceiro mês: 1 a 2 vezes/semana.

Na maioria dos casos, é necessário manter a medicação 1 a 2 vezes por semana para reduzir a potência.

Opções de manutenção: valerato de betametasona a 0,01% ou acetato de hidrocortisona a 1%.

Para o quadro vaginal:

- Hidrocortisona 25 mg, óvulos vaginais, 2 vezes/dia por 2 meses e, na manutenção, 1 vez/semana.
- Se não houver melhora em 8 semanas, considerar o uso de corticosteroide sistêmico: prednisona oral 40 a 60 mg/dia por 4 a 6 semanas.

Outras opções em casos selecionados:

- Inibidores de calcineurina:
  - Tacrolimus tópicos: 0,03 a 0,1%, 2 vezes/dia por 3 meses e, na manutenção, 1 a 2 vezes por semana.
  - Pimecrolimus tópicos.
- Imunossupressores:
  - Micofenolato (500 mg, 2 vezes/dia).
  - Ciclosporina (3 mg/kg/dia).
  - Metotrexato (7,5 mg/semana).

Outras medidas:

- Banho de assento com água e pomada emoliente gordurosa.
- Triamcinolona intramuscular 1 mg/kg, dose única, por mês.
- Às vezes, é importante proteger a pele vulvar com óxido de zinco.

Importante: o acompanhamento deve ser feito a cada 6 meses, e sempre realizar biópsia em caso de suspeita de malignidade.

ÚLCERAS GENITAIS

Úlceras genitais sexualmente transmissíveis

Herpes genital

Diagnóstico

O diagnóstico é baseado na anamnese e no exame físico. Inicialmente, surgem lesões maculares ou papulares eritematosas na pele ou mucosa, que evoluem para vesículas que se rompem, dando origem a úlceras. As úlceras podem sofrer infecção secundária. Alguns sintomas, como linfadenopatia dolorosa, febre, mal-estar, mialgia e cefaleia, podem estar presentes. O primeiro episódio normalmente é mais prolongado (2 a 3 semanas na ausência de terapia antiviral) e pode ser mais grave. Após a infecção primária, as manifestações clínicas tendem a ser mais brandas e podem ser precedidas por prurido, sensação de "fisgadas", queimação e dor na região de quadris, genitália e pernas. Pacientes imunossuprimidos podem apresentar manifestações atípicas e úlceras de maior extensão.

Para o diagnóstico:

- Reação em cadeia de polimerase (PCR): detecta o DNA viral na lesão.
- Cultura, imunofluorescência e citologia (células de Tzanck) com o raspado da lesão.

Tratamento

O tratamento com antivirais é eficaz para redução da intensidade e duração dos episódios, quando iniciado precocemente. No local das lesões, podem-se utilizar compressas de solução fisiológica ou degermante em solução aquosa para higienização. O uso de analgésicos orais pode ser necessário.

- Primoinfecção: o tratamento deve ser iniciado o mais precocemente possível. Pode ser prolongado se a cicatrização estiver incompleta após 10 dias de terapia. Utiliza-se aciclovir 200 mg, 2 comprimidos via oral (VO), 3 vezes/dia, por 7 a 10 dias.
- Recidiva: o tratamento deve ser iniciado preferencialmente no período prodrômico (aumento de sensibilidade local, ardor, dor, prurido e hiperemia da região genital). Utiliza-se aciclovir 200 mg, 2 comprimidos VO, 3 vezes/dia, por 5 dias.
- Tratamento supressivo: utiliza-se aciclovir 200 mg, 2 comprimidos VO, 2 vezes/dia, por até seis meses, podendo o tratamento ser prolongado por até 2 anos.
- Em imunossuprimidos: utiliza-se aciclovir, 5 a 10 mg/kg de peso, EV, a cada 8 horas, por 5 a 7 dias, ou até resolução clínica.

Sífilis

Diagnóstico

Causada pelo *Treponema pallidum*, a sífilis primária é representada pelo cancro duro, que surge em média 3 semanas após a contaminação. É uma úlcera genital arredondada, geralmente única, indolor, com borda elevada e base limpa. Podem ocorrer adenopatias inguinais, que são não dolorosas, sem flutuação e não aderentes aos planos profundos. Para diagnóstico, utilizam-se:

- Microscopia de campo escuro.
- Sorologia treponêmica: a sorologia pode permanecer negativa na fase inicial da sífilis primária e positivar após 1 a 4 semanas do aparecimento do cancro. As primeiras reações a positivar são as treponêmicas. Portanto, os testes devem ser repetidos de 4 a 12 semanas após o teste inicial.
- Técnica de PCR.

Tratamento

O tratamento é realizado com penicilina benzatina, 2.400.000 UI intramuscular (IM) em dose única (dividida em 1.200.000 UI em cada nádega). Em pacientes alérgicas não gestantes, pode-se usar doxiciclina (100 mg, VO, 2 vezes/dia por 14 dias) e tetraciclina (500 mg, VO, 4 vezes/dia por 14 dias).

É importante realizar o tratamento das parcerias sexuais e notificar compulsoriamente.

Cancro mole

Diagnóstico

Causada pela bactéria *Haemophilus ducreyi,* o diagnóstico é clínico e laboratorial. Clinicamente, após uma incubação de 2 a 10 dias, surgem múltiplas úlceras genitais dolorosas, cuja base apresenta exsudato purulento e hemorrágico. Há também adenomegalias inguinais (bubões), que podem ser uni ou bilaterais, dolorosas e que podem apresentar flutuação com drenagem purulenta. Para o diagnóstico:

- Cultura para *Haemophilus ducreyi* a partir da úlcera ou do aspirado ganglionar.
- Negatividade da pesquisa de *Treponema pallidum* e do herpes simples no exsudato da lesão, além de sorologia negativa para sífilis.

Tratamento

Para o tratamento, utiliza-se azitromicina 1 g, VO, dose única, ou ciprofloxacina, comprimido de 500 mg VO, a cada 12 horas, por 3 dias, ou ceftriaxona, 250 mg, IM, dose única, ou eritromicina base, 500 mg, VO, 3 vezes/dia, por 7 dias. Além disso, é necessário promover analgesia e higiene das lesões.

Os bubões podem ser aspirados por agulha grossa, porém a drenagem cirúrgica não deve ser realizada, pois pode levar à formação de fístulas crônicas. É importante orientar o tratamento das parcerias sexuais.

Donovanose

Diagnóstico

A doença é causada pela bactéria *Klebsiella granulomatis* e tem diagnóstico clínico. Ela afeta principalmente a pele e mucosas das regiões genitais, virilha e ânus, levando ao surgimento de úlceras. Após 1 a 12 semanas, podem aparecer nódulos subcutâneos ou pápulas que evoluem para úlceras indolores e confluentes, causando destruição tecidual e sangramento. A infecção secundária é comum. O diagnóstico pode ser confirmado por meio de biópsia e coloração de Giemsa ou Wright, que identificam os corpos de Donovan, microrganismos em vacúolos nos macrófagos com forma semelhante a alfinetes de dama.

Tratamento

O tratamento é realizado com azitromicina, 1 g (comprimido) a cada 7 dias, durante 3 semanas ou até a completa remissão do quadro. Por sua baixa infectividade, não é necessário tratar as parcerias sexuais.

Linfogranuloma venéreo

Diagnóstico

Causada pela bactéria *Chlamydia trachomatis*, sorotipos L1, L2 e L3, a doença tem diagnóstico clínico e laboratorial. A lesão inicial pode aparecer após 3 a 30 dias do contato sexual, com o surgimento de uma pápula ou pústula genital que evolui para uma úlcera. Ela pode cicatrizar espontaneamente. É comum a presença de corrimento mucopurulento uretral ou cervical. Após 2 a 6 semanas, surgem adenomegalias inguinais unilaterais e dolorosas, com drenagem espontânea. Pode ocorrer o aparecimento de fístulas. Para diagnóstico, pode ser realizada cultura celular ou PCR do material obtido da úlcera.

Tratamento

O tratamento é realizado com doxiciclina 100 mg a cada 12 horas por 21 dias ou até a completa resolução do quadro. As parcerias sexuais devem ser tratadas. Pode ocorrer elefantíase.

ÚLCERAS GENITAIS NÃO INFECCIOSAS

Úlcera de Behçet

Diagnóstico

O diagnóstico é baseado nos achados clínicos de acordo com os critérios estabelecidos pelo The International Criteria for Behçet Disease (ICBD, 2013). O diagnóstico de doença de Behçet é confirmado quando o escore é ≥ 4 pontos. Os critérios incluem aftose genital (2 pontos), aftose oral (2 pontos), lesões oculares (2 pontos), lesões de pele (1 ponto), manifestações vasculares (1 ponto) e manifestações neurológicas (1 ponto). O teste de patergia, quando positivo, é considerado um ponto extra. As úlceras podem ser recorrentes e dolorosas.

Tratamento

Para o tratamento, utiliza-se valerato de betametasona a 0,1% (pomada) 2 vezes/dia por 1 a 2 semanas e promover-se higiene local. Em casos mais severos, pode ser necessário iniciar a prednisona 15 mg/dia e reduzir a dose até cessarem os sintomas, com avaliação da necessidade de acompanhamento multidisciplinar.

Doença de Crohn

Diagnóstico

A doença de Crohn extragenital se manifesta geralmente com uma úlcera linear vulvar que se assemelha a um corte de faca, acompanhada de dor, edema e eritema. A anamnese tende a mostrar outras queixas relacionadas ao aparelho digestivo. A doença gastrintestinal pode promover o aparecimento de fístulas e fissuras. O estudo histológico por biópsia pode auxiliar no diagnóstico.

Tratamento

O tratamento de primeira linha envolve prednisona 60 mg/dia em dose decrescente, além de antibióticos como ciprofloxacina e metronidazol. Como segunda linha, pode-se usar o imunossupressor azatioprina em doses de 1 mg/kg/dia, aumentando para 2 mg/kg/dia após 6 semanas, com acompanhamento dos parâmetros laboratoriais. Em caso de falha do tratamento convencional, a terapia biológica é uma opção eficaz, com apenas 15% de refratariedade (utilização de medicamentos como infliximabe e ustecinumabe). O acompanhamento multidisciplinar é fundamental.

Úlcera de Lipschultz

Diagnóstico

O diagnóstico é clínico e envolve a observação de úlceras dolorosas, únicas ou múltiplas, com necrose em sua base, que podem surgir após um quadro infeccioso (causado por vírus Epstein-Barr, *influenza*, citomegalovírus, micoplasma, *Streptococcus* do grupo A, *Salmonella* e Sars-CoV-2) ou uso de antibióticos.

Tratamento

O tratamento envolve a realização de banhos de assento com solução de permanganato de potássio na diluição de 1:4.000 mL e o uso de pomada de propionato de clobetasol a 0,05% (0,5 mg/g), 1 a 2 vezes/dia, até a melhora clínica.

Hidradenite supurativa

Diagnóstico

O diagnóstico é baseado na clínica, com a observação de nódulos que evoluem para abcessos, ulcerações e cicatrizes hipertóficas, com destruição da arquitetura vulvar. As glândulas sudoríparas apócrinas podem ser afetadas na vulva, monte pubiano, nádegas e axilas.

Tratamento

O tratamento varia de acordo com a gravidade. Para lesões superficiais, recomenda-se o uso de gel de clindamicina a 1% 2 vezes/dia por até 90 dias. Para casos com doença localizada e lesões difusas, pode-se utilizar tetraciclina VO, 500 mg a cada 12 horas por até 90 dias, com a possibilidade de repetir o ciclo de tratamento. Em casos moderados a graves, com presença de cicatrizes e fístulas, recomenda-se clindamicina 300 mg + rifampicina 300 mg VO a cada 12 horas por 10 semanas, com a possibilidade de repetir o ciclo de tratamento. Outras opções terapêuticas incluem imunobiológicos, corticosteroide tópico ou intralesional, *laser* de CO_2 e excisão cirúrgica.

Neoplasia intraepitelial vulvar

As lesões intraepiteliais escamosas de baixo grau (LIEBG-LSIL) têm um potencial de malignidade irrelevante e são referidas como neoplasia intraepitelial vulvar (NIV) 1, condiloma plano ou efeitos citopáticos da infecção pelo HPV de baixo risco (6 e 11). As lesões intraepiteliais escamosas de alto grau (LIEAG-HSIL), anteriormente classificadas como NIV 2, 3 ou tipo usual, estão intimamente relacionadas à infecção persistente pelo HPV de alto risco e a fatores de risco (como tabagismo e imunossupressão). Elas têm um baixo potencial evolutivo para câncer, menor que 20%. A lesão intraepitelial vulvar diferenciada (LIV-D) representa um espectro de desordens proliferativas da vulva que não estão associadas à infecção pelo HPV. A LIV-D está relacionada a dermatoses inflamatórias crônicas, como o líquen escleroso, e tem um potencial para malignidade de 20 a 30%.

Diagnóstico

O diagnóstico é baseado em exame clínico e biópsia.

Lesões intraepiteliais vulvares de alto grau

Apresentam-se como pápulas ou máculas, hiper ou hipocrômicas, cinzentas ou marrons, e às vezes como placas verrucosas. Essas lesões ficam brancas ao ácido acético a 5%. Geralmente surgem em áreas sem pelos, são frequentemente multicêntricas e multifocais. Em 50% dos casos, coexistem com neoplasia intraepitelial cervical, neoplasia intraepitelial vaginal ou câncer do trato genital inferior. A análise histopatológica confirma a presença de displasia acentuada do epitélio escamoso, sem invasão estromal. A imuno-histoquímica pode apresentar positividade para a proteína p53.

Lesões intraepiteliais vulvares diferenciadas

Essas lesões geralmente ocorrem em mulheres com mais de 60 anos. Apresentam-se como placas hiperqueratóticas, pápulas ou nódulos na pele vulvar (áreas com pelos). Geralmente são unilaterais e unifocais e não mudam com a aplicação do ácido acético. A análise histopatológica revela alterações citológicas diferenciadas no epitélio escamoso, como hiperqueratose, paraceratose e acantose, juntamente com um infiltrado inflamatório crônico. A imuno-histoquímica pode apresentar positividade para a proteína p53 em mais de 80% dos casos.

Tratamento (lesão intraepitelial de alto grau vulvar)

O tratamento visa prevenir o desenvolvimento de carcinoma escamoso vulvar, aliviar os sintomas e manter a arquitetura vulvar. Portanto, diferentes formas de tratamento podem ser realizadas, incluindo:

- Excisão cirúrgica da lesão com margem (bisturi, alça de radiofrequência ou *laser*). Para casos selecionados, pode-se optar por vulvectomia.
- Terapia ablativa.
- Tratamento tópico.

Recomenda-se a realização de excisão cirúrgica da lesão nos casos de possível doença invasiva (lesão elevada, ulcerada ou com bordas irregulares). A abordagem cirúrgica também deve ser considerada se houver fatores de risco para doença invasiva, como lesão intraepitelial de alto grau vulvar anterior, imunossupressão ou líquen escleroso. Pacientes com lesões focais únicas também devem preferencialmente ser submetidas à excisão da lesão. Para pacientes com lesões multifocais ou que envolvam áreas críticas, como clitóris, uretra, ânus ou introito vaginal, a terapia ablativa com *laser* de CO_2 ou radiofrequência pulsada deve ser preferida. O imiquimode a 5% (*off-label*) pode ser usado em pacientes cuidadosamente selecionados (p. ex., pacientes com lesões clitorianas) que desejam evitar excisão e ablação, desde que possam seguir um longo curso de tratamento. Deve-se aplicar uma fina camada de creme de 3 a 5 vezes por semana ou em dias alternados, com duração total de 16 semanas. O ácido tricloroacético a 70 a 80% pode ser utilizado em lesões focais e pequenas, enquanto o 5-fluorouracil em creme a 5% (2 vezes/semana por 6 a 10 semanas) pode ser uma boa opção para pacientes imunossuprimidas. É fundamental realizar um acompanhamento clínico rigoroso, independentemente do tratamento oferecido.

Lesões intraepiteliais vulvares diferenciadas

Em virtude da potencial agressividade dessas lesões, uma abordagem terapêutica mais assertiva e detalhada é necessária. Normalmente, opta-se por excisão cirúrgica com margem de segurança de 1 cm em profundidade de 1 mm (lesões mucosas) e 3 mm (pele). Deve-se realizar um rigoroso acompanhamento clínico após o tratamento.

ECZEMAS VULVARES

Dermatite de contato vulvar

A dermatite de contato vulvar (DCV) é uma reação inflamatória da pele da vulva a um irritante ou alérgeno. Ela pode ser classificada como dermatite de contato irritante (DCI), desencadeada por substâncias irritantes (como sabonetes, fezes e urina), ou dermatite de contato alérgica (DCA), uma reação de hipersensibilidade tardia a um alérgeno específico (como medicamentos tópicos, roupa íntima, espermicidas, perfume, talco e amaciante de roupa). O diagnóstico é clínico e envolve a observação de placas eritemato descamativas simétricas. O primeiro passo é identificar e eliminar o agente causal. O tratamento principal para ambas as condições é tópico, geralmente envolvendo corticosteroides. O tratamento com pomada de hidrocortisona a 1% (quando não há liquenificação) ou pomada de clobetasol a 0,05% (em caso de liquenificação) envolve a aplicação 2 vezes/dia por 15 dias, seguida de 1 vez/dia por mais 15 dias, com reavaliação do quadro. Para casos mais extensos, a prednisona 20 mg ao dia por 5 a 7 dias pode ser considerada.

Dermatite atópica vulvar

A dermatite atópica é uma doença inflamatória da pele comum, frequentemente associada a uma tendência familiar para condições atópicas. Ela se manifesta com lesões eczematosas agudas ou crônicas muito pruriginosas e pode incluir escoriações, hiper ou hipopigmentação local. O tratamento envolve a eliminação de irritantes, como lenços umedecidos, o uso de óxido de zinco para reduzir o contato da pele com urina e fezes, e o uso de pomada de hidrocortisona a 1% (quando não há liquenificação) ou pomada de clobetasol a 0,05% (em caso de liquenificação), aplicadas 2 vezes/dia por 15 dias, seguidos de 1 vez/dia por mais 15 dias, com reavaliação do quadro. A pomada de tacrolimus a 0,1% (para maiores de 15 anos) e 0,03% (para menores de 15 anos) também pode ser aplicada em uma fina camada nas áreas afetadas 2 vezes/dia até 30 dias, com reavaliação do quadro.

Dermatite seborreica vulvar

A dermatite seborreica é um distúrbio inflamatório crônico que geralmente envolve áreas do corpo ricas em glândulas sebáceas, como couro cabeludo, face, axila, virilha e parte superior do tronco. O envolvimento da vulva é incomum, e as lesões são eritematosas, mal definidas e descamativas. O tratamento envolve o uso de pomada de hidrocortisona a 1% em creme (casos agudos) ou pomada (casos crônicos), aplicadas 2 vezes ao dia por 15 dias, seguidas de 1 vez ao dia por mais 15 dias, com reavaliação do quadro. Uma alternativa é a associação de betametasona (0,64 mg) e cetoconazol (20 mg) em creme (casos agudos) ou pomada (casos crônicos), aplicada 2 vezes ao dia por 15 dias, seguida de 1 vez ao dia por mais 15 dias, com reavaliação do quadro.

Psoríase

A psoríase aparece como lesões vermelhas bem demarcadas que se elevam acima da pele normal circundante. Escamas prateadas, comumente observadas na psoríase, podem ser vistas no monte pubiano. A psoríase invertida é a forma mais frequente de apresentação na vulva. A presença de lesões psoriásicas típicas em outras áreas do corpo sugere o diagnóstico. Uma biópsia de pele pode ser realizada para confirmação. O tratamento envolve o uso de creme de calcipotriol 0,005%, aplicado em fina camada nas áreas afetadas 2 vezes/dia, e creme de betametasona 0,1%, aplicado 1 vez/dia até a resolução dos sintomas. Esses tratamentos ajudam a controlar a proliferação das células da pele e a inflamação associada à psoríase.

Vitiligo vulvar

O vitiligo é uma doença cutânea adquirida de etiologia complexa e multifatorial, caracterizada pela perda de melanócitos, resultando em áreas despigmentadas na pele. Apresenta-se como manchas planas, brancas e com margens bem definidas que podem se expandir centrifugamente. Não há escamas ou mudança de textura. As bordas da pele branca podem ser hiperpigmentadas. Surge em outras áreas, como axilas, dorso das mãos, cotovelos, joelhos e face. É geralmente assintomático, mas algumas mulheres podem relatar leve prurido, desconforto ou sensação de queimação.

Tratamento

Não há tratamento eficaz para vitiligo vulvar.

INFECÇÕES VULVARES

Infecções virais

Molusco contagioso

- Diagnóstico: é clínico, marcado pela presença de pápulas medindo 2 a 5 mm com superfície brilhante e umbilicação central. O exame histopatológico é raramente necessário para confirmar o diagnóstico.
- Tratamento:
  - Curetagem das lesões.
  - Ácido tricloroacético a 30 a 50%, 1 vez por semana até o desaparecimento das lesões.
  - Crioterapia com nitrogênio líquido.
  - Hidróxido de potássio a 5% em solução.
  - Imiquimode creme 5%, 3 vezes por semana, em dias alternados.

Condiloma acuminado

- Diagnóstico: pode ser clínico, com a presença de pápulas ou placas, únicas ou múltiplas, podendo proliferar no formato de couve-flor. Pode afetar toda a região vulvar e perianal. A biópsia para estudo histopatológico deve ser realizada quando há dúvida diagnóstica.
- Tratamento:
  - Imiquimode 5% creme: três aplicações semanais (p. ex., segundas, quartas e sextas) à noite, sobre a lesão. A duração usual do tratamento é de 4 a 16 semanas. Importante lembrar que a área tratada deve ser lavada com água e sabão de 6 a 10 horas após a aplicação.
  - Podofilotoxina creme a 0,15%: aplicar 2 vezes/dia sobre as lesões durante 3 dias. O retorno à medicação pode ocorrer após 4 dias. Repetir a aplicação por 4 ciclos, se necessário.
  - Ácido tricloroacético de 70 a 90%: aplicar 1 vez a cada 7 dias.
  - Criocirurgia com nitrogênio líquido: aplicações a cada 15 dias.
  - 5-fluorouracil (creme a 5%): pode ser usado em pacientes imunossuprimidas, com lesões multicêntricas e multifocais.

Pacientes com lesões extensas devem ser submetidas a terapias cirúrgicas, ablativas e excisionais. Os condilomas podem ser retirados com bisturi, eletrocauterização, *laser* (CO_2, argônio, Yag, di-iodo e érbio). A taxa de recidiva é alta e é a mesma para os tratamentos cirúrgicos ou tópicos.

Infecções fúngicas

Cândida

Diagnóstico

É clínico, caracterizado por prurido, edema, eritema vulvar e fissuras que podem aparecer em toda a vulva. O corrimento vaginal pode estar presente e é caracterizado por coloração que pode variar de branca a amarelo-esverdeada, com aspecto grumoso e aderido à parede vaginal. A microscopia direta é considerada o principal meio de diagnóstico das infecções fúngicas, pela visualização de pseudo-hifas, podendo ser realizada a fresco ou pelo método da coloração de Gram.

Tratamento

O tratamento pode ser dividido em tópico ou oral:

- Tratamento oral:
  - Fluconazol 150 mg, dose única.
  - Cetoconazol 200 a 400 mg/dia por 5 dias.
  - Itraconazol 200 mg 2 vezes/dia por 1 ou 3 dias.
- Tratamento tópico:
  - Recomenda-se creme de clotrimazol 1% por 5 dias ou creme de clotrimazol 2% por 3 dias, ou óvulo vaginal de 100 mg por 7 dias.
  - Miconazol creme 2% pode ser usado por 7 dias ou miconazol creme 4% por 3 dias. O óvulo vaginal de miconazol pode ser usado na dose de 100 mg por 7 dias ou 200 mg por 3 dias ou 1.200 mg, dose única.
  - Tioconazol 6,5% e butaconazol 2% podem ser usados como dose única, no formato de creme vaginal.
  - Terconazol creme 0,4% pode ser usado por 7 dias, 0,8% por 3 dias, ou óvulo vaginal na dose de 80 mg por 3 dias.
  - Fenticonazol creme deve ser usado por 7 dias ou no formato de óvulo como dose única.
  - Nistatina em formato de creme também pode ser usada por 12 dias.

Para quadros de candidíase de repetição, deve-se prescrever fluconazol 150 mg a cada 72 horas por 3 vezes; após esse período, manter essa dose 1 vez por semana por 6 meses. Quando a infecção for por *Candida* não *albicans*, ou em casos de pacientes diabéticas ou imunossuprimidas, o ácido bórico 600 mg em formato de óvulo pode ser usado por 14 dias.

Tinea cruris

Diagnóstico

É clínico, caracteriza-se por áreas eritematosas, maceradas, com bordas elevadas e descamativas, acompanhadas de pústulas e vesículas, com prurido e ardor.

Pode acometer vulva, região perianal ou pregas inguinais. Outras regiões, como cabelo e unhas, também podem apresentar essa infecção. Pacientes obesas, diabéticas ou imunossuprimidas são mais propensas a desenvolver essas infecções. A microscopia do raspado da borda da lesão pode confirmar o diagnóstico, e a cultura também pode ser realizada.

Tratamento

Creme tópico de clotrimazol 1%, cetoconazol 2%, ou miconazol 2% podem ser usados 2 vezes/dia. Em lesões maiores, pode-se usar tratamento oral com terbinafina 250 mg/dia, itraconazol 200 mg/dia por 7 dias, e fluconazol 150 mg/semana por 2 a 4 semanas.

Infecções bacterianas

Os principais agentes são as bactérias dos gêneros *Staphylococcus* e *Streptococcus*. As lesões mais comuns são foliculite e furunculose.

- Diagnóstico: é baseado na história clínica e no exame físico.
- Tratamento: antibióticos tópicos como mupirocina 2% e clindamicina, ou antibióticos orais como cefalexina (250 a 500 mg a cada 6 horas), sulfametoxazol/trimetoprima (1 a 2 comprimidos a cada 12 horas), clindamicina (300 a 450 mg a cada 6 horas), e doxiciclina (100 mg a cada 12 horas).

Doença de Paget vulvar

A doença de Paget vulvar é classificada em primária (cutânea) e secundária (não cutânea).

Doença de Paget vulvar primária

- Doença de Paget como neoplasia intraepitelial primária (carcinoma *in situ*).
- Doença de Paget como neoplasia intraepitelial com invasão.
- Doença de Paget como manifestação de adenocarcinoma primário subjacente do apêndice cutâneo ou da glândula vulvar subcutânea.

Doença de Paget vulvar secundária

- Doença de Paget secundária a adenocarcinoma anal ou retal.
- Doença de Paget secundária a neoplasia urotelial.
- Doença de Paget secundária a adenocarcinoma ou tumores relacionados de outros locais.

Diagnóstico

É feito com exame histopatológico, sendo muito importante a realização de biópsia em qualquer "dermatose" crônica da região vulvar ou perianal que não melhora com o tratamento instituído. Isso ocorre em razão da raridade da doença e de sua aparência inespecífica, que pode fazer o diagnóstico diferencial com outras condições dermatológicas, como doença de Bowen, dermatite seborreica, psoríase, dermatomicoses, líquen escleroso, linfoma cutâneo, entre outras. A doença de Paget vulvar se manifesta com lesões eritematosas bem circunscritas, ou placas eritematosas com hiper ou hipopigmentação. As lesões também podem ser descamativas ou erosivas. No caso de doença de Paget vulvar secundária, deve ser feita investigação de outras neoplasias associadas, como carcinoma colorretal e urotelial, uma vez que existe disseminação epidermotrópica de células malignas.

Tratamento

O tratamento cirúrgico é o mais indicado, mas deve-se considerar também que, mesmo após cirurgia bem-sucedida, há alta taxa de recidiva por sua característica multifocal, formato irregular e limites imprecisos com presença de tumor em áreas clinicamente indetectáveis. A cirurgia também é o tratamento padrão-ouro para os casos de recidivas locais, tornando-se um tratamento mutilante para a paciente e prejudicando sua qualidade de vida. Os tratamentos conservadores estão se tornando atraentes, uma vez que diminuem a morbidade da doença. O imiquimode creme 2 a 3 vezes por semana com duração de 2 a 54 semanas pode ser utilizado. Pacientes submetidas à exérese cirúrgica com margens comprometidas podem usar a medicação 2 vezes por semana por 3 meses. A radioterapia também pode ser utilizada como método conservador.

BIBLIOGRAFIA

American Academy of Dermatology. Atopic dermatitis clinical guideline [citado em 10 jun. 2023]. Disponível em: https://www.aad.org/practice-tools/quality-care/clinical-guidelines/atopic-dermatitis.

American College of Obstetricians and Gynecologists' Committee on Practice Bulletins. Gynecology. Diagnosis and Management of Vulvar Skin Disorders: ACOG Practice Bulletin. Obstet Gynecol 2020;(224):136:e1.

Bornstein J, Bogliatto F, Haefner HK Stockdale CK, Preti M, Bohl TG, Reutter J; ISSVD Terminology Committee. The 2015 International Society for the Study of Vulvovaginal Disease (ISSVD) Terminology of Vulvar Squamous Intraepithelial Lesions. J Low Genit Tract Dis 2016; 20:11.

Brasil. Ministério da Saúde. Secretaria de Vigilância em Saúde. Departamento de Doenças de Condições Crônicas e Infecções Sexualmente Transmissíveis. Protocolo Clínico e Diretrizes Terapêuticas para Atenção Integral às Pessoas com Infecções Sexualmente Transmissíveis (IST)/Ministério da Saúde, Secretaria de Vigilância em Saúde, Departamento de Doenças de Condições Crônicas e Infecções Sexualmente Transmissíveis. Brasília: Ministério da Saúde; 2020.

Caruso G, Barcellini A, Mazzeo R, Gallo R, Vitale MG, Passarelli A, Mangili G, et al. Vulvar Paget's disease: a systematic review of the MITO Rare Cancer Group. Cancers. 2023;15(6):1803.

Day T, Wilkinson E, Rowan D, Scurry J; ISSVD Difficult Pathologic Diagnoses Committee*. Clinicopathologic diagnostic criteria for vulvar lichen planus. J Low Genit Tract Dis. 2020; 24(3):317-29.

Drumond DG, Speck NMG, Silva Filho AL, Fernandes CE, editores. Atlas de doenças da vulva: diagnóstico e tratamento. Barueri: Manole; 2023.

Edey KA, Allan E, Murdoch JB, Cooper S, Bryant A. Interventions for the treatment of Paget's disease of the vulva. Cochrane Database Syst Rev. 2019;6.

Ezzedine K, Whitton M, Pinart M. Interventions for vitiligo. JAMA. 2016;316:1708.

Frauches DO, Siqueira CCM, Mata TFD. Tratamento de molusco contagioso em crianças: uma revisão sistemática de literatura. Rev Bras Med Fam Comunidade. 2017;12(39):1-12.

Maghfour J, Maibach H. Are topical corticosteroids effective for chronic irritant contact dermatitis? Dermatitis. 2021;32:e148.

Nowicka D, Grywalska E. Staphylococcus aureus and host immunity in recurrent furunculosis. Dermatology. 2019;235(4):295-305.

Sawada M, Kato J, Yamashita T, Yoneta A, Hida T, Horimoto K, et al. Imiquimod 5% cream as a therapeutic option for extramammary Paget's disease. J Dermatol. 2018;45(2):2016-9.

Thuijs NB, van Beurden M, Bruggink AH, Yoneta A, Hida T, Horimoto K, Steenbergen RDM, Berkhof J, Bleeker MCG. Vulvar intraepithelial neoplasia: Incidence and long-term risk of vulvar squamous cell carcinoma. Int J Cancer. 2021;148:90.

Trutnovsky G, Reich O, Joura EA, Holter M, Ciresa-König A, Widschwendter A, et al. Topical imiquimod versus surgery for vulvar intraepithelial neoplasia: a multicentre, randomised, phase 3, non-inferiority trial. Lancet. 2022;399:1790.

Young PA, Gui H, Bae GH. Prevalence of contact allergens in natural skin care products from US commercial retailers. JAMA Dermatol. 2022;158(11):1323-5.

8

Uroginecologia

Luzia Ribeiro Nasser Salomão
Luiz Geraldo de Carvalho Letayf
Fernanda Polisseni

PROLAPSO GENITAL

A Sociedade Internacional de Continência (International Continence Society – ICS) e a Sociedade Internacional de Uroginecologia (International Urogynecological Association – IUGA) definem prolapso dos órgãos pélvicos como o descenso da parede vaginal anterior e/ou posterior e do ápice da vagina (útero ou cúpula vaginal em mulheres histerectomizadas). Os sintomas podem ocorrer em qualquer idade, mas têm seu pico entre 70 e 79 anos, sendo a disfunção do assoalho pélvico mais importante em idosas, afetando até 50% das mulheres nessa época da vida.

Diagnóstico

O prolapso genital é diagnosticado por meio da história clínica e do exame pélvico, utilizando o sistema de classificação POP-Q (*pelvic organ prolapse quantification*) ou Baden-Walker. A ultrassonografia bidimensional (transabdominal, transperineal ou translabial, introital e transvaginal) pode ser solicitada para avaliar mobilidade/descenso do colo vesical, afunilamento uretral, resíduo pós-miccional, anormalidades da bexiga ou uretra, descenso dos órgãos pélvicos, avaliação dos músculos do assoalho pélvico, baloneamento do hiato genital e avulsão do levantador do ânus. Este último parâmetro tem se mostrado um preditor do surgimento dos prolapsos, bem como do sucesso dos tratamentos cirúrgicos.

A ressonância magnética permite avaliar estruturas ligamentares e musculares com detalhes, e o formato dinâmico permite usar linhas de delimitação da posição das vísceras pélvicas, como a linha pubococcígea (traçada da margem inferior da sínfise púbica até a junção coccígea).

A ressonância magnética dinâmica pode ter maior valor diagnóstico em pacientes com defeitos do compartimento apical e posterior, onde a presença de enterocele é suspeita, mas não certa ao exame físico. Também pode ser útil quando os sintomas dos pacientes excedem os achados do exame físico.

A defecografia relaciona-se com a anatomia anorretal e distúrbios da evacuação retal, mostrando-se superior ao exame físico na distinção entre retocele e enterocele.

Exame físico

Equipamentos para o exame:

- Espéculo com lâmina única para avaliação das paredes vaginais e compartimento apical.
- Régua, cotonete grande ou pinça marcada com espaços de 1 cm para fazer as medições do sistema POP-Q.

Posicionamento da paciente:

- Litotomia dorsal: deve ser realizada a manobra de Valsalva para se observar a área genital (Figura 2).
- Ortostática: a paciente coloca um pé em posição mais elevada (em um banco, por exemplo), e a área genital é exposta e observada durante o exame.

É importante documentar qualquer episódio de incontinência urinária, fecal ou flatal que ocorra durante o exame.

Quaisquer achados, como lesões cutâneas ou mucosas, devem ser anotados e avaliados adequadamente.

As principais etapas do exame físico encontram-se enumeradas na Figura 1 e a inspeção visual na Figura 2.

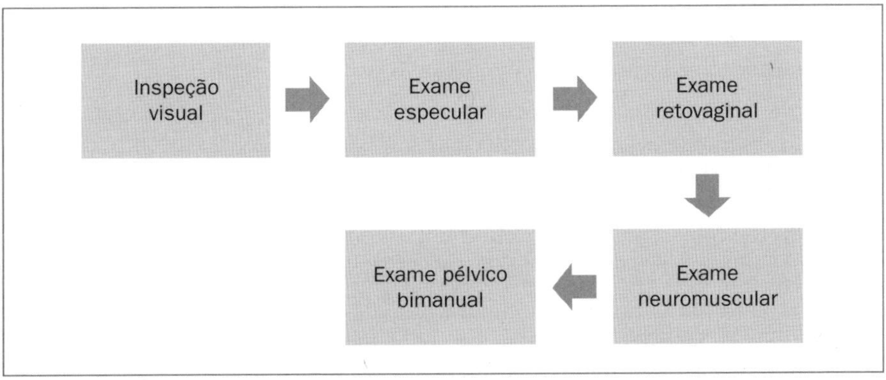

Figura 1 Exame físico.

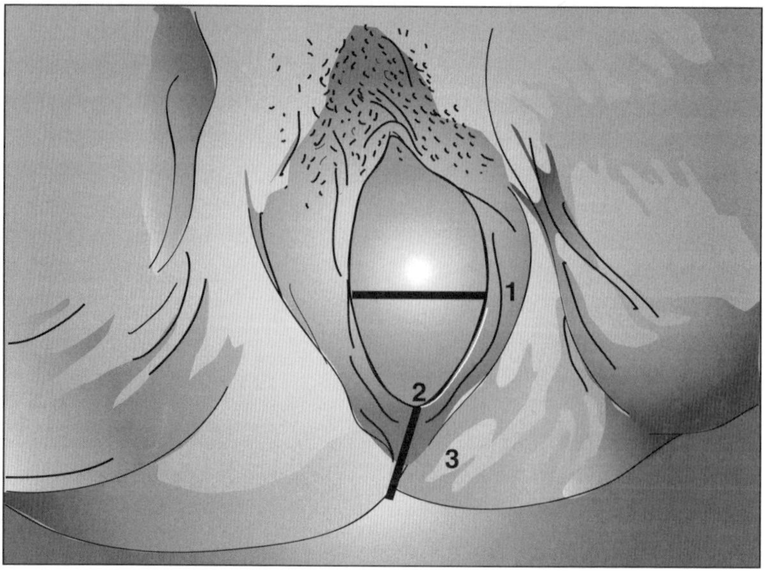

Figura 2 Inspeção visual.

1. Diâmetro transversal do hiato genital. 2. Protrusão das paredes vaginais ou colo do útero para além do introito. 3. Comprimento e condição do períneo.

Fonte: adaptada de Pelvic organ prolapse in women: diagnostic evaluation. UpToDate, agosto de 2021.

Exame especular e bimanual

1. Prolapso apical (colo do útero ou abóbada vaginal): um espéculo é inserido na vagina e retirado lentamente, observando qualquer descida do ápice.
2. Parede vaginal anterior: a lâmina anterior de um espéculo é introduzida na vagina, com uma leve pressão na parede vaginal posterior, para isolar a visualização da parede vaginal anterior.
3. Parede vaginal posterior: a lâmina posterior do espéculo faz pressão suave na parede vaginal anterior para avaliar a parede posterior.

É preferível utilizar os termos prolapso de parede vaginal anterior, posterior e apical em vez dos termos cistocele, retocele e enterocele, uma vez que a topografia vaginal não prediz com segurança a localização das vísceras associadas em mulheres com prolapso. O exame bimanual é realizado para avaliar quaisquer anormalidades pélvicas coexistentes. A classificação dos prolapsos genitais pode ser realizada por meio do sistema POP-Q (Figuras 3 e 4, Tabela 1) ou do sistema Baden-Walker.

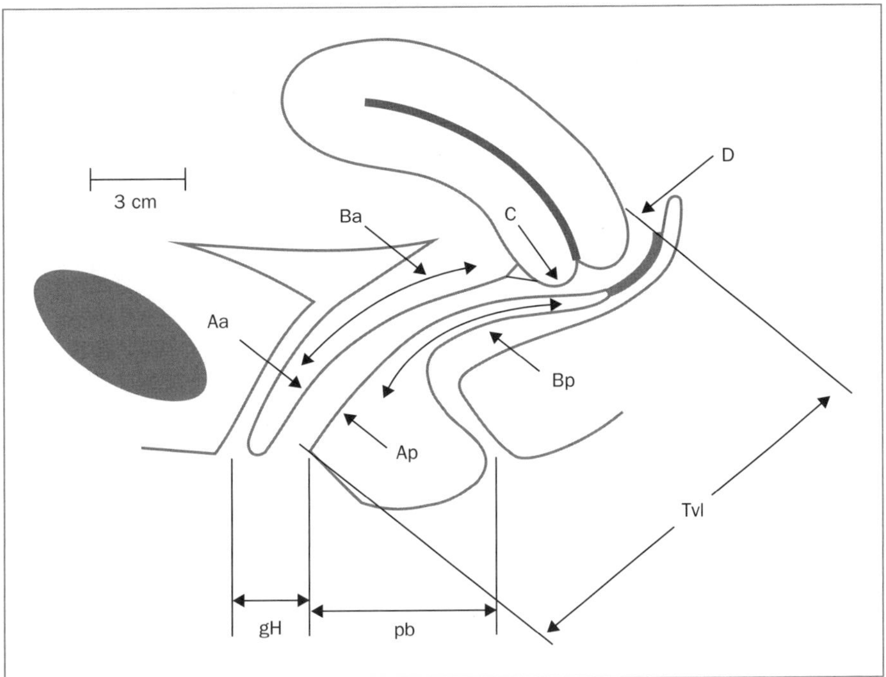

Figura 3 Sistema POP-Q (*pelvic organ prolapse quantification*).

Seis locais (pontos Aa, Ba, C, D, Bp, Ap), hiatos genitais (gh), corpo perineal (pb) e comprimento vaginal total (tvl) utilizados para quantificação de prolapso de órgãos pélvicos.

Fonte: adaptada de UpToDate (2023).

Grade de três por três usada para expressar o sistema de quantificaçao de prolapso de órgão pélvico (POP-Q)

Aa	Ba	C
gh	pb	tvl
Ap	Bp	D

Figura 4 Grade do sistema POP-Q.

Aa: ponto A da parede anterior; Ba: ponto B da parede anterior; C: colo ou manguito: D: fórnice posterior; gh: hiato genital; pb:corpo perineal; tvl: comprimento vaginal total; Ap: ponto A da parede posterior; Bp: ponto B da parede posterior.

Fonte: adaptada de UpToDate (2023).

Tabela 1 Estadiamento do prolapso de órgãos pélvicos

Estadiamento do prolapso de órgãos pélvicos	
Estágio 0	Sem prolapso Aa, Ba, Ap, Bp –3 cm e C ou D ≤ (tvl – 2) cm
Estágio 1	Porção mais distal do prolapso –1 cm (acima do nível do hímen)
Estágio 2	A porção mais distal do prolapso ≥ –1 cm, mas ≤ +1 cm (≤ 1 cm acima ou abaixo do hímen)
Estágio 3	A porção mais distal do prolapso > + 1 cm, mas < +(tvl – 2) cm (além do hímen; não se projeta mais do que 2 cm a menos do que o comprimento total da vagina)
Estágio 4	Eversão completa, porção mais distal do prolapso ≥+ (tvl – 2) cm

Aa: ponto A da parede anterior; Ba: ponto B da parede anterior; Ap: ponto A da parede posterior; Bp: ponto B da parede posterior; –: acima do hímen; +: além do hímen; tvl: comprimento vaginal total.

Fonte: adaptada de UpToDate (2023).

Sistema Baden-Walker

O sistema de pontuação Baden-Walker Halfway é outro sistema de classificação comumente utilizado. Ele descreve o grau de prolapso de cada estrutura individualmente durante o exame, enquanto a paciente faz esforço. Por não haver demarcações claras entre os estágios, o sistema Baden-Walker carece da precisão e reprodutibilidade do sistema POP-Q. O sistema possui cinco graus. Para a uretra, a descida posterior é graduada; para outros locais anatômicos, a parte inferior é graduada:

0 – Posição normal para cada local respectivo.
1 – Descida até a metade do hímen.
2 – Descida até o hímen.
3 – Descida até ultrapassar o hímen.
4 – Descida máxima possível para cada local.

Inspeção de defeitos paravaginais

A avaliação de defeitos paravaginais não faz parte do sistema POP-Q, pois o significado clínico desses defeitos não é claro. Os defeitos paravaginais ocorrem quando a parede vaginal anterior se desprende de seu suporte lateral, o arco tendíneo. Geralmente, não se realiza reparo cirúrgico de defeitos paravaginais, pois isso não melhora os resultados cirúrgicos.

Exame retovaginal

O exame retovaginal é realizado para:

- Diagnosticar enterocele.
- Diferenciar retocele alta de enterocele.
- Avaliar a integridade do corpo perineal.
- Detectar prolapso retal.

O método mais eficaz para detectar enterocele é a realização do exame retovaginal com a paciente de pé, para que o intestino delgado possa ser palpado no fundo de saco entre o polegar e o indicador.

Exame neuromuscular

- Avaliação neurológica: a avaliação neurológica macroscópica da vulva e do períneo é realizada para rastrear doenças neurológicas, embora a taxa de detecção seja baixa na ausência de sintomas neurológicos macroscópicos ou do diagnóstico prévio de um distúrbio neurológico.
- Teste dos músculos do assoalho pélvico: a musculatura do assoalho pélvico é inspecionada para avaliar integridade e simetria. O examinador também deve observar a presença de cicatrizes e se a contração do assoalho pélvico desloca o períneo para dentro. A palpação através da vagina ou do reto ajuda a avaliar a força de compressão do assoalho pélvico e a espessura do músculo levantador. O tônus e a força dos músculos do assoalho pélvico podem ser avaliados solicitando à paciente que contraia os músculos do assoalho pélvico ao redor dos dedos do examinador. Mulheres com deterioração da função muscular do assoalho pélvico podem se beneficiar da fisioterapia pélvica.

Tratamento

O tratamento dos prolapsos é indicado para mulheres sintomáticas ou que apresentem complicações decorrentes da presença destes, como hidronefrose e obstrução urinária ou intestinal. Um terço das pacientes com sintomas, caso o prolapso não seja tratado, poderá ter progressão clínica em dez meses, assim como mulheres acima de 60 anos ou com hiato genital acima de 5 cm.

Tratamento conservador

- **Pessários vaginais:** pessários vaginais são dispositivos de borracha ou silicone inseridos na vagina para prover suporte estrutural a qualquer defeito apresentado no assoalho pélvico (exceto defeito distal). É recomendado o preparo prévio da mucosa vaginal com cremes à base de estrogênios em mulheres na pós-menopausa e manutenção do uso após a introdução do pessário. Fissuras vaginais, desconforto, dor local, leucorreia e retenção urinária são algumas das causas do abandono do uso dos pessários. Raramente, fístulas urogenitais são descritas, geralmente associadas a inadequado cuidado e manejo dos pessários. O uso de pessários apresenta resultados na literatura, mostrando melhora na qualidade de vida das usuárias. Antes de indicar os pessários, é importante identificar fatores de risco para insucesso de inserção, como obesidade, cirurgia reconstrutiva pélvica prévia e prolapso avançado. A dor é o fator mais citado para a descontinuação do uso.

- **Fisioterapia pélvica:** a fisioterapia pélvica não consegue reduzir anatomicamente o prolapso avançado, embora ajude a amenizar os sintomas e melhorar a função muscular do assoalho pélvico.

Tratamento cirúrgico

Várias técnicas podem ser necessárias para uma única paciente, tendo em vista que, na maioria das vezes, os defeitos são múltiplos. O uso de telas sintéticas para correção dos prolapsos por via vaginal tem sido abandonado nos últimos anos em alguns países, em decorrência de um número maior de complicações associadas ao seu uso, como dispareunia, exposição vaginal da tela e erosão para a bexiga, entre outros. Por outro lado, o uso de tela sintética para correção do prolapso de cúpula vaginal por via abdominal ou laparoscópica apresenta bons resultados, podendo ser indicado.

Tratamento reconstrutivo do compartimento anterior

A colporrafia anterior consiste em incisar a parede anterior da vagina na região do defeito central. É realizada com tecido nativo, podendo-se realizar correções sítio-específicas dos defeitos centrais, transversos e laterais. Outro fato a ser levado em consideração nos defeitos da parede anterior, especialmente nos estágios avançados, é que estão frequentemente associados a defeito do ápice vaginal. Mulheres com defeito de parede anterior de estágio III na classificação de POP-Q têm até 98% de chance de associação de prolapso apical estágio I.

Tratamento reconstrutivo do compartimento posterior

A colporrafia posterior é geralmente indicada para defeitos centrais da fáscia retovaginal. A plicatura do músculo puborretal é uma opção controversa. Apesar de reduzir o hiato genital alargado que muitas dessas pacientes apresentam ou ser útil em mulheres que apresentem incapacidade de contrair o assoalho pélvico, pode estar associada à incidência maior de dispareunia. A via transvaginal parece ser mais eficaz que a transanal. O reparo do defeito transverso consiste em identificar defeitos transversos mais laterais ou próximos ao anel pericervical e plicar a fáscia até a área desgarrada. Um local comum de defeito transverso é o desgarramento da fáscia do ligamento uterossacro. Não existe, até o momento, evidência que justifique o uso de tela sintética ou absorvível no reparo do prolapso posterior.

Tratamento reconstrutivo do compartimento apical

Em situações de histerectomia sem prolapso genital, há recomendação (nível B de evidência) de se realizar culdoplastia de McCall durante histerectomia vaginal. Porém, uma vez instalado o prolapso sintomático, o tratamento cirúrgico pode ser obliterativo ou reconstrutivo, e várias técnicas foram descritas com as mais variadas taxas de cura e morbidade. Idade, vida sexual ativa, comorbidades associadas, desejo da paciente de operar e experiência do cirurgião são fatores que devem ser considerados. A correção do defeito apical inclui o tratamento do prolapso de cúpula ou do útero, mantendo este último ou não. Pode ser realizada por via abdominal (colpopexia, cervicopexia ou histeropexia sacral, além de fixação alta dos ligamentos uterossacros) ou vaginal (colpopexia, cervicopexia ou histeropexia sacroespinhal e fixação nos ligamentos uterossacros no terço proximal ou médio – fixação alta). A fixação no ligamento uterossacro consiste na passagem com fio inabsorvível ou de absorção tardia em dois pontos no ligamento uterossacro até a parte ipsilateral da cúpula vaginal e repete-se o passo no ligamento contralateral. A cirurgia pode ser realizada por via vaginal ou laparoscópica. Comumente, a sutura utilizada é permanente, mas é descrita uma taxa de erosão de até 22%. Em relação à eficácia, são encontradas altas taxas de satisfação. A cistoscopia para comprovar a permeabilidade ureteral é obrigatória na fixação uterossacral, pois há de 1 a 11% de risco de lesão do ureter. O manual da Febrasgo de Uroginecologia e Cirurgia Vaginal recomenda fixação alta nos ligamentos uterossacros (*high McCall*), principalmente para os prolapsos uterinos ou de cúpula vaginal estágios I e II. Na fixação sacroespinhal vaginal, procura-se fixar a cúpula da vagina, de forma unilateral ou bilateral, ao ligamento sacroespinhal via vaginal. Em relação à eficácia, observa-se boa satisfação com essa técnica. Complicações associadas à fixação no ligamento sacroespinhal são decorrentes de lesão vascular ou nervosa e relacionadas à proximidade dos pontos com a espinha isquiática.

Sacrocolpopexia abdominal

A sacrocolpopexia abdominal consiste na fixação da vagina, com ou sem colo uterino, no promontório, com a interposição de uma tela inabsorvível. Esta técnica é considerada o padrão-ouro para o tratamento do prolapso apical, com taxas de sucesso variando de 78 a 100%. No entanto, está associada a um tempo cirúrgico mais longo, tempo prolongado de recuperação e custos elevados. Apresenta grande heterogeneidade na forma como é realizada, incluindo técnica cirúrgica, tipos de sutura e tipos de fios. A via laparoscópica apresenta menos perda sanguínea no intraoperatório e tempo de internação mais curto, mas taxa de sucesso subjetivo menor e maior taxa de recorrência de prolapso no compartimento anterior.

Preservação uterina ou não para correção do prolapso

A histeropexia tem sido indicada em mulheres jovens, especialmente aquelas sem prole constituída. Estudos mostram que até 60% das mulheres, quando consultadas, optam por não realizar a histerectomia no momento do tratamento do prolapso.

Tratamento obliterativo do compartimento apical

Existem várias técnicas de procedimento obliterativo, sendo as duas mais comuns a parcial (Le Fort) e a completa (colpectomia). As vantagens dos procedimentos obliterativos incluem a possibilidade de serem executados com anestesia local, menor morbidade perioperatória, menos perda sanguínea e retorno rápido às atividades. A desvantagem desses procedimentos é a impossibilidade de manter o coito vaginal após a cirurgia, sendo indicados apenas para pacientes que não desejam mais manter relações sexuais vaginais completas. As complicações mais frequentemente relatadas incluem sangramento e obstrução ureteral, principalmente quando associadas à histerectomia.

INCONTINÊNCIA URINÁRIA DE ESFORÇO

A Sociedade Internacional de Continência (ICS) e a Sociedade Internacional de Uroginecologia (IUGA) definem a incontinência urinária de esforço (IUE) como uma condição na qual ocorre a perda de urina decorrente de algum esforço físico. Pode estar relacionada à hipermobilidade da uretra ou à deficiência do esfíncter uretral. É prevalente em mulheres mais jovens, com idades entre 45 e 49 anos.

Diagnóstico

Anamnese (Figura 5)

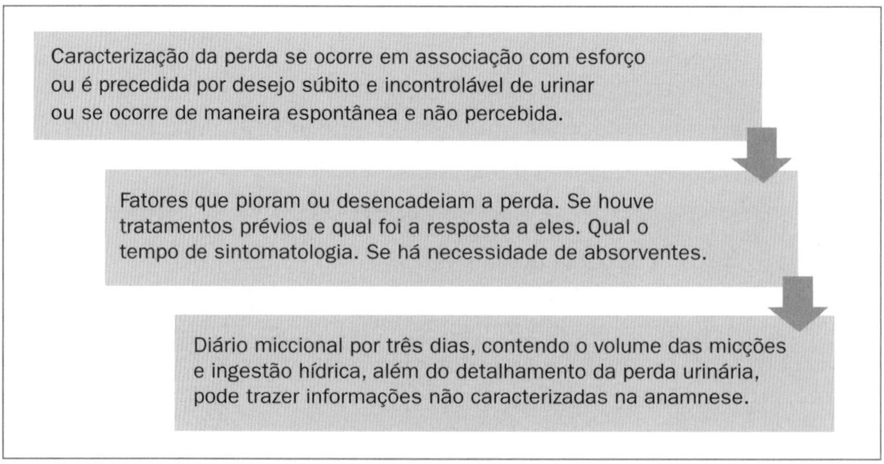

Figura 5 Anamnese na incontinência urinária de esforço.

Exame físico

O objetivo do exame é reproduzir a perda de urina, descartar alterações neurológicas e outras afecções. A paciente fica em posição ginecológica e ortostática, com a bexiga confortavelmente cheia.

A paciente é orientada a tossir ou realizar a manobra de Valsalva, e a perda é documentada.

Na inspeção externa, avaliam-se possíveis sinais de hipoestrogenismo, distopias genitais, hipermobilidade uretral e sinais de dermatite amoniacal. Na presença de distopias acentuadas, deve-se reduzir o prolapso para detectar incontinência oculta.

Diagnóstico laboratorial

Exame de urina (EAS) e urocultura são indispensáveis para descartar infecções do trato urinário.

A citologia urinária não é essencial, mas pode ser utilizada em casos de micro-hematúria persistente, especialmente se associada a sintomas urinários irritativos.

A avaliação do resíduo pós-miccional faz parte da propedêutica básica da incontinência urinária e pode estar aumentada nas obstruções infravesicais e nos casos de hipocontratilidade do detrusor.

Pad-test

O teste do absorvente ou *pad-test* é uma forma objetiva de avaliar a incontinência urinária. Serve para documentar e quantificar a perda de urina, além de ser útil na monitoração dos efeitos do tratamento. É especialmente recomendado nos casos de incontinência urinária cuja perda não foi detectada no exame clínico nem no estudo urodinâmico. O *pad-test* consiste na colocação de um absorvente, previamente pesado, junto ao meato uretral externo, por um período determinado. Durante esse período, a paciente executa atividades normais do seu dia a dia (longa duração) ou exercícios que as simulem (curta duração). A seguir, o absorvente é retirado e seu peso é comparado ao do início do teste. Uma diferença de peso maior que 1 g caracteriza perda involuntária de urina.

Avaliação da mobilidade uretral

A avaliação da mobilidade uretral é realizada por meio do teste do cotonete (*Q-tip test*) ou por ultrassonografia. O *Q-tip test* não parece aumentar a sensibilidade do exame físico em detectar IUE, mas pode ajudar a identificar situações em que a uretra se encontra fixa, o que geralmente é mais difícil de tratar.

Estudo urodinâmico

Este exame permite identificar a perda urinária concomitantemente a manobras de aumento da pressão abdominal, outros distúrbios urinários, eventuais contrações involuntárias do detrusor e alterações no esvaziamento vesical, condições que podem comprometer o sucesso de qualquer proposta terapêutica. O estudo urodinâmico não é indicado na avaliação inicial da incontinência urinária, especialmente quando for recomendado o tratamento clínico. Em relação às indicações no pré-operatório de cirurgias para correção de incontinência urinária de esforço, não há consenso na literatura.

Tratamento

Modificação de fatores contributivos

Antes de iniciar qualquer tratamento para incontinência urinária, fatores contributivos, como condições médicas e medicamentos, devem ser abordados, especialmente em pacientes idosos.

Modificação do estilo de vida (Figura 6)

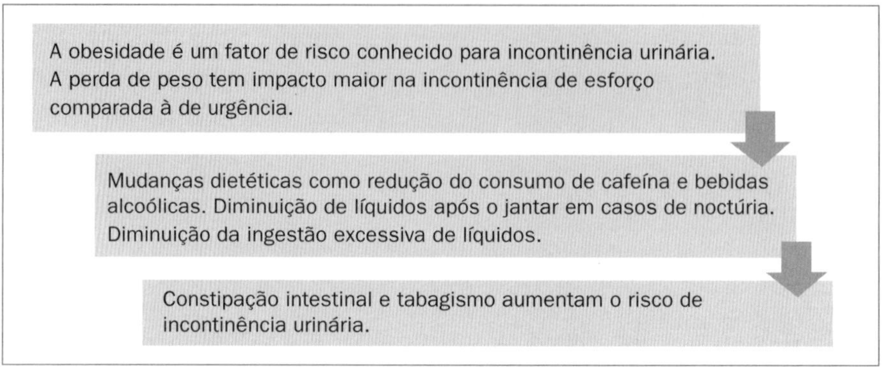

Figura 6 Modificações do estilo de vida na incontinência urinária de esforço.

Fisioterapia pélvica

De acordo com as diretrizes do American College of Physicians, os exercícios para os músculos do assoalho pélvico são sugeridos para mulheres com incontinência urinária, especialmente a incontinência urinária de esforço. Os exercícios visam fortalecer a musculatura pélvica para permitir a compressão da uretra e inibir reflexivamente as contrações do detrusor.

Treinamento da bexiga (Figura 7)

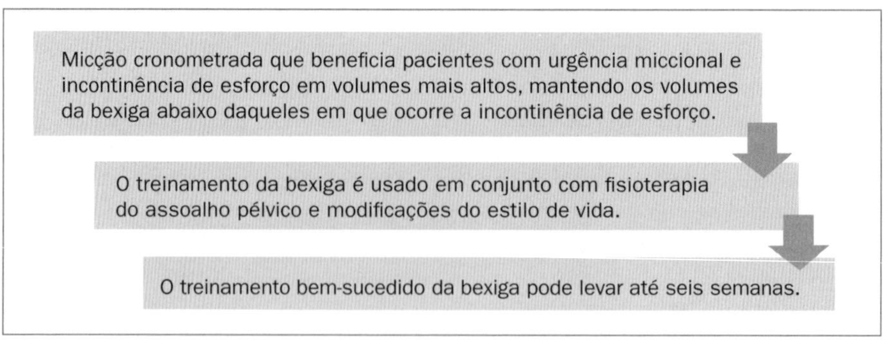

Figura 7 Treinamento da bexiga.

Os tratamentos iniciais para a maioria dos quadros de incontinência (de esforço, de urgência ou mista) incluem modificações no estilo de vida e fisioterapia do assoalho pélvico, juntamente com o treinamento da bexiga. Avaliam-se essas terapias por 6 meses antes de indicar outras condutas.

Estrogênio vaginal tópico

Realiza-se teste de terapia com estrogênio vaginal para mulheres na peri ou pós-menopausa com incontinência de esforço ou de urgência e diagnóstico de atrofia vaginal decorrente da síndrome geniturinária da menopausa. Pode levar até 3 meses para que as pacientes percebam o benefício do tratamento.

Não se recomenda a terapia com estrogênio sistêmico (oral) para incontinência urinária. Evidências sugerem que a terapia hormonal sistêmica pode piorar a incontinência urinária.

Dispositivos de suporte

Os pessários de continência são a forma mais tradicional de dispositivos de suporte e podem ser usados como substitutos ou adjuvantes de exercícios para os músculos pélvicos. Podem ser úteis para pacientes em que a incontinência de esforço ocorre com atividades ou situações específicas. Outros dispositivos foram desenvolvidos para serem colocados dentro da uretra ou vagina para evitar incontinência urinária. Seu uso é limitado por altas taxas de infecções do trato urinário e falta de evidências sobre segurança e eficácia a longo prazo.

Farmacoterapia

Nenhuma terapia farmacológica foi aprovada pela Food and Drug Administration (FDA) dos Estados Unidos para o tratamento da incontinência de esforço em mulheres, embora vários medicamentos tenham sido avaliados. A duloxetina é um inibidor da recaptação da serotonina-norepinefrina que pode ser eficaz para a incontinência. No entanto, por seus possíveis efeitos adversos, não é usada rotineiramente na incontinência de esforço. Entretanto, se há indicação de tratamento para depressão, é razoável discutir a opção de duloxetina como tratamento primário em razão do benefício potencial de redução da incontinência.

Terapia com *laser* vaginal

O American College of Obstetricians and Gynecologists (ACOG) afirma que não há evidências suficientes para apoiar o uso de laser vaginal para o tratamento da incontinência urinária de esforço na síndrome geniturinária da menopausa, embora a prática clínica encontre resultados positivos. São necessários dados de estudos controlados maiores com avaliações de resultados a longo prazo antes que essa seja considerada uma terapia apropriada para mulheres com incontinência de esforço. A terapia com *laser* vaginal tem sido bastante estudada, pois trata-se de tratamento minimamente invasivo e de menor risco em comparação à cirurgia de incontinência urinária de esforço, sendo geralmente realizada no consultório com anestesia tópica. No entanto, o tratamento da IUE com *laser* vaginal requer várias sessões, tem duração de efeito desconhecida e pode ter custo elevado. Não é aprovada para uso clínico em todos os países.

Cirurgia

Mulheres sem melhora satisfatória com o tratamento conservador devem ser avaliadas para terapia cirúrgica. Assim como as mulheres que desejam um tratamento mais rápido e definitivo e que estão dispostas a aceitar riscos cirúrgicos. De forma geral, a cirurgia oferece maiores taxas de sucesso que a terapia conservadora. Entre os tratamentos cirúrgicos disponíveis, os procedimentos utilizando o *sling* de uretra média são cirurgias consideradas padrão-ouro para incontinência urinária de esforço pelas altas taxas de cura, abordagem minimamente invasiva, recuperação rápida e baixo risco de complicações.

- ***Slings* transobturatórios da uretra média**: são inseridos através dos dois forames obturadores e saem pela pele da região da virilha. Podem apresentar complicações intraoperatórias como lesão uretral (0,02%), lesão vesical (0,04%), perfuração de parede vaginal (0,6%), lesão neurológica (0,04%) e hemorragia ou hematoma (0,3%). Já complicações pós-operatórias incluem dor na coxa (16%), urgência miccional (13,9%), retenção urinária (7%), formação de abscesso (0,05%) e erosão vaginal (0,4%) (Figura 8).

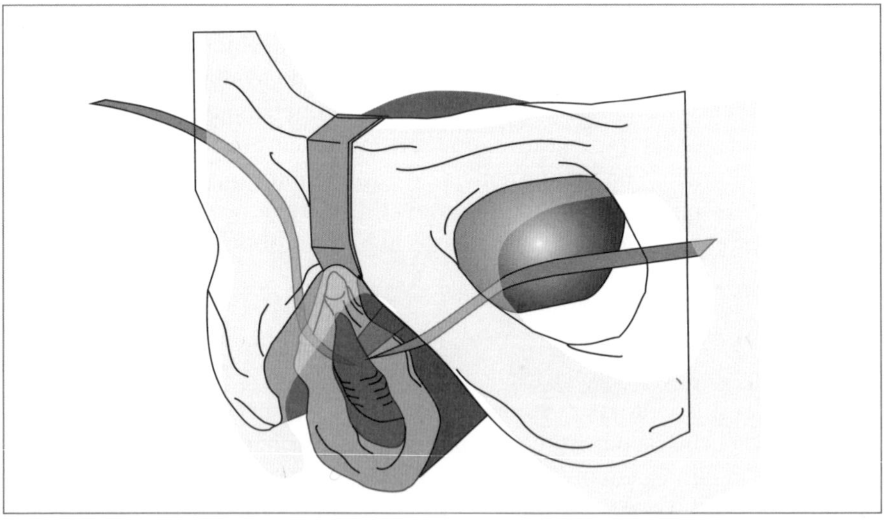

Figura 8 *Sling* transobturatório de uretra média.
Fonte: adaptada de UpToDate (2023).

- ***Slings* uretrais retropúbicos**: são inseridos através do espaço retropúbico e saem pela parede abdominal na área suprapúbica. As complicações mais comumente encontradas no intraoperatório são perfuração vesical (0,7 a 24%), sangramento (0,7 a 2,5%) e, mais raramente, lesões de nervo obturador, de alça intestinal, de vasos epigástricos e uretral. Retenção urinária (1,9 a 19,7%), urgência (5,9 a 25%), urge-incontinência (9,1 a 15,2%), infecção urinária (4,1 a 13%), formação de hematoma retropúbico (0,4 a 8%) e, menos comumente, infecção de incisão abdominal e erosão de parede vaginal, são complicações encontradas no pós-operatório (Figura 9).
- ***Slings* pubovaginais:** embora os *slings* de uretra média sejam a primeira escolha para o tratamento de pacientes com incontinência de esforço, os *slings* pubovaginais são indicados para pacientes em que tenha havido falha na colocação dos *slings* de uretra média ou para aquelas que não desejam utilizar materiais sintéticos. O *sling* pubovaginal é posicionado sob o colo vesical ou uretra proximal, e a fáscia anterior do reto abdominal é seu local preferencial de ancoragem. O material de escolha é o autólogo, como a fáscia do reto abdominal, ou mesmo fáscia lata, mas também pode ser utilizada fáscia lata de cadáver, derme porcina ou mesmo faixa sintética. O mecanismo de ação mais aceito é a compressão direta da uretra proximal por uma rede contra a qual a uretra é pressionada durante o aumento de pressão abdominal. As principais complicações são retenção urinária, cistite, urge-incontinência e disfunção miccional.

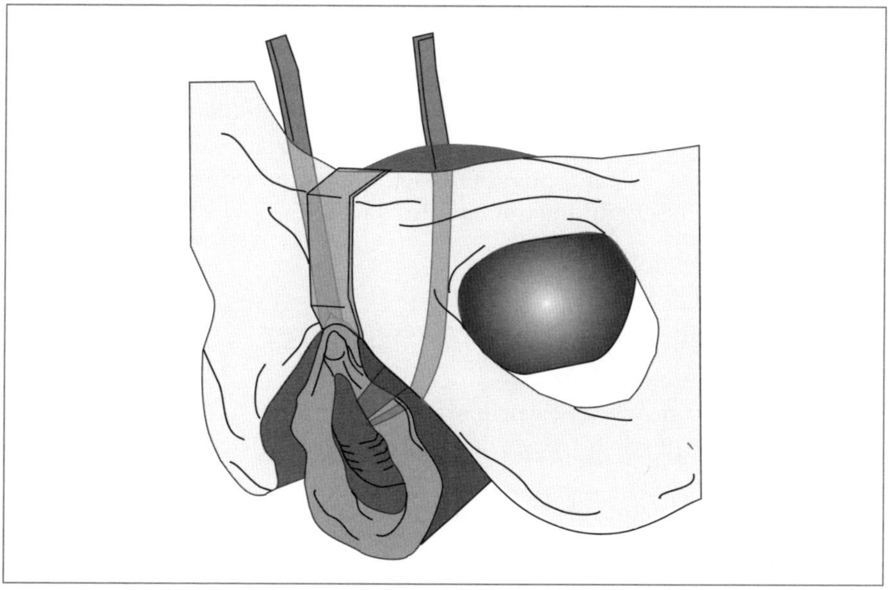

Figura 9 *Sling* uretral retropúbico.
Fonte: adaptada de UpToDate (2023).

Resultado

Enquanto a maioria das pacientes evolui bem após a cirurgia de *sling* de uretra média, algumas terão sintomas persistentes e serão submetidas a tratamentos cirúrgicos repetidos. Vários grandes estudos confirmaram baixas taxas gerais de reoperação a longo prazo (aproximadamente 6%) para os *slings* uretrais, incluindo reoperações para incontinência urinária de esforço recorrente ou remoção de tela.

ESTUDO URODINÂMICO (FIGURA 10)

É um exame que tenta reproduzir os sintomas do trato urinário inferior e, com isso, identificar fatores que possam estar promovendo uma disfunção na capacidade de armazenamento e esvaziamento da bexiga. Antes da realização do exame urodinâmico, é importante a realização de anamnese e exame físico detalhados. Na anamnese, é importante obter informações sobre os sintomas miccionais, comorbidades associadas e uso de medicações. O diário miccional tem um importante papel na avaliação das pacientes, pois fornece informações sobre os hábitos miccionais e a gravidade dos sintomas. Em alguns casos, pode substituir o estudo urodinâmico, permitindo uma conduta conservadora baseada na orientação de mudança de hábitos miccionais.

No exame físico, podem ser encontradas alterações relacionadas aos sintomas, como prolapsos vaginais, atrofia genital, hipermobilidade uretral, estenose de meato uretral, carúnculas uretrais e alterações na sensibilidade genital e perineal. O teste de esforço é relevante, visto que demonstra perda objetiva de urina, devendo ser sempre realizado antes do estudo urodinâmico. Pelo fato de o estudo urodinâmico ser um exame invasivo, é importante a realização prévia de urocultura para afastar a possibilidade de infecção urinária. Se presente, antibióticos devem ser administrados antes da realização do exame.

Indicações

- Falha no tratamento conservador tanto da bexiga hiperativa como da incontinência urinária de esforço.
- Pacientes com incontinência urinária que apresentam sintomas urinários do esvaziamento (possibilidade de obstrução infravesical ou hipocontratilidade detrusora).
- Pacientes já submetidas a tratamento cirúrgico para correção de incontinência urinária e que estejam sintomáticas.
- Pacientes com indicação de injeção de toxina botulínica na bexiga.
- Pacientes portadoras de prolapso genital associado a sintomas miccionais. A indicação para pacientes que serão submetidas ao tratamento cirúrgico

da incontinência urinária de esforço é muito discutida, não sendo consenso, pois estudos defendem que a urodinâmica prévia não interferirá na evolução pós-operatória da paciente. Entretanto, um bom entendimento da função vesical previamente à cirurgia pode ser mais seguro para prevenção e predição de complicações, principalmente considerando os sintomas de esvaziamento vesical.

Componentes do estudo urodinâmico

- **Urofluxometria:** etapa não invasiva, em que a paciente urina relaxada, sentada. O volume de urina cai em um medidor de fluxo que relaciona o volume urinado com o tempo de fluxo. Para que esta etapa do exame tenha valor, é necessário que o volume urinado mínimo seja de 150 mL. O fluxo máximo na mulher até 45 anos deve estar acima de 18 mL/s e após 45 anos deve estar acima de 15 mL/s. Pode haver variação de acordo com o volume urinado. Um fluxo máximo baixo pode ocorrer na obstrução infravesical ou na hipocontratilidade do detrusor, estando indicado nesses casos o estudo pressão/fluxo. Após a urofluxometria, deve-se medir o resíduo urinário pós-miccional que permite avaliar a capacidade do esvaziamento vesical.
- **Cistometria de infusão:** nesta etapa do exame, é medida a pressão vesical, abdominal e detrusora. É feito cateterismo vesical com 2 cateteres uretrais e insere-se um cateter-balão no reto ou vagina. Um cateter vesical mede a pressão no interior da bexiga e o outro serve para infundir soro fisiológico na bexiga, enquanto o cateter retal mede a pressão intra-abdominal. A pressão detrusora é obtida subtraindo a pressão abdominal da pressão vesical. Com base nessas pressões, avaliam-se:
  - Sensibilidade vesical: primeira sensação de desejo miccional, sendo o normal entre 150 e 250 ml.
  - Capacidade cistométrica máxima: presença de forte desejo para urinar. Normal após infusão de 400 a 600 ml.
  - Complacência vesical: capacidade de a bexiga armazenar grandes volumes sem elevar a pressão detrusora. Obtida dividindo a capacidade cistométrica máxima pela pressão detrusora na capacidade cistométrica máxima. Normal acima de 20 cmH_2O.
  - Presença ou não de contrações involuntárias do detrusor, que podem caracterizar a hiperatividade detrusora.
  - Ao solicitar à paciente para realizar manobra de Valsalva ou tossir, é avaliado se há perda urinária aos esforços e é medida a pressão de perda ao esforço. Este teste deve ser realizado após infusão de 300 ml e na capacidade cistométrica máxima.

- **Cistometria miccional:** permite avaliar o esvaziamento vesical. A paciente urina com o cateter vesical e é medida a pressão detrusora durante o fluxo, sendo avaliada a relação pressão/fluxo. Um baixo fluxo com elevação da pressão detrusora é compatível com obstrução infravesical, enquanto um baixo fluxo com baixa pressão detrusora demonstra a presença de hipocontratilidade detrusora. A definição de obstrução infravesical e hipocontratilidade detrusora na mulher ainda não tem parâmetros bem estabelecidos, portanto, se faz necessária a associação da história clínica com os parâmetros urodinâmicos e o resíduo urinário pós-miccional para o diagnóstico destes tipos de disfunção miccional.
- **Videourodinâmica:** exame que associa o estudo urodinâmico com imagens simultâneas do trato urinário inferior para avaliar a anatomia e a função vesical nas diferentes fases da micção. O enchimento vesical é feito com soro fisiológico com contraste e é realizada fluoroscopia para avaliação da morfologia vesical. Permite o diagnóstico de hipermobilidade uretral, divertículos vesicais, fístulas e refluxo vesicoureteral. Na fase miccional, a imagem associada aos parâmetros urodinâmicos pode mostrar disfunção no esvaziamento vesical por dissinergia vesicoesfincteriana, obstrução mecânica ou funcional da bexiga.

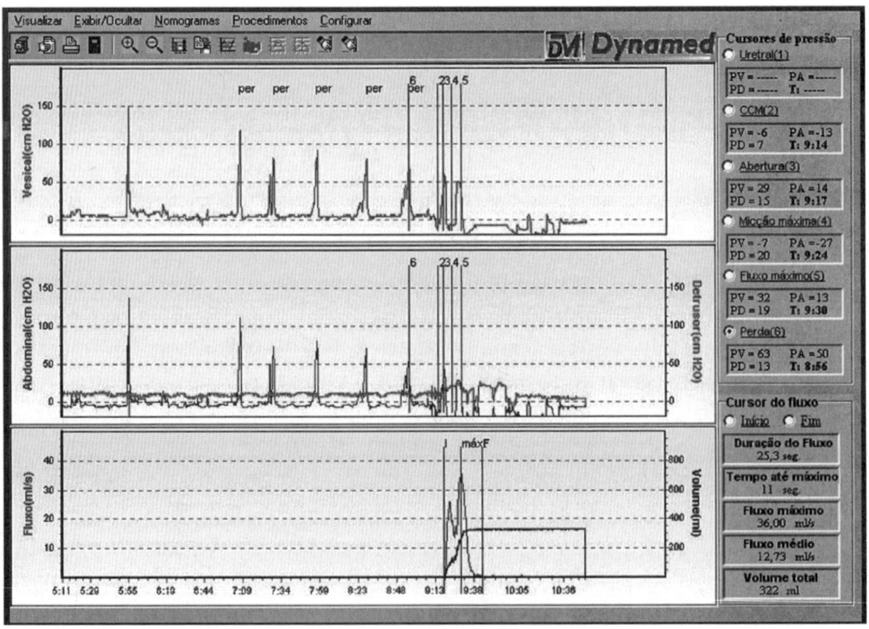

Figura 10 Estudo urodinâmico.

BEXIGA HIPERATIVA

Definida como uma síndrome com sintomas urinários do armazenamento, é caracterizada por urgência urinária com ou sem urge-incontinência, geralmente acompanhada de aumento na frequência urinária diurna e noturna, na ausência de infecção urinária ou outras afecções associadas. Os sintomas pioram a qualidade de vida dos pacientes, levando muitas vezes ao isolamento social, além do aumento do risco de quedas e fraturas. Em muitos pacientes não se encontra um fator causal para o início dos sintomas, sendo esses casos chamados de bexiga hiperativa idiopática. Com estudos sobre o microbioma humano, observou-se que a urina não é estéril, existindo um microbioma urinário que pode estar relacionado tanto com a bexiga hiperativa como com infecções urinárias de repetição. Estudos futuros dessa relação poderão trazer novas perspectivas terapêuticas.

Fatores de risco

- **Idade:** a idade avançada pode levar a alterações macro e microvasculares provocando isquemia, hipóxia e estresse oxidativo da bexiga. Como consequência, ocorrem danos ao urotélio, músculo detrusor e à inervação vesical, predispondo aos sintomas.
- **Obesidade:** o aumento contínuo da pressão intra-abdominal provoca estímulos aferentes em trígono e colo vesical. Além disso, essas pacientes têm inflamação crônica, estresse oxidativo e resistência insulínica como fatores desencadeadores dos sintomas.
- **Estilo de vida:** estudos são conflitantes quanto à dieta; p. ex. o estudo de Silva et al. (2017), relaciona o uso abusivo de café, álcool e chá com distúrbios do armazenamento vesical, havendo outros que não demonstram essa correlação. Assim como na dieta, as publicações também são conflitantes quanto ao tabagismo, havendo trabalhos que relatam maior risco nos tabagistas e demonstram uma dose-dependência. Algumas mulheres têm o hábito de ingerir líquidos em excesso ou reter urina por longos períodos, o que também pode desencadear urgência urinária.
- **Distúrbios afetivos:** enquanto a bexiga hiperativa pode ser um fator causal de ansiedade e depressão, estas condições também podem ser fatores de risco para a bexiga hiperativa. A elevação nos níveis plasmáticos de corticotrofinas e a diminuição de serotonina encontrados em indivíduos com ansiedade/depressão são os principais mecanismos que justificam a relação desses distúrbios afetivos com sintomas urinários do armazenamento.
- **Deficiência hormonal:** o impacto da deficiência dos hormônios sexuais femininos no trato urinário inferior já está bem estabelecido. Uretra, bexiga e musculatura pélvica são repletos de receptores de estrogênio e progesterona,

estando a deficiência hormonal diretamente relacionada ao aparecimento de sintomas urinários e do trato genital inferior em mulheres. A deficiência hormonal está relacionada com o aumento da liberação da acetilcolina e o consequente início dos sintomas.

- **Prolapso genital:** pacientes com prolapso do compartimento anterior e posterior com frequência apresentam bexiga hiperativa. A fisiopatologia da mulher com bexiga hiperativa e prolapso ainda não está clara. As hipóteses são obstrução infravesical, alterações metabólicas com liberação de mediadores químicos que aumentam a excitabilidade vesical e a possibilidade de, com a presença do prolapso, a uretra ficar mais aberta e a presença da urina na uretra desencadear o estímulo (bexiga hiperativa uretrogênica).

Diagnóstico

O diagnóstico da bexiga hiperativa é essencialmente clínico e distúrbios do armazenamento com urgência e urge-incontinência caracterizam a síndrome. As pacientes queixam-se de desejo premente de urinar, que pode ser desencadeado por manuseio de água, esforço e ansiedade. Esse desejo urgente de urinar pode ou não vir acompanhado de aumento na frequência urinária diurna ou noturna. São muito importantes na avaliação da paciente com bexiga hiperativa:

- Exame físico.
- Exame de urina.
- Diário miccional.
- Ultrassonografia de vias urinárias com avaliação do resíduo pós-miccional.
- Estudo urodinâmico.

Exame físico

Devem ser avaliados:

- Trofismo genital.
- Hipermobilidade uretral.
- Presença de divertículos uretrais ou carúnculas uretrais.
- Presença e grau de prolapsos genitais.
- Tônus da musculatura perineal e anal.
- Sensibilidade perineal e genital.

Exame de urina

O exame tem sua importância porque a infecção do trato urinário pode ser causa de urgência urinária. Sintomas urinários do armazenamento também estão presentes no carcinoma *in situ* da bexiga, portanto a presença de hematúria microscópica indica a necessidade do diagnóstico diferencial. O exame de urina de rotina pode mostrar nitrito positivo e piúria, que são sugestivos de infecção, e glicosúria, que pode aumentar a frequência urinária. A urocultura confirma o diagnóstico de infecção urinária.

Diário miccional

O diário miccional pode fornecer informações que permitem avaliar o grau de disfunção miccional das pacientes. A paciente anota a hora, o volume e o tipo de líquido ingerido, a hora e o volume de micções diurnas e noturnas, se houve perda urinária em algum momento e o tipo de perda, seja de esforço, seja de urgência. Esta avaliação pode ser feita no período das 24 horas, mas de preferência por 2 ou 3 dias. Com esse diário, muitas vezes consegue-se tratar a paciente de forma conservadora sem a necessidade de realizar um estudo urodinâmico (Figura 11).

Ultrassonografia de vias urinárias com resíduo pós-miccional

A ultrassonografia permite avaliar a presença de hidronefrose, espessura da parede vesical, presença de divertículos vesicais e o resíduo pós-miccional. É um exame importante porque pode levar à suspeita de obstrução infravesical, hipocontratilidade detrusora e retenção urinária decorrente de prolapsos volumosos.

Estudo urodinâmico

O estudo urodinâmico avalia a capacidade de armazenamento e esvaziamento da bexiga. Na bexiga hiperativa, pode-se detectar a presença de contrações involuntárias do detrusor durante a fase de enchimento vesical, o que caracteriza a bexiga hiperativa, sendo o diagnóstico urodinâmico de hiperatividade detrusora.

Tratamento (Figura 12)

Primeira linha

Fisioterapia do assoalho pélvico, sendo realizados exercícios da musculatura pélvica sob orientação de um fisioterapeuta especializado. A reeducação dessa musculatura permite que haja supressão da urgência. Além da fisioterapia, é de suma importância fornecer orientações quanto a modificações nos hábitos de vida, como combater o tabagismo, orientações sobre a quantidade e o tipo de líquido ingerido e a perda de peso. A reposição de estrogênio nas mulheres com síndrome geniturinária da menopausa também traz importantes benefícios.

Data:

Hora	Líquido bebido		Volume urinário (mL)	Forte desejo para urinar (urgência)	Perda de urina	
	Quantidade	Tipo de líquido			Forte desejo	Esforço (tosse, espirro)

Figura 11 Diário miccional.

Segunda linha

Tratamento medicamentoso com duas classes de substâncias:

- Beta-3-adrenérgicos (mirabegrona): estimulam os receptores beta-3-adrenérgicos da bexiga, promovendo seu relaxamento. Apresentam menos efeitos colaterais que os anticolinérgicos, sendo o principal deles a hipertensão arterial. Têm alto custo, o que muitas vezes limita seu uso.
- Anticolinérgicos (oxibutinina, solifenacina, darifenacina e tolterodina): bloqueiam os receptores colinérgicos na bexiga, inibindo sua contração. Têm preço mais acessível, mas existe alto índice de abandono do tratamento por seus efeitos colaterais, sendo os principais a xerostomia e a constipação intestinal. Nos idosos, podem causar alterações cognitivas e até demência, portanto, deve-se considerar o uso com cautela nesse grupo de pacientes.

Recentemente, chegou ao Brasil o cloreto de tróspio, sendo mais uma opção de tratamento anticolinérgico. Tem a vantagem de não ultrapassar a barreira hematoencefálica, podendo ser usado com mais segurança em idosos.

Para avaliarmos a resposta ao tratamento, devemos aguardar de 6 a 12 semanas de uso. As pacientes que não respondem ao tratamento podem ter a classe de medicação alterada, a dose aumentada ou a associação dos dois grupos de medicação (anticolinérgicos + beta-3-adrenérgicos).

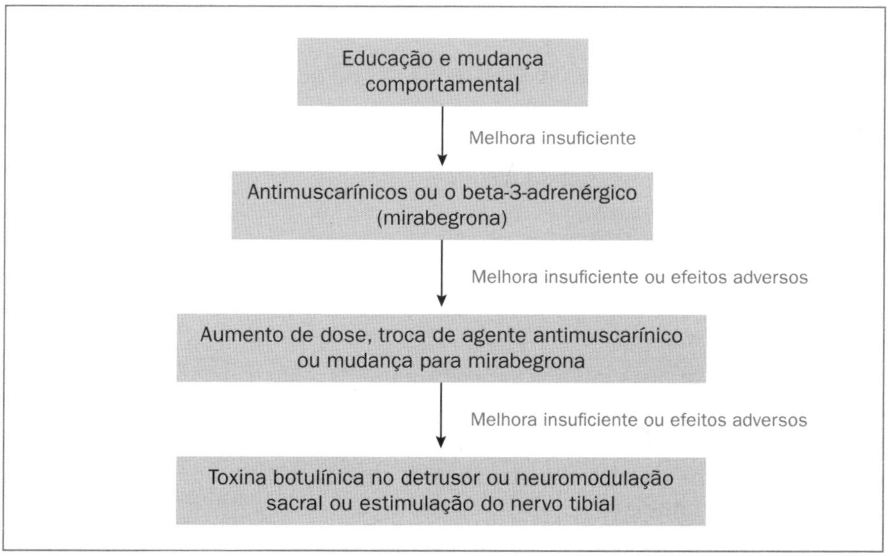

Figura 12 Tratamento da bexiga hiperativa.

Fonte: adaptada de Diagnosis and treatment of overactive bladder (non-neurogenic) in adults (2015).

Terceira linha

Para pacientes que não toleraram, não responderam ou para os quais o uso de medicações foi contraindicado. São eles: injeção de toxina botulínica vesical, estimulação do nervo tibial posterior e neuromodulação sacral.

A neurotoxina botulínica subtipo A, por meio de cistoscopia, é injetada na submucosa da bexiga e bloqueia a liberação de acetilcolina na sinapse neural. São injetadas 100 UI em 20 a 30 pontos da bexiga e reaplicações são necessárias em um intervalo que varia de 6 a 12 meses. As principais complicações são a retenção urinária e a infecção do trato urinário.

A estimulação do nervo tibial posterior desencadeia estímulo aferente para a bexiga, modulando sua contração com melhora objetiva nos sintomas urinários do armazenamento. A estimulação pode ser feita com eletrodos de superfície ou por agulha, tendo boa resposta em 60% dos casos.

A neuromodulação sacral é um tratamento minimamente invasivo que consiste na estimulação da raiz nervosa aferente de S3, restaurando o equilíbrio entre reflexos inibitórios e excitatórios do detrusor. É um tratamento que tem alto custo, mas com bons resultados no tratamento da bexiga hiperativa.

CISTITE DE REPETIÇÃO

Consideramos cistite de repetição ou cistite recorrente quando a paciente apresenta 2 episódios sintomáticos no intervalo de 6 meses ou 3 episódios sintomáticos no intervalo de 12 meses. É considerada cistite não complicada a infecção que ocorre em mulheres saudáveis e sem anormalidades anatômicas ou funcionais da bexiga.

São consideradas cistites complicadas as que ocorrem em mulheres imunodeprimidas, gestantes, portadoras de bexiga neurogênica ou obstrução infravesical, diabéticas e em uso de cateter vesical. O desequilíbrio do microbioma da urina, por fatores sistêmicos ou urogenitais, pode predispor à infecção urinária.

Fatores de risco

- Alta frequência sexual.
- Atrofia vaginal por deficiência hormonal.
- História de infecção urinária na pré-menopausa e na infância.
- História familiar de cistite recorrente.
- Higiene íntima da região posterior para anterior.
- Uso de espermicidas.
- Uso de duchas vaginais.
- Hábito de retardar a micção.
- Constipação intestinal.

Diagnóstico

Os principais agentes etiológicos envolvidos na infecção do trato urinário (ITU) são as enterobactérias. A *Escherichia coli* é a mais frequente, sendo responsável por até 80% dessas infecções (Tabela 2). Os principais sintomas da cistite aguda são disúria, polaciúria, urgência urinária, urge-incontinência e dor em hipogástrio. A hematúria macroscópica pode ocorrer em decorrência do processo inflamatório vesical e, quando acontece, é chamada de cistite aguda hemorrágica. Nas pacientes que apresentarem febre ou dor lombar, é provável a presença de pielonefrite aguda. A análise da urina é o principal exame no diagnóstico da cistite aguda. Deve ser solicitado o exame de urina tipo 1 (EAS = elementos anormais e sedimento) e a cultura da urina com antibiograma. No EAS, as alterações sugestivas de infecção urinária são nitrito positivo, piúria e flora bacteriana aumentada, mas o exame de certeza de infecção é a cultura da urina. As pacientes muito sintomáticas podem ser tratadas somente com a avaliação do EAS, mas se não houver melhora ou ocorrer recidiva precoce, a urocultura é necessária. Para as mulheres com cistite não complicada de repetição, deve ser solicitado ultrassonografia das vias urinárias com medida do resíduo urinário pós-miccional. Exames como cistoscopia, tomografia computadorizada e estudo urodinâmico são indicados apenas nas cistites complicadas.

Tratamento

Medidas comportamentais

- Ingesta hídrica adequada (1,5 a 2 L/dia).
- Evitar reter urina por períodos prolongados.
- Higiene genital adequada após micção e defecação.
- Tratar constipação intestinal.
- Higiene genital e micção após coito.
- Evitar uso de espermicidas e duchas vaginais.

Tabela 2 Principais bactérias causadoras de infecção do trato urinário

Bactéria	%
Escherichia coli	80
Klebsiella sp.	5
Enterobacter sp.	1
Proteus mirabilis	3
Enterococcus faecalis	4
Staphylococcus saprophyticus	5-10

Medidas profiláticas não antimicrobianas

- Cranberry: contém proantocianidinas (PAC), que poderiam inibir a aderência bacteriana no urotélio. São necessários mais estudos para melhor análise de sua atuação na prevenção de cistites de repetição.
- Urovaxom: trata-se de um liofilizado de *Escherichia coli* que funciona como imunoterápico na prevenção de ITU. Aumenta a imunidade local diminuindo a recorrência das infecções na dose de 1 cápsula em jejum diariamente por 90 dias. Doses de manutenção podem ser usadas posteriormente.

Terapia hormonal

Nas mulheres na pós-menopausa, a aplicação vaginal de estrogênio tem importante papel na prevenção de ITU recorrente. O estrogênio local aumenta a população de lactobacilos vaginais, reduzindo o pH vaginal e prevenindo a colonização vaginal por enterobactérias. Quanto à apresentação, pode ser usado sob a forma de comprimidos ou cremes vaginais com aplicação diária ao se deitar por 15 dias contínuos e a seguir 2 aplicações semanais por 8 meses.

Terapia com antibióticos

O uso de antibióticos deve se basear em seu espectro, sensibilidade do agente etiológico, tolerabilidade e custo. Atualmente, as drogas de primeira opção são a fosfomicina 3 g e a nitrofurantoína 100 mg, sendo a fosfomicina usada em dose única e a nitrofurantoína em 1 cápsula, a cada 6 horas, por 7 dias. Como segunda opção, tem-se a cefuroxima 250 mg, a cada 12 horas, por 7 dias, e o sulfametoxazol com trimetoprima 800/160, a cada 12 horas, porém este último com taxas de resistência bacteriana maior e com efeitos colaterais gastrintestinais que podem limitar o uso. As quinolonas hoje não são drogas de primeira escolha pelos altos índices de resistência bacteriana e seus efeitos adversos que podem ser graves, principalmente em idosos.

Profilaxia antibiótica

Além das medidas comportamentais na prevenção da ITU recorrente, o uso de antibióticos em baixa dose diariamente ou após o coito podem reduzir significativamente a recorrência das infecções. Os principais antimicrobianos para a profilaxia são a fosfomicina e a nitrofurantoína. A profilaxia pós-coito deve ser adotada naquelas mulheres que relacionam o início dos sintomas com o ato sexual. Recomenda-se 1 cápsula de nitrofurantoína até 2 horas após o coito, respeitando a dose máxima de 400 mg por dia. Nos casos de profilaxia diária com a nitrofurantoína, deve ser usada 1 cápsula ao se deitar por 6 a 12 meses. Para o uso da fosfomicina como profilaxia, recomenda-se uma dose a cada 10 dias por 6 meses. Como opção a essas duas drogas, pode-se usar a cefalexina

125 mg ao se deitar por 6 meses. Pacientes que usam a nitrofurantoína diária devem ser monitorados, pois ela pode causar efeitos adversos raros, mas graves, como hepatopatias, pneumopatias e neuropatias periféricas.

BIBLIOGRAFIA

Abrams P, Cardozo L, Fall M, Griffiths D, Rosier P, Ulmsten U, Van Kerrebroeck P, Victor A, Wein A; Standardisation Sub-Committee of the International Continence Society. The standardisation of terminology of lower urinary tract function: report from the standardisation sub-committee of the International Continence Society. Neurourol Urodyn. 2002;21:167.

Ahmed H, Farewell D, Jones HM, Francis NA, Paranjothy S, Butler CC. Antibiotic prophylaxis and clinical outcomes among older adults with recurrent urinary tract infection: cohort study. Age Ageing. 2019;48(2):228-34.

Baines G, Da Silva AS, Araklitis G, Robinson D, Cardozo L. Recent advances in urodynamics in women. F1000Res. 2020;9.

Beeson T, Davis C. Urinary management with an external female collection device. J Wound Ostomy Continence Nurs. 2018;45:187.

Blaivas JG, Panagopoulos G, Weiss JP, Somaroo C. Validation of the overactive bladder symptom score. J Urol. 2007;178:543.

Bordeianou LG, Anger JT, Boutros M, Birnbaum E, Carmichael JC, Connell KA, et al.; Members of the Pelvic Floor Disorders Consortium Working Groups on PatientReported Outcomes. Measuring Pelvic Floor Disorder Symptoms Using PatientReported Instruments: Proceedings of the Consensus Meeting of the Pelvic Floor Consortium of the American Society of Colon and Rectal Surgeons, the International Continence Society, the American Urogynecologic Society, and the Society of Urodynamics, Female Pelvic Medicine and Urogenital Reconstruction. Female Pelvic Med Reconstr Surg. 2020;26(1):1-15.

Breyer BN, Creasman JM, Richter HE, Myers D, Burgio KL, Wing RR, West DS, Kusek JW, Subak LL; PRIDE. A behavioral weight loss program and nonurinary incontinence lower urinary tract symptoms in overweight and obese women with urinary incontinence: a secondary data analysis of PRIDE. J of Urol. 2018;199(1):215-22.

Brubaker L, Norton P. Current clinical nomenclature for description of pelvic organ prolapse. J Pelvic Surg. 1996;2:257.

Committee Opinion N. 603: evaluation of uncomplicated stress urinary incontinence in women before surgical treatment. Obstet Gynecol. 2014;123(6):1403-7.

Coyne KS, Thompson CL, Lai JS, Sexton CC. An overactive bladder symptom and health-related quality of life short-form: validation of the OAB-q SF. Neurourol Urodyn. 2015;34:255.

Daneman N, Chateau D, Dahl M, Zhang J, Fisher A, Sketris IS, et al. Fluoroquinolone use for uncomplicated urinary tract infections in women: a retrospective cohort study. Clin Microbiol Infec. 2020;26(5):613-8.

De Rienzo G, Minafra P, Iliano E, Agrò EF, Serati M, Giammò A, et al. Evaluation of the effect of 100U of Onabotulinum toxin A on detrusor contractility in women with idiopathic OAB: a multicentre prospective study. Neurourol Urodyn. 2022;41(1):306-12.

de Wall LL, Heesakkers JPFA. Effectiveness of percutaneous tibial nerve stimulation in the treatment of overactive bladder syndrome. Res Rep in Urol. 2017;9:145-57.

DeLancey JO. Structural support of the urethra as it relates to stress urinary incontinence: the hammock hypothesis. Am J Obstet Gynecol. 1994;170(6):1713-20.

Dmochowski RR, Thai S, Iglay K, Enemchukwu E, Tee S, Varano S, Girman C, et al. Increased risk of incident dementia following use of anticholinergic agents: a systematic literature review and meta-analysis. Neurourol Urodyn. 2021;40:28-37.

Erdem K, Coskun A, Üstün F, Tarhan F. In women with incontinence, the need for pressure-flow study before surgery and abnormalities in the voiding phase. An up-to-date comment on the available problem accompanied by literature. Archi Ital Urol Androl. 2021;93(4):441-4.

Finazzi-Agro E, Gammie A, Kessler TM, Abdel-Fattah M, Brennand C, Fader M, et al. et al. Urodynamics useless in female stress urinary incontinence? Time for some sense – a european expert consensus. Eur Urol Focus. 2020;6:137-45.

Fisher H, Oluboyede Y, Chadwick, T, Abdel-Fattah M, Brennand C, Fader M, et al. Continuous low-dose antibiotic prophylaxis for adults with repeated urinary tract infections (AnTIC): a randomised, open-label trial. Lancet Infect Dis. 2018;18(9):957-68.

Gbinigie OA, Spencer EA, Heneghan CJ. Antibiotics cranberry extract for symptoms of acute, uncomplicated urinary tract infection: a systematic review. 2020.

Grundy L, Caldwell A, Brierley SM. Mechanisms underlying overactive bladder and interstitial cystitis/painful bladder syndrome. Fron Neurosc. 2018;12:18-24.

Harris SS, Link CL, Tennstedt SL, Kusek JW, McKinlay JB. Care seeking and treatment for urinary incontinence in a diverse population. J Urol. 2007;177:680.

Haylen BT, de Ridder D, Freeman RM, Swift SE, Berghmans B, Lee J, et al. An International Urogynecological Association (IUGA)/International Continence Society (ICS) joint report on the terminology for female pelvic floor dysfunction. Int Urogynecol J Pelvic Floor Dysfunct. 2010;21(1):5-26.

Jarbøl DE, Haastrup PF, Rasmussen S, Søndergaaard J, Balasubramaniam K. Women's barriers for contacting their general practitioner when bothered by urinary incontinence: a population-based cross-sectional study. BMC Urol. 2021;21:99.

Lelie-van der Zande R, Koster ES, Teichert M, Bouvy ML. Womens' self-management skills for prevention and treatment of recurring urinary tract infection. Int J Clin Pract. 2021;75(8).

Lo TS, Uy-Patrimonio MC, Kao CC, Chua S, Huang TX, Wu MP. Urodynamics mixed type urinary incontinence with advanced pelvic organ prolapse, management and outcomes. Sci Rep. 2020;10.

Lukacz ES, Santiago-Lastra Y, Albo ME, Brubaker L. Urinary incontinence in women: a review. JAMA. 2017;318:1592.

Maher C, Feiner B, Baessler, Schmid C. Tratamento cirúrgico do prolapso de órgãos pélvicos em mulheres. Cochrane Database Syst Rev. 2013;CD004014.

Martell JAO, Naber KG, Haddad JM, Tirán Saucedo J, Domínguez Burgos JA. Prevention of recurrent urinary tract infections: bridging the gap between clinical practice and guidelines in Latin America. Ther Adv Urol. 2019;11:29-40.

Minassian VA, Yan X, Lichtenfeld MJ, Sun H, Stewart WF. The iceberg of health care utilization in women with urinary incontinence. Int Urogynecol J. 2012;23:1087.

Mytilekas KV, Oeconomou A, Sokolakis I, Kalaitzi M, Mouzakitis G, Nakopoulou E, Apostolidis A. Defining voiding dysfunction in women: bladder outflow obstruction versus detrusor underactivity. INJ Int Neurourol J. 2021;25(3):244-51.

National Institute for Health and Care Excellence (Great Britain). Urinary incontinence and pelvic organ prolapse in women: management. 2019 [citado em 09 out. 2023]. Disponível em: https://www.nice.org.uk/guidance/ng123.

Pilsetniece Z, Vjaters E. The role of conventional urodynamic in diagnosing specific types of urinary incontinence in women. Turk J Urol. 2020;46(2):134-9.

Riccetto CLZ. Editorial Comment: Does pre-operative urodynamics lead to better outcomes in management of urinary incontinence in women? A linked systematic review and meta-analysis. International Braz J Urol. 2020;46:471-2.

Rogowski A, Dybowski B, Wlazlak E, Baranowski W, Rechberger T, Stangel-Wojcikiewicz K, et al. The Urogynecology Section of the Polish Society of Gynecologists and Obstetricians Guideline on the use of urodynamic testing in gynecological practice. Ginekol Pol. 2021;92(3):230-5.

Silva JCP, Soler ZASG, Wysocki AD. Associated factors to urinary incontinence in women undergoing urodynamic testing. Rev Esc Enferm USP. 2017;51:e03209

Shim S, Park KM, Chung YJ, Kim MR. Updates on therapeutic alternatives for genitourinary syndrome of menopause: hormonal and non-hormonal managements. J Menopausal Med. 2021;27(1):1.

Thomas-White K, Brady M, Wolfe AJ, Mueller ER. The bladder is not sterile: history and current discoveries on the urinary microbiome. Cur Bladder Dysfunct Rep. 2016;11:18-24.

Uhr A, Glick L, Barron S, Zavodnick J, Mark JR, Shenot P, Murphy A. How I Do It: PureWick female external catheter: a non-invasive urine management system for incontinent women. Can J Urol. 2021;28:10669.

Verghese TS, Middleton LJ, Daniels JP, Deeks JJ, Latthe PM. The impact of urodynamics on treatment and outcomes in women with an overactive bladder: a longitudinal prospective follow-up study. Int Urogynecol J. 2018;29(4):513-9.

Wu LY, Huang KH, Yang TH, Huang HS, Wang TS, Lan KC, Chuang FC. The surgical effect on overactive bladder symptoms in women with pelvic organ prolapse. Sci Rep. 2021;11.

Yalcin I, Bump RC. Validation of two global impression questionnaires for incontinence. Am J Obstet Gynecol. 2003;189:98.

Zavodnick J, Harley C, Zabriskie K, Brahmbhatt Y. Effect of a female external urinary catheter on incidence of catheter-associated urinary tract infection. Cureus. 2020;12:e11113.

Zimmern P, Litman H, Nager C, Sirls L, Kraus SR, Kenton K, Wilson T, Sutkin G, Siddiqui N, Vasavada S, Norton P; Urinary Incontinence Treatment Network. Pre-operative urodynamics in women with stress urinary incontinence increases physician confidence, but does not improve outcomes. Neurourol Urodyn. 2014;33(3):302-6.

9

Infertilidade

Fernanda Polisseni

INTRODUÇÃO

A infertilidade é historicamente definida como a falha em atingir a gravidez após 12 meses de relações sexuais regulares e desprotegidas. De acordo com a Organização Mundial da Saúde (OMS), com base em dados coletados entre 1990 e 2021, um em cada seis adultos no mundo enfrenta dificuldades para engravidar.

Os testes diagnósticos para a infertilidade devem ser iniciados precocemente, caso a paciente apresente algum dado na história clínica, sexual ou reprodutiva, ou alguma alteração no exame físico (amenorreia ou oligomenorreia, conhecimento prévio de doença tubária/peritoneal ou endometriose estádios III e IV, conhecimento de doenças do parceiro) que sugiram risco para comprometimento da função reprodutiva. Na ausência dessas condições, a pesquisa e o possível tratamento devem ser indicados após um ano de tentativas sem sucesso, em mulheres com 35 anos ou menos, e após 6 meses acima dos 35 anos. Quando a paciente tem mais de 40 anos, investigação e tratamento imediatos devem ser avaliados. Enfatiza-se que a abordagem deve ser sempre do casal e as avaliações do homem e da mulher devem ser iniciadas simultaneamente.

Sabe-se que, em 6 meses de atividade sexual regular (2 a 3 vezes por semana) sem contracepção, 72% dos casais atingem a gravidez, tendo a mulher menos de 35 anos. Em um ano, esse percentual atinge 85%, e em dois anos, 93%.

Nas últimas décadas, tem-se observado um aumento na demanda pelos serviços de reprodução humana assistida, e diversos fatores têm contribuído para esse fenômeno. A fecundabilidade dos casais (probabilidade de se alcançar uma gestação em um ciclo menstrual) tem sido comprometida pela tendência progressiva de a mulher adiar a maternidade. Também a idade paterna avançada, notadamente acima dos 50 anos, pode trazer impacto nas chances mensais de gravidez. Além disso, as técnicas de reprodução assistida não estão mais restritas ao tratamento de casais inférteis, sendo indicadas para casais homoafetivos que desejam filhos biológicos, pais e mães solos, preservação da fertilidade, seja por questões sociais, seja por questões médicas, doação de gametas, estudo genético pré-implantacional do embrião e gravidez *post mortem*.

Pode-se classificar a infertilidade como primária, quando não houve gestações prévias, e secundária, quando houve gestação prévia, embora não necessariamente com nascimento vivo.

No Quadro 1 estão enumerados os principais pontos a serem observados na abordagem do casal infértil.

Quadro 1 Objetivos da abordagem do casal infértil

- Encurtar o tempo necessário para obtenção da gravidez
- Identificar a(s) causa(s) de infertilidade (sempre que possível)
- Avaliar riscos e prognóstico
- Fornecer suporte emocional
- Interromper propedêutica e tratamento quando necessário

ETIOLOGIA

Estima-se que 35% dos casos de infertilidade estejam relacionados a fatores femininos, 30% a fatores masculinos e 20% a ambos os parceiros. Em 15% das vezes, nenhum diagnóstico etiológico é estabelecido, mesmo após a realização da propedêutica completa do casal. Neste caso, o quadro é classificado como infertilidade sem causa aparente (ISCA).

DIAGNÓSTICO

Anamnese e exame físico

São dados importantes na história clínica:

Mulher

- Idade.
- História obstétrica.
- Desenvolvimento puberal.
- História menstrual: idade da menarca, características do ciclo menstrual, presença e gravidade de dismenorreia.
- Uso de medicamentos.
- Métodos contraceptivos usados previamente.
- História familiar de insuficiência ovariana prematura.
- Cirurgias prévias.
- Perda ou ganho excessivo de peso.

- Hábitos de vida: etilismo, tabagismo, sedentarismo, hábitos alimentares, uso de drogas.
- Exposição ocupacional.
- Histórico de doença inflamatória pélvica.
- Cirurgia abdominal ou pélvica.

Homem

- Infecções e cirurgias do trato genital.
- Hábitos de vida: etilismo, tabagismo, sedentarismo, hábitos alimentares, uso de drogas.
- Exposição ocupacional: toxinas e calor excessivo.
- História sexual.
- Uso de medicamentos.

Casal

- Duração da infertilidade.
- Existência de gestação prévia.
- Atividade sexual.

Exame físico da mulher

- Estatura, peso, índice de massa corpórea (IMC).
- Características da tireoide.
- Características sexuais secundárias.
- Sinais de hiperandrogenismo (acne, hirsutismo).
- Galactorreia.
- Anormalidades cervicais ou vaginais, secreções.
- Mobilidade, posição, forma e tamanho uterinos.
- Massas ou alterações pélvicas ou abdominais.

Exame físico do homem

- Deverá ser realizado pelo urologista sempre que necessário.

Exames complementares

a) Investigação do fator feminino

- Avaliação do desenvolvimento folicular/ovulação e da reserva ovariana.
- Avaliação da permeabilidade e da função tubária.
- Avaliação da cavidade uterina.
- Avaliação do desenvolvimento folicular/ovulação.

Avaliação da ovulação

As disfunções ovulatórias são responsáveis por aproximadamente 40% das causas de infertilidade feminina. Embora não exista um método ideal para avaliação da ovulação, clinicamente a constatação de ciclos menstruais regulares apresenta nível B de evidência para o diagnóstico. Também a dosagem da progesterona na segunda fase do ciclo, 7 dias antes do dia esperado para a menstruação (21º dia em ciclos de 28 dias, por exemplo) possibilita o diagnóstico, porém retrospectivo, da ovulação (nível B de evidência). Concentrações superiores a 3 ng/mL indicam ovulação recente. A ultrassonografia transvaginal seriada (USTS) pode evidenciar a ovulação por meio da demonstração do crescimento progressivo do folículo, seguido do aparecimento da imagem do corpo lúteo.

As causas mais comuns de disfunção ovulatória são:

- Síndrome dos ovários policísticos (SOP).
- Obesidade.
- Ganho ou perda excessiva de peso.
- Exercícios extenuantes.
- Disfunção da tireoide.
- Hiperprolactinemia.

A dosagem de TSH e prolactina apresenta nível C de evidência na investigação da anovulação e pode estar indicada em pacientes com ciclos irregulares. A aferição seriada da temperatura basal não é considerada um método diagnóstico confiável.

Em mulheres com amenorreia, a dosagem do hormônio folículo-estimulante (FSH) e do estradiol pode distinguir quadros de falência ovariana (FSH elevado e estradiol baixo) dos quadros de amenorreia hipotalâmica (FSH normal ou baixo e estradiol baixo), presentes nos casos de ganho ou perda excessiva de peso ou exercícios extenuantes (Figura 1).

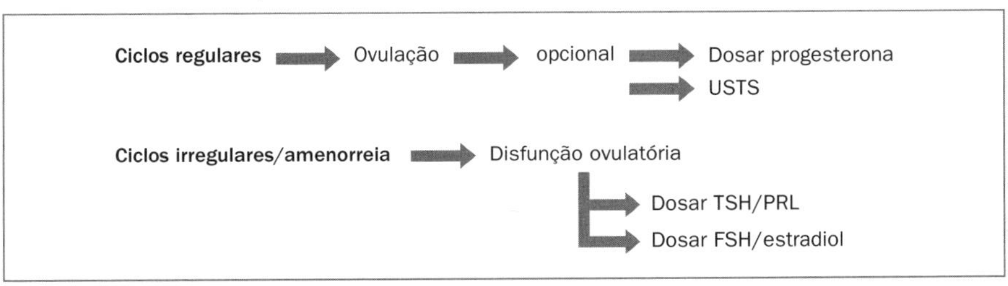

Figura 1 Avaliação inicial da ovulação.

FSH: hormônio folículo-estimulante; PRL: prolactina; TSH: hormônio tireoestimulante; USTS: ultrassonografia transvaginal seriada.

Avaliação da reserva ovariana

A avaliação deverá ser realizada em mulheres com risco aumentado de baixa reserva, pois fornece informações prognósticas, incluindo:

- Idade acima de 35 anos.
- História familiar de insuficiência ovariana precoce.
- História de cirurgia ovariana, quimioterapia ou radioterapia pélvica.
- Infertilidade sem causa aparente.

Os testes têm a capacidade de quantificar o estoque de óvulos presentes nos ovários naquele momento, mas não se relacionam com as chances de alcançar uma gravidez naturalmente ou mesmo nos tratamentos de reprodução assistida. Não existem testes que avaliem a qualidade dos óvulos, e sabe-se que ela está diretamente relacionada à idade da mulher.

- Dosagens hormonais:
  - FSH, E2:
    - Realizados no 3º dia do ciclo menstrual.
    - FSH: ideal < 8 mUI/mL, baixa reserva entre 10 e 15 mUI/mL, mau prognóstico > 15 mUI/mL.
    - Estradiol: 50 a 70 pg/mL.
  - Hormônio antimülleriano (HAM):
    - Pode ser dosado em qualquer dia do ciclo menstrual e reflete diretamente a reserva ovariana, uma vez que é um hormônio produzido pelas células da granulosa dos folículos antrais.
    - De forma geral, um valor ≥ 1,2 ng/mL; relaciona-se com uma reserva ovariana normal. É atualmente a melhor medida disponível da reserva ovariana.
    - Os níveis de HAM podem ser influenciados negativamente pelo uso de pílulas anticoncepcionais, obesidade e no hipogonadismo hipogonadotrófico, estando subestimados nestes casos.
    - Valores de referência em relação à predição da resposta à estimulação da ovulação: baixa resposta < 0,5 a 1,0 ng/mL, resposta normal: 1,0 a 2,8 ng/mL, risco de hiper-resposta ou hiperestimulação ovariana > 2,8 ng/mL.
- Contagem de folículos antrais:
    - Realizada por meio de ultrassom transvaginal entre o 2º e o 5º dia do ciclo.
    - Realiza-se a contagem dos folículos entre 5 e 10 mm em ambos os ovários.
    - Uma contagem maior que 6 reflete uma reserva ovariana normal.

Avaliação da permeabilidade e da função tubária

O fator tubário representa 35% das causas de infertilidade e está fortemente relacionado ao passado de doença inflamatória pélvica (DIP), à presença de endometriose ou à história pregressa de cirurgias pélvicas. A avaliação é realizada pela histerossalpingografia (HSG), que apresenta sensibilidade de 65% e especificidade de 83% na identificação de obstruções tubárias. A HSG pode suspeitar de aderências tubárias e comprometimento da função das tubas, mas não é considerada confiável para esse diagnóstico. Atualmente, nenhum teste diagnóstico é capaz de avaliar todos os aspectos da função tubária.

No caso de suspeita de fator tubo peritoneal não claramente elucidado pela HSG, está indicada a realização da sorologia para pesquisa de anticorpos para *Chlamydia trachomatis*. A histerossonossalpingografia representa uma alternativa à HSG convencional, principalmente para pacientes com alergia ao contraste iodado, e utiliza o contraste HyCoSy associado à ultrassonografia transvaginal. A videolaparoscopia possibilita a visão direta das trompas e está indicada quando há presença de sintomas ou fatores de risco para obstrução ou aderências pélvicas, ou no caso de HSG anormal quando há previsão de realização de tratamento, mas nunca como método puramente diagnóstico.

Avaliação da cavidade uterina

Anormalidades da anatomia ou função uterina correspondem a 10 a 15% das causas de infertilidade. As mais comuns são sinéquias, pólipos, miomas submucosos e malformações müllerianas (septos, útero bicorno, útero unicorno, útero didelfo). As alterações uterinas afetam a fertilidade, tanto por interferirem no transporte do óvulo por obstrução do óstio tubário quanto por impedirem o processo de nidação.

O exame indicado para esta avaliação é a ultrassonografia transvaginal. Trata-se de um exame de baixo custo, fácil acesso e não invasivo. A ultrassonografia transvaginal define tamanho e localização de pólipos e miomas, volume e textura uterina e presença de malformações müllerianas. Nos casos em que se suspeita destas malformações, a HSG, a ultrassonografia 3D e a ressonância magnética da pelve podem auxiliar na confirmação diagnóstica. Algumas vezes, quando se faz necessária a avaliação da superfície externa do útero, a videolaparoscopia pode ser associada. Apesar de não fazer parte da propedêutica básica do casal infértil, a vídeo-histeroscopia está indicada para a confirmação de lesões intracavitárias suspeitadas pela ultrassonografia. É considerada o método padrão-ouro na confirmação diagnóstica de miomas submucosos, pólipos, espessamento endometrial, septos e sinéquias. Possibilita o tratamento destas alterações.

b) Investigação do fator masculino

- Análise seminal:
  - Realizada por meio do espermograma, que analisa uma amostra seminal obtida por meio de masturbação, após 2 a 5 dias de abstinência ejaculatória.
  - Se o espermograma estiver normal (sensibilidade de 89,6%), pode-se encerrar a propedêutica masculina.
  - Se o espermograma estiver anormal (falso-positivo em torno de 10%), é indicada nova coleta espermática e repetição do exame após 30 a 90 dias.
  - Confirmando-se a alteração, o paciente deverá ser encaminhado ao urologista para exame físico e propedêutica complementar.
  - Além disso, é importante que o parceiro seja alertado quanto aos fatores de risco (hábitos de vida, uso de medicamentos e anabolizantes, exposição ambiental) associados à infertilidade masculina.

Os parâmetros de referência segundo a OMS são:

- Volume: ≥ 1,5 mL.
- pH: ≥ 7,2.
- Concentração espermática (número de espermatozoides por mL): > 15 milhões.
- Total de espermatozoides no ejaculado: > 40 milhões.

Tabela 1 Avaliação inicial do casal infértil

Quando iniciar a propedêutica de infertilidade conjugal
Iniciar avaliação: ▪ Após 12 meses em mulheres < 35 anos ▪ Após 6 meses em mulheres > 35 anos ou conhecimento prévio de fatores que afetam a fertilidade ▪ Em mulheres > 40 anos, avaliação e tratamento mais imediatos são recomendados
Avaliação mínima e essencial em casais com infertilidade conjugal
▪ História/exame físico ▪ Ultrassonografia transvaginal ▪ Espermograma ▪ Permeabilidade tubária (histerossalpingografia)
Avaliações indicadas apenas em situações específicas, e não na abordagem geral de rotina do casal infértil
▪ Laparoscopia/histeroscopia ▪ Outros testes masculinos (fragmentação de DNA, ultrassonografia de bolsa escrotal) ▪ Dosagens hormonais (FSH, PRL, E2, progesterona, androgênios, TSH) ▪ Ressonância magnética ▪ US 3D

E2: estradiol; FSH: hormônio folículo-estimulante; PRL: prolactina; TSH: hormônio tireoestimulante; US 3D: ultrassonografia em 3 dimensões.

Fonte: adaptada de Ferriani e Navarro (2023).

- Motilidade progressiva (A + B): 32%.
- Vitalidade: 58%.
- Leucócitos: < 1 milhão/mL.
- Morfologia ou formas normais: > 4% (critérios de Kruger (Tabela 1).

TRATAMENTO

O tratamento da infertilidade pode envolver intervenções clínicas, como a correção de distúrbios endócrinos (distúrbios da tireoide, hiperprolactinemia, síndrome dos ovários policísticos) e tratamento de infecções, bem como intervenções cirúrgicas para tratar endometriose, aderências pélvicas e doenças intrauterinas.

Além disso, é fundamental orientar o casal sobre a importância dos hábitos de vida na capacidade reprodutiva. Alimentação saudável, rica em vegetais e pobre em alimentos processados e ultraprocessados, cessação do tabagismo, redução do consumo de bebidas alcoólicas e cafeína, controle do peso e realização de atividade física afetam diretamente o tempo até a gestação.

As técnicas de reprodução assistida (TRA) também representam uma opção de tratamento para casais inférteis e são usadas quando as intervenções clínicas e/ou cirúrgicas não são capazes de promover a gestação por si só. Elas incluem:

1. **Técnicas de baixa complexidade:** essas técnicas pressupõem a fertilização *in vivo*, ou seja, dentro das tubas.
   A. **Indução da ovulação com coito programado:** envolve a estimulação da ovulação com indutores orais (citrato de clomifeno 100 a 200 mg/dia ou letrozol 5 mg/dia, usados por 5 dias e iniciados entre o terceiro e o quinto dia do ciclo) ou gonadotrofinas injetáveis. A associação de drogas orais e injetáveis pode ser utilizada para casos resistentes. Realiza-se a monitoração da ovulação por USTS. A ovulação é desencadeada com uma injeção de gonadotrofina coriônica humana (HCG), e a relação sexual é programada para esse momento.
   Indicações:
      - Anovulação crônica/oligovulação.
      - Disfunções sexuais.
      - ISCA.

   B. **Inseminação intrauterina (IIU):** envolve a estimulação da ovulação (com indutores orais e/ou injetáveis) e a monitoração da ovulação por USTS. A ovulação é programada com uma injeção de HCG injetável, e o sêmen do parceiro é coletado por masturbação e no laboratório de reprodução assistida, processado e inserido no útero através do colo uterino.
   Indicações
      - Fatores cervicais.
      - Fatores masculinos leves.

- ISCA.
- Casais sorodiscordantes para infecções virais.
- Utilização de sêmen de doador.

Para a realização das TRA de baixa complexidade, é necessário que pelo menos uma das tubas seja permeável, além de boa reserva ovariana e qualidade oocitária (mulheres abaixo de 35 anos). As taxas de sucesso variam, dependendo da indicação e da idade da mulher.

2. **Técnicas de alta complexidade:** requerem um serviço especializado em reprodução assistida. A principal diferença em relação às técnicas de baixa complexidade é que elas possibilitam o encontro entre os gametas masculino e feminino (fertilização) no laboratório, promovendo a formação de embriões *in vitro* e seu cultivo até o dia da transferência para o útero ou congelamento para uso futuro.
   A. **Fertilização *in vitro* (FIV) clássica:** nesta técnica, óvulos e espermatozoides são colocados juntos na mesma placa de cultivo, e a fertilização ocorre espontaneamente.
   B. **Injeção intracitoplasmática de espermatozoide (ICSI):** nesta técnica, cada espermatozoide é injetado diretamente no citoplasma de um óvulo com um micromanipulador de gametas.

Ambas as técnicas (FIV e ICSI) envolvem as seguintes etapas:

- Indução da ovulação.
- Aspiração dos folículos por via vaginal, guiada por ultrassonografia, sob sedação, e captação dos óvulos.
- Fertilização dos óvulos em laboratório.
- Cultivo dos óvulos fertilizados em estufa.
- Transferência dos embriões obtidos para a cavidade uterina.

Indicações para FIV/ICSI:

- Fator tubário de infertilidade.
- Fator masculino grave, incluindo vasectomia.
- Reserva ovariana reduzida.
- Endometriose.
- Casais homoafetivos.
- Gestações solo.
- Falhas em outras técnicas de reprodução assistida.
- Utilização de gametas previamente congelados na preservação da fertilidade.
- Indicação de biópsia embrionária pré-implantacional para realização de testes genéticos.

Os principais riscos relacionados à FIV/ICSI incluem a síndrome de hiperestimulação ovariana (SHO), um pequeno risco anestésico durante a aspiração folicular e a possibilidade de gestações múltiplas. Essas complicações têm sido minimizadas com a identificação adequada e medidas preventivas em pacientes em risco para SHO, além da prática comum de transferir apenas um embrião em muitos casos. Portanto, as TRA são geralmente consideradas procedimentos seguros, embora, em alguns casos, possam ser invasivos.

A taxa de sucesso média na FIV/ICSI é de 25 a 40% por ciclo com transferência embrionária. Os principais fatores que afetam as chances de sucesso são a idade da mulher e o número de óvulos produzidos. As chances diminuem significativamente após os 38-40 anos da mulher. Ter mais óvulos coletados aumenta as chances cumulativas de gravidez, pois os embriões excedentes podem ser congelados e transferidos para o útero em ciclos posteriores.

É importante destacar que, embora as TRA tenham boas taxas de sucesso, existem limitações naturais no processo reprodutivo, como a queda na qualidade dos óvulos em decorrência da idade ou ainda da baixa reserva ovariana, que não podem ser revertidas.

As técnicas de reprodução assistida de alta complexidade surgiram em 1978, inicialmente com a clássica indicação de tratamento do fator tubário de infertilidade. Com o advento da ICSI, casos de infertilidade por fator masculino grave passaram a ser contemplados, incluindo a possibilidade de utilização de espermatozoides obtidos em punção de epidídimo ou biópsia de testículo em pacientes com azoospermia (ausência de espermatozoides no ejaculado) de origem obstrutiva. Com o desenvolvimento contínuo das técnicas, as demandas da sociedade cresceram e, atualmente, existem inúmeras indicações para a utilização das TRA de alta complexidade (Tabelas 2 e 3).

Tabela 2 Condições clínicas associadas à infertilidade e possíveis formas de tratamento

Condição	Tratamento
Infertilidade feminina	
1) Anovulação	Indução de ovulação/CP
2) Fator tubário	FIV/ICSI
3) Endometriose	CP/IIU (se trompas boas), FIV/ICSI
Fator masculino	
1) Fator masculino leve	IIU
2) Fator masculino grave	FIV/ICSI
Infertilidade masculina/feminina	
ISCA	CP, IUI, FIV/ICSI

CP: coito programado; FIV: fertilização *in vitro*; ICSI: injeção intracitoplasmática de espermatozoide; IIU: inseminação intraútero; ISCA: infertilidade sem causa aparente
Fonte: adaptada de Ferriani e Navarro (2023).

Tabela 3 Indicações ampliadas das TRA de alta complexidade

▪ Congelamento de óvulos, sêmen e embriões sem data-limite de uso: – Indicações oncológicas – Doenças benignas (cistos ovarianos, endometriomas etc.) – Indicação social (pacientes com desejo de postergar a maternidade)
▪ Doações de óvulos, sêmen e embriões nas novas configurações familiares: – Casais homoafetivos – Gestação solo – Gestação de pacientes transgêneros
▪ Doações de óvulos, sêmen e embriões na indisponibilidade de gametas próprios: – Gestações tardias – Azoospermia
▪ Útero de substituição na impossibilidade de gestação em útero próprio
▪ Casais sorodiscordantes (HIV, hepatites B e C)
▪ Teste genético pré-implantacional do embrião para doenças monogênicas familiares (p. ex., fibrose cística, hemofilias, distrofia lateral amiotrófica, rins policísticos etc.) ou casos de risco de doenças cromossômicas (p. ex., síndrome de Down)

HIV: vírus da imunodeficiência humana; HLA: antígeno leucocitário humano; TRA: técnicas de reprodução assistida.

Fonte: adaptada de Ferriani e Navarro (2023).

FATORES ASSOCIADOS À INFERTILIDADE: COMO ORIENTAR

Idade

Quando se analisam os fatores para o prognóstico do sucesso reprodutivo, a idade é, sem dúvida, o mais impactante. Orientar as mulheres sobre o declínio da reserva ovariana e da qualidade dos oócitos associados ao avanço da idade e suas consequências é fundamental para que elas possam realizar seu planejamento reprodutivo de forma consciente. Apesar de a idade paterna também se relacionar à fertilidade e, mais recentemente, ser bastante estudada, o maior impacto já conhecido é causado pela idade materna. Sabe-se que a idade paterna acima de 45 a 50 anos pode estar relacionada a piores parâmetros seminais e a maiores riscos de comprometimento da saúde da prole (a associação de idade paterna avançada com autismo e esquizofrenia, por exemplo, tem sido estabelecida). O fato é que o processo de envelhecimento limita a fertilidade humana.

Os testes de reserva ovariana disponíveis, como o hormônio antimülleriano (AMH) e a contagem de folículos antrais, informam sobre o estoque de óvulos disponível naquele momento e não fornecem informações sobre a qualidade (que está diretamente ligada à idade) e, portanto, não se relacionam com as chances de gravidez natural. Para casais que estão tentando engravidar naturalmente, quanto maiores a idade e o tempo de tentativas, menor a taxa de fecundidade mensal. Dessa forma, reconhecer um diagnóstico de infertilidade e encaminhar a paciente oportunamente para o atendimento especializado pode representar, para essa paciente, a diferença entre conseguir ou não concretizar seu planejamento reprodutivo. Além de menor fecundidade, a idade materna avançada está relacionada a um maior risco de aneuploidias embrionárias e, consequentemente, maiores taxas de aborto, tanto em gestações naturais quanto nos tratamentos com TRA.

Diante desse contexto, a criopreservação de oócitos tem se tornado cada vez mais difundida entre mulheres que desejam adiar a gestação. Os óvulos congelados mais jovens poderiam ser utilizados em uma idade mais avançada para uma FIV, aumentando as taxas de sucesso e reduzindo os riscos de complicações em relação aos óvulos mais velhos, ainda que esse processo não represente uma garantia de gravidez. É importante ressaltar que as taxas de sucesso estão diretamente relacionadas à idade em que o congelamento foi realizado e ao número de óvulos criopreservados.

Assim, a melhor maneira de evitar a infertilidade relacionada à idade seria não retardar a maternidade. No entanto, a criopreservação de óvulos representa uma possibilidade real no planejamento reprodutivo nos casos em que seja necessário ou desejável postergar a gravidez. Por outro lado, casais que apresentem um quadro de infertilidade já estabelecido não devem ter seu encaminhamento para os serviços de reprodução adiados à medida que a idade avança.

Obesidade

A obesidade, tanto em mulheres quanto em homens, exerce um impacto direto na fertilidade do casal e aumenta a morbidade obstétrica. Está associada a uma maior incidência de disfunção ovulatória, o que afeta diretamente a fertilidade natural e a desfechos menos favoráveis após tratamentos de reprodução assistida (TRA), com menores taxas de implantação embrionária, nascidos vivos, e maiores taxas de aborto, bem como um maior risco de complicações obstétricas. A obesidade masculina também está diretamente relacionada a uma qualidade seminal inferior.

Os especialistas em cuidados reprodutivos enfrentam o desafio de lidar com a infertilidade em um cenário cada vez mais comum de obesidade. No entanto, é importante observar que a perda de peso requer tempo, e seus benefícios potenciais devem ser considerados em relação ao risco de declínio da reserva ovariana associado ao envelhecimento.

Assim, a abordagem mais eficaz é a prevenção da obesidade ou o tratamento precoce da condição, antes que problemas relacionados à fertilidade se instalem.

Tabagismo

O tabagismo tem sido consistentemente associado à infertilidade na literatura. Revisões sistemáticas relacionam o tabagismo tanto em mulheres quanto em homens com uma redução na fecundidade natural e no sucesso das TRA. É importante ressaltar o papel do tabagismo passivo em mulheres, que é quase tão prejudicial quanto o tabagismo ativo.

Os possíveis mecanismos pelos quais o tabagismo pode comprometer o potencial reprodutivo feminino incluem:

- Aumento na incidência de ciclos anovulatórios.
- Maior risco de insuficiência ovariana precoce.
- Alta toxicidade das substâncias presentes no cigarro, que podem afetar a multiplicação celular e a gametogênese.
- Aumento na taxa de aborto.
- Piores desfechos obstétricos e perinatais.

A associação direta entre tabagismo e infertilidade masculina ainda não foi comprovada, mas parece haver uma menor qualidade seminal em homens fumantes em comparação aos não fumantes.

É fundamental que os médicos auxiliem os pacientes na cessação do tabagismo, fornecendo educação, acompanhamento e suporte individualizado consistente.

Infecções sexualmente transmissíveis (IST)

As doenças tubárias são uma causa frequente de infertilidade e, entre as várias etiologias que podem levar à obstrução tubária, a salpingite se destaca. Essa condição pode ser causada por *Chlamydia trachomatis*, gonococo e tuberculose genital. Tais infecções e suas sequelas no trato reprodutivo podem ser prevenidas.

Portanto, é de extrema importância orientar as pacientes sobre o impacto prejudicial das IST na fertilidade. É fundamental ressaltar que o exame ginecológico de rotina não detecta uma parcela significativa dessas infecções, especialmente as assintomáticas. Portanto, medidas de prevenção, com ênfase no uso de preservativos femininos e masculinos, são fundamentais. Além disso, seria benéfico investir em programas de triagem para a detecção precoce de IST e prevenção de sequelas a longo prazo como parte de políticas públicas de saúde. A infecção por clamídia é altamente prevalente, muitas vezes assintomática, mas pode ser diagnosticada com segurança e é tratável.

BIBLIOGRAFIA

American College of Obstetricians and Gynecologists. The use of antimullerian hormone in women not seeking fertility care, 773 [citado em set. 2023]. Disponível em: https://www.acog.org/clinical/clinical-guidance/committee-opinion/articles/2019/04/the-use-of-antimullerian-hormone-in-women-not-seeking-fertility-care.

Andrade MC, Ferriani RA, Navarro PA. Fatores associados à infertilidade: como prevenir. São Paulo: Federação Brasileira de Associações de Ginecologia e Obstetrícia (Febrasgo); 2023. (Série Orientações e Recomendações Febrasgo – Manejo inicial da paciente infértil pelo ginecologista).

Bosch E, De Vos M, Humaidan P. The future of cryopreservation in assisted reproductive tehcnologies. Front Endocrinol. 2020;11(67):1-15.

ESHRE Guideline Group on Female Fertility Preservation; Anderson RA, Amant F, Braat D, D'Angelo A, Chuva de Sousa Lopes SM, Demeestere I, et al. ESHRE guideline: female fertility preservation. Hum Reprod Open. 2020;2020(4):hoaa052.

Ferriani RA, Navarro PA. Abordagem da mulher com desejo de gravidez em consultório geral de ginecologia: o que é preciso informar, alcance e limitações da reprodução assistida. São Paulo: Federação Brasileira de Associações de Ginecologia e Obstetrícia (Febrasgo); 2023. (Série Orientações e Recomendações Febrasgo – Manejo inicial da paciente infértil pelo ginecologista).

Gaskins AJ, Nassan FL, Chiu YH, Arvizu M, Williams PL, Keller MG, et al. Dietary patterns and outcomes of assisted reproduction. Am J Obstet Gynecol. 2019;220:567.e1-18.

Guideline Group on Unexplained Infertility; Romualdi D, Ata B, Bhattacharya S, Bosch E, Costello M, Gersak K, S et al. Evidence-based guideline: unexplained infertility†. Hum Reprod. 2023;38(10):1881-90.

Lamaita RM, Amaral MC, Cota AM, Arvizu M, Williams PL, Keller MG, et al. Propedêutica básica da infertilidade conjugal. Femina. 2020;48(5):311-5.

Practice Committee of the American Society for Reproductive Medicine. Evidence-based outcomes after oocyte cryopreservation for donor oocyte in vitro fertilization and planned oocyte cryopreservation: a guideline. Fertil Steril. 2021;116(1):36-47.

Practice Committee of the American Society for Reproductive Medicine. Definitions of infertility and recurrent pregnancy loss: a committee opinion. Fertil Steril. 2020;113:533-5.

Practice Committee of the American Society for Reproductive Medicine. Fertility evaluation of infertile women: a committee opinion. Fertil Steril. 2021;116(5):1255-65.

Practice Committee of the American Society for Reproductive Medicine. Testing and interpreting measures of ovarian reserve: a committee opinion. Fertil Steril. 2020;114(6):1151-7.

Schlegel PN, Sigman M, Collura B , De Jonge CJ, Eisenberg ML, Lamb DJ, et al. Diagnosis and treatment of infertility in men: AUA/ASRM guideline part I. J Urol. 2021;205(1):36-43. Epub.

Schlegel PN, Sigman M, Collura B, De Jonge CJ, Eisenberg ML, Lamb DJ, et al. Diagnosis and treatment of infertility in men: AUA/ASRM guideline part II. J Urol. 2021;205(1):44-51. Epub.

10

Climatério

Danielle Guedes Andrade Ezequiel
Mary Juciane Galvão Zamboni Vettore
Samira Raquel Pereira Rodrigues
Denise Gasparetti Drumond
Fernanda Polisseni

INTRODUÇÃO

O climatério é definido pela Organização Mundial da Saúde (OMS) como uma fase de transição entre o período reprodutivo e o não reprodutivo da vida da mulher. A síndrome do climatério é representada por um conjunto de sinais e sintomas decorrentes da interação entre fatores socioculturais, psicológicos e endócrinos que ocorrem entre o final da fase reprodutiva e a senilidade.

A menopausa é um marco dessa fase, correspondendo ao último ciclo menstrual espontâneo da mulher, reconhecido após 12 meses da sua ocorrência. Em cerca de 90% das mulheres, ocorre entre os 45 e os 55 anos. Caso seja induzida por ooforectomia bilateral, tratamento com análogos do hormônio liberador de gonadotrofina, ablação da função ovariana por quimio ou radioterapia, é denominada menopausa induzida. Insuficiência ovariana precoce é a perda transitória ou permanente da função ovariana antes dos 40 anos de idade.

DIAGNÓSTICO

Quadro clínico

O diagnóstico do climatério é clínico, realizado por meio de anamnese detalhada e exame físico minucioso. Não se solicitam, rotineiramente, dosagens de gonadotrofinas ou esteroides sexuais. Reservam-se esses exames para situações em que haja dúvidas diagnósticas, como nos quadros de insuficiência ovariana prematura.

Quatro anos antes da menopausa, inicia-se um período de transição em que se observa uma série de alterações fisiológicas, as quais provocam impacto na qualidade de vida da mulher (Figura 1 e Tabela 1). São frequentes variações na duração e no intervalo dos ciclos menstruais e no padrão de sangramento, muitas vezes acompanhados por sintomas vasomotores, distúrbios do sono, sintomas geniturinários e transtornos de humor. Cerca de 90% das mulheres experimentam mudanças no ciclo menstrual habitual, e até 80% desenvolvem ondas de calor, sintoma mais comum da perimenopausa. Contudo, apenas 20 a 30% procuram atendimento médico.

Segundo o sistema de estadiamento denominado *Stages of Reproductive Aging Workshop* (STRAW), é chamada fase de transição precoce o período em que há alteração maior que sete dias no intervalo intermenstrual, que passa de 25 a 35 dias para 40 a 50 dias.

Na fase de transição tardia, as mudanças do ciclo menstrual se intensificam, evoluindo com aumento da frequência de ciclos anovulatórios e períodos de amenorreia. Esse estágio geralmente dura de 1 a 3 anos antes da data da última menstruação.

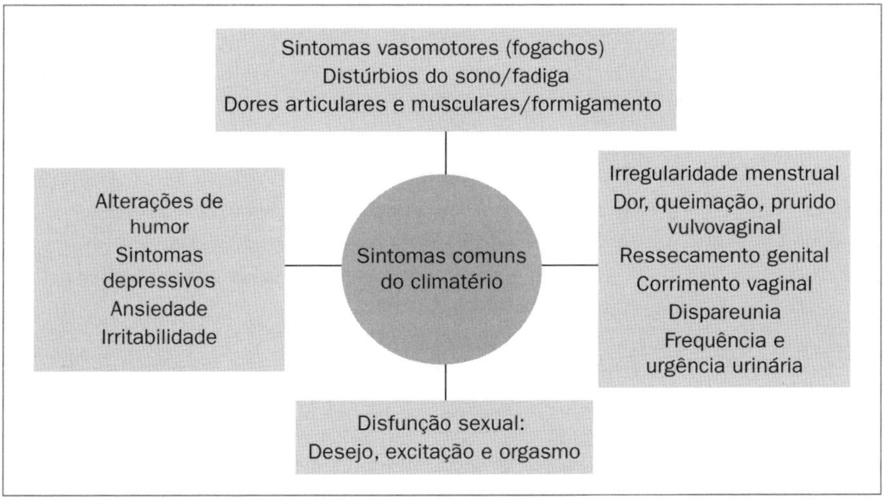

Figura 1 Sintomas comuns da síndrome do climatério.
Fonte: adaptada de Almeida Filho (2017).

Tabela 1 Relação de sintomas/manifestações relacionados ao climatério

Sintomas	Comentários
Irregularidade menstrual	O intervalo entre as menstruações pode diminuir ou aumentar; as menstruações podem ser abundantes e/ou com maior duração.
Ondas de calor ou fogachos	Sintoma mais comum no climatério. Episódios súbitos de sensação de calor na face, pescoço e parte superior do tronco, que duram cerca de 2 a 4 minutos e geralmente são acompanhados de rubor facial, suores, palpitações, vertigens e ansiedade. Ocorrem em até 80% das mulheres.
Distúrbios do sono	Insônia, sono agitado, o despertar frequente durante a noite com dificuldade para voltar a adormecer e o acordar mais cedo que o desejado são queixas comuns.

(continua)

Tabela 1 Relação de sintomas/manifestações relacionados ao climatério (*Continuação*)

Sintomas	Comentários
Síndrome geniturinária da menopausa (SGM)	Conjunto de sinais causados por alterações hipoestrogênicas seguidas de diminuição do fluxo sanguíneo para vulva e vagina, uretra e bexiga, resultando em condições como vulvovaginite e cistite atróficas; irritação e prurido genitais; sangramento pós-coito, disúria, maior frequência miccional, noctúria, infecções urinárias de repetição e incontinência urinária de urgência. Processo de atrofia que pode ser verificado no epitélio e tecidos pélvicos de sustentação, contribuindo para prolapsos de órgãos pélvicos. A diminuição do desejo é a queixa sexual mais frequente na mulher no climatério, seguida de dispareunia e anorgasmia.
Manifestações cutâneas	Adelgaçamento, secura, perda da elasticidade, aumento da rugosidade e flacidez da pele na pós-menopausa, sobretudo em áreas fotoexpostas (face, pescoço e mãos). Hirsutismo facial por predomínio androgênico. Alopecia androgênica. Cabelo fino e quebradiço, redução do volume e crescimento. Rarefação de pelos púbicos e axilares.
Alterações cognitivas	Esquecimento, dificuldade de concentração e memória, recuperação das palavras e "névoa cerebral". Instabilidade de humor, labilidade emocional, ansiedade, irritabilidade, diminuição da autoestima, depressão.
Dores musculares e dores em articulações	Prevalência de 50 a 60% em estudos transversais. Mulheres com obesidade e depressão se mostram mais propensas à dor articular.
Dor nas mamas	Sintoma comum no início da transição da menopausa, diminuindo posteriormente. As mamas tendem a se tornar flácidas e pêndulas.
Alterações visuais	Entre os 40 e 45 anos, observa-se a presbiopia em virtude de modificações na acomodação visual.
Alterações dentárias	Modificações metabólicas, circulatórias e tróficas facilitam o descolamento e a retração da gengiva, favorecendo as infecções e as cáries dentárias.
Manifestações a longo prazo	
Perda óssea	Taxas anuais de perda da densidade mineral óssea parecem ser mais altas durante um ano antes da menopausa até dois anos depois.
Doença cardiovascular (DCV)	O risco aumenta após a menopausa em parte pela deficiência de estrogênio e é mediada por mudança nos fatores de risco cardiovascular, como perfil lipídico, diabete melito, hipertensão arterial, tabagismo e obesidade.
Composição corporal	Após a menopausa, pela depleção estrogênica, há redistribuição da gordura corporal, com um aumento da gordura central (visceral) que constitui fator de risco para DCV e condiciona um maior risco de resistência insulínica, hipertrigliceridemia, aumento de lipoproteína de baixa densidade (LDL), hipertensão arterial (HAS) e promoção de estresse oxidativo em um ambiente pró-inflamatório e pró-trombótico, colaborando para a síndrome metabólica.
Alterações na pele	O conteúdo de colágeno da pele e dos ossos é reduzido pela deficiência de estrogênio. Na derme ocorre redução da síntese de ácido hialurônico, o que diminui o conteúdo de água.

Fonte: adaptada de Casper (2023).

Exame físico

A avaliação no climatério deve constar de um exame físico geral, com atenção voltada para alguns aspectos específicos desse grupo etário. A inspeção deve ser iniciada por meio de ectoscopia com avaliação de fácies, aspecto da pele, fâneros, mucosas e presença de hipercifose torácica. Verificar peso e altura para cálculo do índice de massa corpórea (IMC = peso/altura^2); define-se a necessidade de um maior cuidado com a orientação nutricional e de hábitos de vida quando detectados índices de baixo peso (IMC < 18,5) ou obesidade (IMC > 30). A verificação da medida da circunferência abdominal, associada a outros fatores, indica a atenção para a avaliação de síndrome metabólica e risco cardiovascular. A avaliação da pressão arterial também é fundamental, sendo uma boa oportunidade para rastreio de alterações, acompanhamento e encaminhamentos necessários. A saúde bucal apresenta algumas especificidades no climatério, sendo oportuno verificar a condição dos dentes, das gengivas e da língua e orientar a adoção de hábitos saudáveis e consulta regular ao dentista. A realização da palpação da glândula tireoide em busca de aumento de volume ou nodulações, seguida da realização de ausculta cardíaca e pulmonar, também constitui-se prática fundamental.

O exame ginecológico inicia-se por avaliação mamária, com inspeção e palpação cuidadosa das mamas, seguida de palpação das axilas e cadeias ganglionares, com descrição detalhada de suas características e localização. A palpação do abdome e da pelve é direcionada à investigação de anormalidades na parede e na cavidade, como dor ou alterações nas características dos órgãos internos, seja na sua localização, seja em volume, consistência e mobilidade, seguida da inspeção cuidadosa da vulva com atenção para a ocorrência de alterações do trofismo, coloração ou adelgaçamento da pele e da mucosa. Na inspeção dinâmica são comuns as distopias urogenitais, com prolapsos genitais nos mais variados graus e naturezas, acompanhados ou não de roturas perineais. Ao exame especular, a avaliação da rugosidade da mucosa e da lubrificação do colo e da vagina pode refletir nitidamente o *status* hormonal. Há perda de rugosidade, com diminuição da distensibilidade e encurtamento da vagina. Essas alterações propiciam o traumatismo fácil, sendo comum o aparecimento de sangramento às manobras do exame ginecológico. De outra parte, o exame ginecológico permite a avaliação uterina e a presença de eventual aumento do volume ovariano ou presença de massas anexiais. Sucede-se a avaliação dos membros inferiores à procura de edema e outras alterações circulatórias ou ortopédicas.

Exames complementares

Os exames laboratoriais para o acompanhamento do climatério podem incluir, de acordo com cada caso:

- Hemograma completo.
- Glicemia.
- TSH (hormônio tireoestimulante).
- Colesterol total - HDL (*high-density lipoprotein*), LDL (*low-density lipoprotein*).
- Triglicérides.
- EAS (elementos anormais do sedimento urinário).
- Urocultura.
- Pesquisa de sangue oculto nas fezes.

A Tabela 2 apresenta em detalhes os exames e as situações de rastreio para comorbidades.

Tabela 2 Rastreio de fatores de risco

Fator de risco	Recomendações	Comentários
Dislipidemia	Rastreio a partir dos 45 anos em mulheres de alto risco para DCV	Intervalos de rastreio a cada 4 a 6 anos. Idade para interromper o rastreio não é bem definida.
Obesidade	Cálculo do IMC durante visitas aos serviços de saúde	Se o IMC estiver alterado, planejar intervenção comportamental individual ou em grupo com aconselhamento sobre dieta e exercício físico. Circunferência da cintura ≥ 88 cm é considerada elevada e indicativa de maior risco cardiovascular.
Diabete melito	Se não houver fatores de risco, rastrear a partir dos 45 anos sem periodicidade definida (possivelmente a cada 3 a 5 anos)	Hemoglobina glicosilada (%) normal: 4 a 5,6%. Pré-diabete: 5,7 a 6,4%. Diabete melito: acima de 6,5% (repetir para confirmar diagnóstico).
Hipertensão arterial	Periodicidade não estabelecida	Obter medidas fora do ambiente hospitalar ou clínico para confirmar o diagnóstico > 2 aferições em duas ou mais visitas ao longo de um período de uma semana ou mais.
Tabagismo	Questionamento quanto ao uso de tabaco	Abordagem breve com cinco passos (cinco As): 1. Aborde quanto ao uso de tabaco; 2. Aconselhe a abandonar o tabagismo por meio de uma mensagem clara e personalizada; 3. Avalie a disposição em parar de fumar; 4. Assista-a a parar; 5. Arranje condições para o acompanhamento e suporte da paciente.

DCV: doença cardiovascular; IMC: índice de massa corpórea.

Fonte: adaptada do Ministério da Saúde (2008).

Diante do aumento da longevidade feminina, torna-se crescente a necessidade de uma avaliação individualizada para as necessidades de prevenção de doenças e promoção de saúde. As mulheres devem ser encorajadas a participar de programas de triagem para neoplasias malignas ginecológicas (câncer de mama, colo uterino), vigilância em relação aos cânceres de endométrio e colorretal, e minimizar fatores de risco para doença cardiovascular, osteoporose e infecções sexualmente transmissíveis.

O rastreio para infecções sexualmente transmissíveis deverá ser efetuado com base nos dados da história clínica da paciente. Aconselhamento comportamental quanto ao uso de preservativos e tratamento da síndrome geniturinária da menopausa são importantes para diminuir o risco de exposição.

ABORDAGEM TERAPÊUTICA

Rastreio de fatores de risco e hábitos de vida

Nos últimos anos, com o aumento da longevidade, há cada vez mais mulheres que vivem o climatério e, consequentemente, as estratégias que visam melhorar a qualidade de vida (QV) dessa população também têm sido mais estudadas. Cada mulher pode viver esse período de maneira diferente, pois fatores culturais, biológicos e psicossociais também podem influenciar a ocorrência de manifestações clínicas.

É importante ressaltar que a atenção integral à mulher na pós-menopausa envolve a otimização do estilo de vida (atenção à nutrição e atividade física, redução do consumo de álcool e cessação do tabagismo, melhora da qualidade do sono e alívio do estresse) e tratamento de outros fatores de risco e a de doenças crônicas já estabelecidas.

Rastreio de fatores de risco

Rastrear fatores de risco como diabete melito, hipertensão arterial, dislipidemia, tabagismo e obesidade é fundamental para a estratificação do risco e a elaboração de planos terapêuticos.

Hábitos alimentares

A literatura demonstra que os hábitos alimentares mediterrâneos podem favorecer a saúde, principalmente pelo fornecimento de micronutrientes, atuando na redução do estresse oxidativo e inflamação, melhorando a formação óssea e muscular. Dentre esses hábitos, podem-se citar:

- Aumento do consumo de grãos integrais, cereais, nozes, frutas, leguminosas, azeite de oliva.
- Ingestão moderada de peixes.
- Redução do consumo de bebidas adoçadas e carne vermelha.

Já em relação aos macronutrientes, recomenda-se consumir uma dieta balanceada, buscando boas fontes de carboidratos (alimentos de baixo índice glicêmico e ricos em fibras alimentares) e gorduras (mono e poli-insaturadas), além da ingestão mínima de 0,8 g/kg/dia de proteínas.

Atividade física

Estudos realizados na Mayo Clinic Staff apontam que exercícios físicos habituais, preferencialmente os sistematizados e supervisionados, são benéficos à saúde, proporcionando melhoria da eficiência do metabolismo, aumentando o catabolismo de lipídeos e diminuindo as concentrações de adiposidade corporal.

Outros benefícios relacionados à prática de exercícios físicos incluem: aumento da massa e da força muscular, incremento da densidade óssea, incremento da flexibilidade (melhora a mobilidade articular), melhora da postura, diminuição da frequência cardíaca em repouso, aumento da potência aeróbica e da ventilação pulmonar, diminuição da pressão arterial, melhora da autoestima e da imagem corporal, diminuição do estresse, da ansiedade, da depressão, da insônia e da tensão muscular e aumento na disposição física e mental. Sabe-se que pessoas fisicamente ativas possuem maior longevidade e menores taxas de mortalidade e morbidade.

As melhores atividades físicas

Para a maioria das mulheres saudáveis, recomenda-se atividade aeróbica moderada por pelo menos 150 minutos por semana ou atividade aeróbica vigorosa por pelo menos 75 minutos por semana. Além disso, exercícios de treinamento de força são recomendados pelo menos duas vezes por semana.

Algumas opções de exercícios:

- Atividade aeróbica pode auxiliar na perda de peso e na manutenção do peso saudável. Pode-se recomendar uma caminhada rápida, corrida, ciclismo, natação ou hidroginástica.
- Treinamento de força regular pode ajudar a reduzir a adiposidade corporal, fortalecer a massa muscular e evitar redução significativa da taxa metabólica basal. Experimentar aparelhos de musculação, pesos de mão ou tubos de resistência.
- Alongamento pode ajudar a melhorar a flexibilidade.
- Exercícios de equilíbrio melhoram a estabilidade e podem ajudar a prevenir quedas. Orientar exercícios simples, como ficar de pé em uma perna enquanto escova os dentes.

Indicações da terapia hormonal

A indicação da terapia hormonal (TH) para a mulher climatérica tem como objetivos corrigir os distúrbios menstruais, aliviar os sintomas vasomotores, melhorar os aspectos relacionados à sexualidade/síndrome genito-urinária da menopausa (SGM), além de melhorar a qualidade de vida. Nenhuma sociedade médica atualmente recomenda a TH para a prevenção primária ou secundária de doença cardiovascular (DCV).

O estrogênio pode ter efeitos desestabilizadores da placa e outros efeitos adversos no cenário de aterosclerose avançada, mas fornece uma opção apropriada e segura para o tratamento dos sintomas da menopausa quando iniciado em mulheres saudáveis abaixo dos 60 anos de idade ou até 10 anos após a menopausa.

Recomendações para TH em relação aos riscos cardiovasculares (Figura 2):

- **Risco baixo:** mulheres com menos de 60 anos de idade, ou dentro de 10 anos após a menopausa, que têm um risco estimado de doença cardiovascular aterosclerótica em 10 anos (menor que 5%) e não têm risco aumentado de câncer de mama ou história de tromboembolismo venoso (TEV) são consideradas de baixo risco para eventos cardiovasculares adversos maiores com o início da TH para o tratamento dos sintomas da menopausa.
- **Risco intermediário:** a tomada de decisão é mais difícil quando uma mulher tem ≥ 1 condições médicas crônicas que podem afetar o risco-benefício do uso de TH. No entanto, esse é o cenário mais comum enfrentado pelos médicos, porque 80% das mulheres com mais de 55 anos de idade têm ≥ 1 condição médica crônica. A presença de fatores de risco de DCV por si só não impede o uso de TH, mas enfatiza a necessidade de otimizar os esforços de prevenção primária, incluindo estilo de vida e manejo farmacológico.

Há evidências que apoiam o uso de TH em mulheres sintomáticas com condições médicas prevalentes, incluindo obesidade, dislipidemia, hipertensão e diabete melito. Nesses casos, as preparações de estrogênio transdérmicas podem ser preferidas ao estrogênio oral.

Nos cenários clínicos apresentados anteriormente, a tomada de decisão compartilhada é importante, e a necessidade de TH contínua deve ser reavaliada anualmente ou quando surgirem novas preocupações clínicas, levando em consideração qualquer alteração no histórico médico da paciente, histórico familiar, intensidade de sintomas, preferências pessoais e objetivos do tratamento.

O uso de TH deve ser individualizado com ajustes de dose com base na resposta dos sintomas.

A opinião de especialistas sugere que é razoável diminuir a dose de TH ou descontinuá-la após vários anos de uso, particularmente porque sintomas vasoativos tendem a melhorar para a maioria das mulheres ao longo do tempo. No entanto, a idade por si só não deve ditar quando a TH deve ser descontinuada. Entre mulheres que iniciaram TH sistêmica dentro de 10 anos após o início da menopausa, seu uso prolongado pode ser apropriado para o tratamento de sintomas vasomotores persistentes e prevenção de osteoporose em casos selecionados. O uso prolongado não deve ser confundido com o início de TH sistêmica por mulheres > 60 anos de idade ou > 10 anos após a menopausa, uma prática conhecida por estar associada a um risco elevado de DCV.

As mulheres que consideram o uso prolongado de TH sistêmica devem estar cientes de que o risco de câncer de mama aumenta com a duração mais longa da TH combinada.

Como a idade avançada é um fator de risco independente para TEV, o uso de estrogênio transdérmico deve ser considerado, e doses menores que as habituais podem ser utilizadas nesse cenário.

Quando as mulheres descontinuam a TH sistêmica, a probabilidade de sintomas vasoativos recorrentes parece ser semelhante, quer seja a TH interrompida abruptamente, quer seja diminuída gradualmente.

A interrupção da TH sistêmica geralmente resulta em perda acelerada de massa óssea e progressão dos sintomas geniturinários.

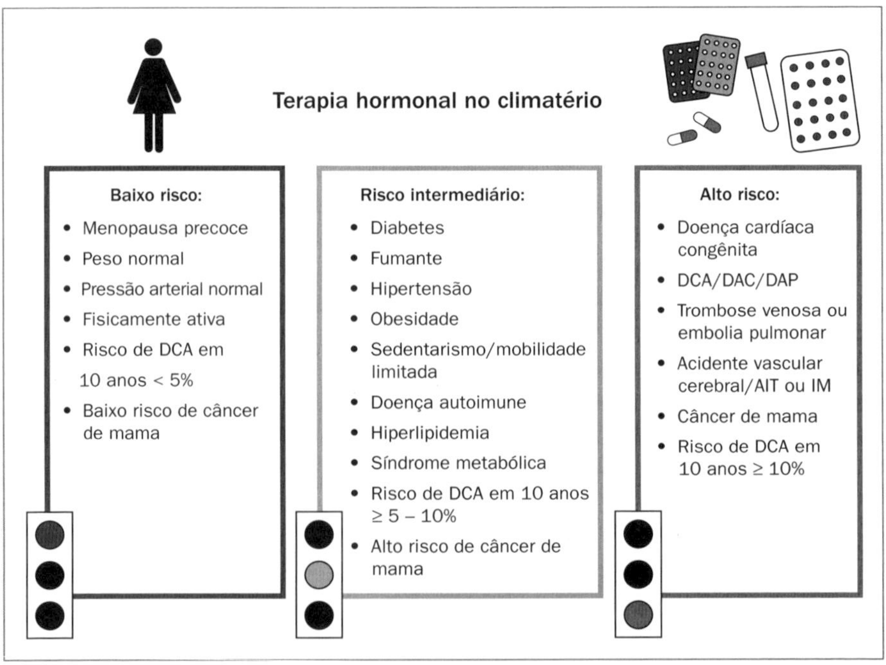

Figura 2 Recomendações de terapia hormonal no climatério de acordo com o risco da paciente.

DAC: doença arterial coronariana; AIT: ataque isquêmico transitório; DCA: doença cardiovascular aterosclerótica; DAP: doença arterial periférica; IM: infarto do miocárdio.

Fonte: adaptada de Cho (2023).

O Departamento de Endocrinologia Feminina e Andrologia da Sociedade Brasileira de Endocrinologia e Metabologia, após análise dos estudos disponíveis na literatura por um grupo de especialistas, indica a TH para:

- Alívio dos sintomas vasomotores (fogachos).
- Conservação do trofismo vaginal.
- Preservação do osso e da pele.
- Melhoria do bem-estar geral.
- Melhora da sexualidade.

Pontos importantes no manejo da TH:

- Não iniciar TH sistêmica para mulheres acima dos 60 anos.
- Os esquemas e as vias de administração devem ser discutidos com as pacientes para que haja benefícios e boa adesão ao tratamento.
- O estrogênio só deve ser prescrito de forma isolada em mulheres sem útero.
- Deve-se usar progesterona natural ou seus derivados nas mulheres com útero para que haja proteção do endométrio.
- O esquema com estrogênio contínuo e progesterona cíclica sequencial é o mais fisiológico e faz as menstruações retornarem.
- O esquema com estrogênio e progesterona contínuos pode ser usado nas mulheres que se recusam a menstruar, naquelas que apresentavam tensão pré-menstrual (TPM) importante anteriormente ou em caso de dismenorreia importante, menorragia ou endometriose.
- A via oral pode ser a preferida, principalmente na presença de hipercolesterolemia, mas está contraindicada em casos de hipertensão arterial, aumento de triglicérides e doenças da vesícula biliar. Deve-se lembrar que ela aumenta o risco para trombose.
- A TH deve ser usada por um período limitado (individualizado), na menor dose eficaz possível, considerando os riscos e benefícios.
- Ainda não existe consenso sobre a duração adequada da TH. Deverá ser suspensa tão logo os sintomas vasomotores desapareçam.
- O uso da TH deve ser considerado em mulheres com osteoporose, quando diagnosticada nos primeiros anos da menopausa.
- As evidências atuais não justificam o uso da TH para prevenção primária ou secundária de doenças cardiovasculares.
- Considerar a via local quando a TH for indicada apenas para sintomas relacionados à atrofia vaginal. Neste caso, não está indicado o uso de progestógeno.
- Não existe diferença na resposta quando se usa a via oral ou a transdérmica.

Síndrome geniturinária da menopausa

O diagnóstico da SGU da menopausa é baseado na anamnese e no exame físico. Entre os principais sinais e sintomas estão:

- Ressecamento, ardência e dor vaginais.
- Prurido.
- Irritação vulvar.
- Vaginite com hiperemia e corrimento amarelado.
- Desconforto sexual, dispareunia ou sangramento pós-coito.
- Incontinência urinária, urgência e infecções recorrentes do trato urinário.

Ao exame físico, observam-se:

- Atrofia dos pequenos lábios.
- Escassez de pelos pubianos.
- Redução do volume dos grandes lábios.
- Retração do vestíbulo.
- Presença de carúncula uretral.
- Vagina geralmente pálida, seca e lisa, com perda de rugosidade.
- Colo do útero encurtado e difícil visualização do orifício cervical.

Devem-se considerar como diagnósticos diferenciais:

- Vaginite atrófica (inflamação juntamente com atrofia).
- Vaginite inflamatória descamativa (enantema vaginal, petéquias e secreção purulenta).
- Tricomoníase (infecção sexualmente transmissível causada pelo protozoário *Trichomonas vaginalis*).
- Líquen plano erosivo (placas vermelhas dolorosas, inflamadas, ou erosões que podem afetar pele, unhas e membranas mucosas).

A microscopia do exame a fresco caracteriza-se por um aumento nas células parabasais e uma diminuição nas células superficiais. Às vezes, há leucócitos abundantes e bactérias. Podem ser feitas análises de pH vaginal (maior que 5, medido com fita colorimétrica), *Vaginal Health Index* e índice de maturação vaginal.

As opções de tratamento incluem:

- Lubrificantes vaginais: reduzem o atrito durante o coito. Podem ser à base de água, silicone, óleo mineral ou produtos fitoterápicos aplicados na vagina e vulva e/ou genitais do parceiro. Preferir aqueles que são iso-osmolares e fisiologicamente mais semelhantes às secreções vaginais naturais.

- Hidratantes: aderem à mucosa vaginal, promovendo a reidratação. Melhoram a integridade, elasticidade e flexibilidade do tecido. Contêm ácidos, como poliacrílico, hialurônico ou policarbofila. Podem ser utilizados diariamente ou a cada três dias.
- A terapia com estrogênio vaginal é o tratamento-padrão mais eficaz para os sintomas da SGU da menopausa. Temos o 17-beta-estradiol (comprimidos vaginais com 10 mcg), o promestrieno (estrogênio sintético obtido pela dupla esterificação do estradiol que não apresenta efeitos estrogênicos sistêmicos), apresentação em óvulos 10 mg ou creme 10 mg/g, uso diário por 20 dias, depois 1 vez por semana (ou mais, se necessário) e o estriol (estrogênio derivado da metabolização da estrona e do estradiol no fígado), apresentação em creme de 0,5 mg/dia (baixa dose) a 1 mg/dia. Uso diário por 2 semanas, depois 1 vez por semana (ou mais, se necessário).
- O ospemifeno é um modulador seletivo do receptor de estrogênio (SERM). De uso oral, tem efeitos antagônicos e antiestrogênicos na mama. Não aumenta o risco de hiperplasia endometrial ou trombose e melhora a densidade óssea.
- A de-hidroepiandrosterona (DHEA – prasterona) é convertida em estradiol e testosterona no epitélio vaginal. É administrada por via vaginal na dose diária de 6,5 mg.
- *Laser* vaginal. Podem ser utilizados o *laser* de CO_2 fracionado microablativo ou o *laser* YAG Erbium vaginal não ablativo. São 3 a 4 aplicações, com intervalo de 4 a 6 semanas, realizadas ambulatorialmente.
- Radiofrequência vaginal com efeito não ablativo.
- Fisioterapia do assoalho pélvico.

Preservação óssea

O ginecologista tem papel fundamental na preservação óssea, pois tem a oportunidade de acompanhar as mulheres ao longo de suas vidas e, assim, identificar aquelas que possuem risco aumentado para desenvolver osteoporose, realizar a avaliação de massa óssea e decidir sobre a terapêutica mais adequada.

Os fatores de risco para osteoporose estão listados na Tabela 3.

Diagnóstico da osteoporose

O diagnóstico clínico se efetua mediante o reconhecimento de fatores de risco (Tabela 3) por meio de anamnese detalhada e pela presença de fratura por fragilidade, em especial na coluna, quadril, punho, úmero e costela, independentemente da análise da densitometria óssea. As radiografias são úteis para detectar fraturas oriundas da perda de massa óssea e também possibilitam algumas evidências, como a perda da altura corporal vertebral e biconvexidade, que predizem compressão vertebral.

Tabela 3 Fatores de risco para osteoporose

1 - Maiores	2 - Menores
▪ Baixa densidade mineral óssea ▪ Fratura prévia ▪ Raça asiática/caucásica ▪ Idade avançada (mulher com mais de 65 anos) ▪ Parente de 1º grau com osteoporose ou fratura de quadril ▪ Insuficiência ovariana precoce ▪ Corticoterapia (prednisona > 5 mg/dia por mais de 3 meses ou equivalente)	▪ Amenorreias ▪ Baixo peso (< 56,7 kg ou IMC < 19) ▪ Tabagismo atual ▪ Alcoolismo ▪ Sedentarismo ▪ Imobilização prolongada ▪ Dieta pobre em cálcio ▪ Doenças que induzem perda de massa óssea ▪ Uso crônico de medicamentos - anticonvulsivantes (fenobarbital, fenitoína, carbamazepina), hormônios tireoidianos, heparina, varfarina, lítio, metotrexato, ciclofosfamida, agonistas do GnRH, inibidores de aromatase, ciclosporina A, quimioterápicos, depomedroxiprogesterona

Fonte: adaptada de Manual de Atenção à Mulher no Climatério/Menopausa (2008).

A densidade mineral óssea (DMO), avaliada pela densitometria óssea por absorciometria radiológica de dupla energia (DXA), é um exame comumente utilizado para diagnóstico da osteoporose e como preditor individual para o risco de fratura (Figura 3). A OMS propôs uma classificação diagnóstica para a densidade mineral óssea baseada no *T-score* (referente ao número de desvios padrões acima ou abaixo da média para adultos jovens) que reconhece três categorias:

- Normal (*T-score* ≥ –1).
- Osteopenia (*T-score* < –1 e > –2,5).
- Osteoporose (*T-score* ≤ –2,5).

O ideal é que se disponha da análise conjunta da DMO e dos fatores de risco para fraturas osteoporóticas. Entretanto, quando a densitometria óssea não está disponível, a análise judiciosa dos fatores de risco pode orientar a indicação ou não dos fármacos redutores do risco de fraturas. Existem esforços para construir índices que expressem o risco de fraturas de fragilidade considerando conjuntamente os fatores de risco conhecidos e a DMO. O mais conhecido e divulgado é a FRAX (*Fracture Risk Assessment Tool*). Trata-se de uma ferramenta proposta pela OMS para estimar o risco de fraturas osteoporóticas de um paciente específico para os próximos dez anos e, a partir de um determinado patamar de risco, considerá-lo candidato ao tratamento com fármacos redutores do risco de fraturas.

Densitometria óssea

Idade > 65 anos independentemente de fatores de risco para osteoporose

Pós-menopausa + pelo menos 1 dos fatores de risco a seguir:

- IMC < 19 kg/m^2
- Antecedente de fratura prévia por fragilidade óssea
- Corticoterapia crônica (> 5 mg/dia por > 3 meses)
- Artrite reumatoide
- Doença ou condição associada à perda óssea
- Pais com antecedente de fratura de quadril
- Tabagismo
- Monitoração terapêutica de osteoporose

Figura 3 Indicações para a realização de densitometria óssea.

IMC: índice de massa corporal.

Fonte: adaptada de Manual de Atenção à Mulher no Climatério/Menopausa (2008).

Importância das medidas não farmacológicas na prevenção e no tratamento da osteoporose

Medidas gerais

A progressão da osteoporose pode ser significativamente inibida por meio de dieta adequada, estilo de vida saudável, suplementos dietéticos e tratamento adequado. Assim, recomenda-se:

- Estimular alimentação saudável e rica em vitamina D e cálcio e, se necessário, realizar suplementação desses nutrientes.
- Aumentar a ingestão de líquidos.
- Manter o peso corpóreo adequado.
- Praticar atividade física.
- Realizar exposição solar sem fotoproteção por pelo menos 15 minutos diariamente.
- Cessar o tabagismo e reduzir o consumo de bebidas alcoólicas, refrigerantes e cafeína.
- Avaliar fatores de risco para quedas: ambiência doméstica (Figura 4), uso de psicotrópicos, dosagem de medicamentos anti-hipertensivos, distúrbios visuais e auditivos.

Tratamento farmacológico da osteoporose

A TH apresenta reconhecido efeito inibidor da reabsorção óssea, com repercussão importante na massa óssea e no risco de fraturas osteoporóticas, embora não seja considerada a primeira linha de tratamento. Opções de tratamento farmacológico estão listadas na Tabela 4.

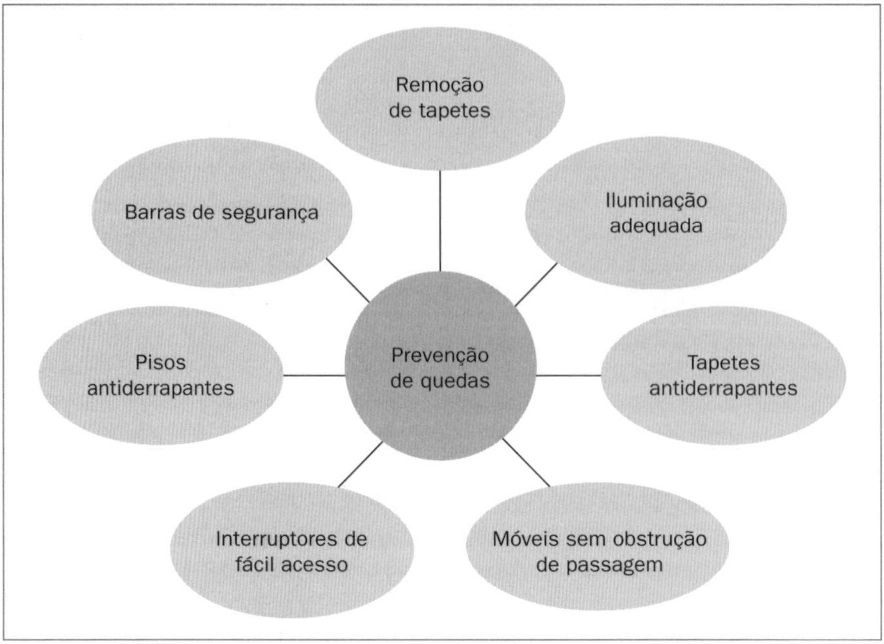

Figura 4 Medidas gerais preventivas para o risco de queda.
Fonte: adaptada de Manual Brasileiro de Osteoporose – orientações práticas para os profissionais de saúde (2021).

A Fundação Internacional de Osteoporose (IOF), a Associação Americana de Endocrinologia Clínica (AACR) e a Sociedade de Endocrinologia recomendam o tratamento da osteoporose baseado no risco de fratura (Figura 5 e Tabela 5).

Tabela 4 Tratamento farmacológico para osteoporose após a menopausa

Classe terapêutica	Ação	Medicamento
Antirreabsortivos	Inibição da reabsorção ↑ DMO e manutenção da estrutura óssea	▪ Terapia hormonal (TH) ▪ Raloxifeno (SERMS) ▪ Calcitonina ▪ Bifosfonatos – Alendronato – Risendronato – Ibandronato – Zolendronato ▪ Denosumabe
Formadores ósseos	Estímulo de formação ↑ DMO e restauração da estrutura óssea	Teriparatida Abaloparatida Romosozumabe

DMO: densidade mineral óssea; SERMS: moduladores seletivos do receptor do estrogênio.
Fonte: adaptada de Camacho (2020).

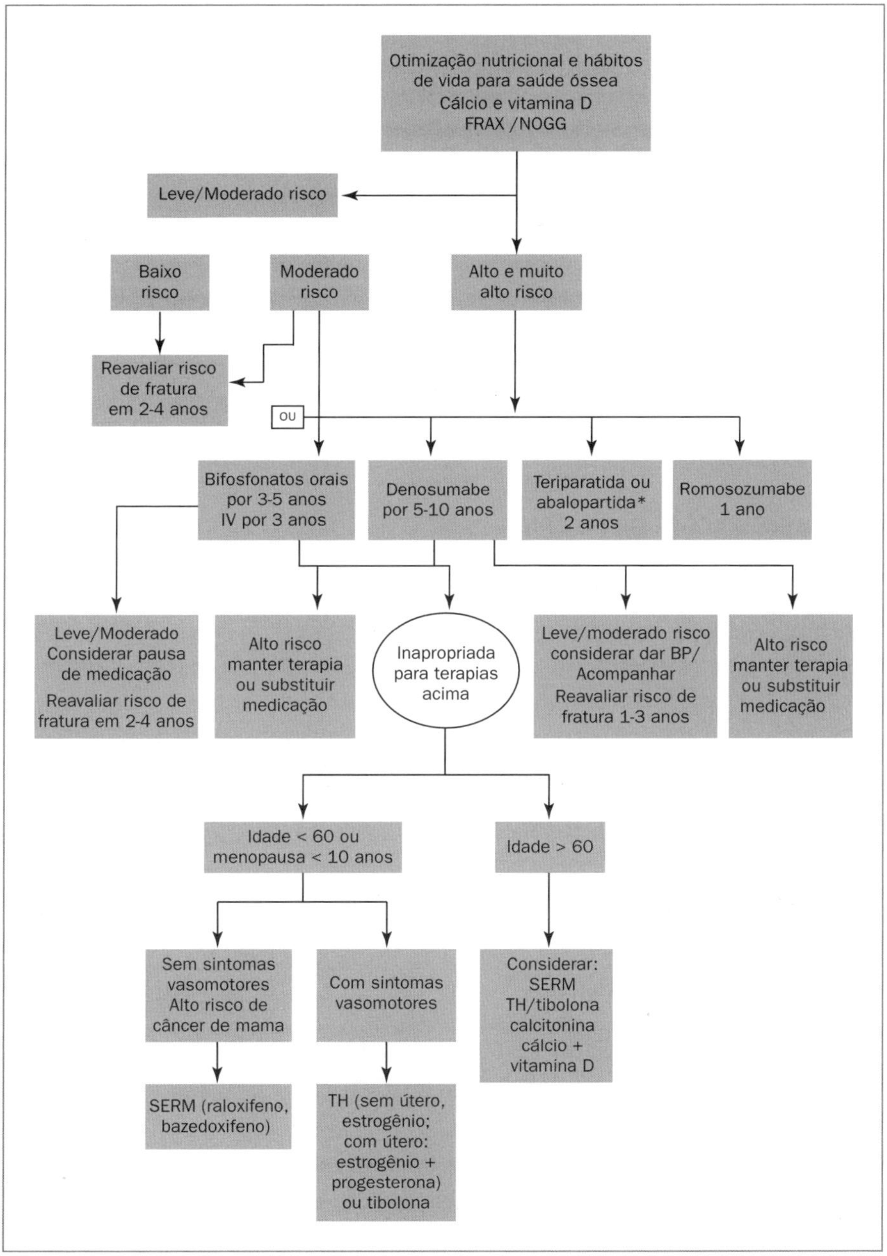

Figura 5 Tratamento da osteoporose baseado no risco de fratura.

BP: bifosfonados; FRAX/NOGG: ferramenta de avaliação do risco de fratura – National Osteoporosis Guideline Group; SERM: moduladores seletivos do receptor do estrogênio; TH: terapia de reposição hormonal.

Fonte: Shoback et al. (2020).

Tabela 5 Tratamento para osteoporose baseado no risco de fratura

Alto risco	Muito alto risco
Qualquer fator +	Um ou mais fatores +
Fratura prévia e/ou	Fratura nos 12 meses pregressos
T-score ≤ -2,5 ou	Múltiplas fraturas Fraturas durante o tratamento
T-score -1,0 a -2,5	Fraturas em uso de medicação que altera o metabolismo ósseo
Alto risco de fratura no FRAX	*T-score* < - 3,0 *T-score* < - 2,5 e fraturas Muito alto risco de fratura no FRAX Alto risco de quedas
Uso de antirreabsortivos	**Uso de formadores ósseos** (transição posterior para antirreabsortivos)

Fonte: Camacho et al. (2020).

CONTRAINDICAÇÕES DA TERAPIA HORMONAL

A história clínica e o exame físico auxiliam a descartar a grande maioria das contraindicações absolutas ao uso de TH. De acordo com o Consenso Brasileiro de Terapêutica Hormonal da Menopausa da Associação Brasileira de Climatério (Sobrac), as contraindicações à TH são:

- Doença hepática descompensada.
- Câncer de mama.
- Lesão precursora para câncer de mama.
- Câncer de endométrio.
- Sangramento vaginal de causa desconhecida.
- Doença coronariana.
- Porfiria.
- Doença cerebrovascular.
- Doença trombótica ou tromboembólica venosa.
- Lúpus eritematoso sistêmico.
- Meningeoma (apenas para o progestagênio).

ESQUEMAS TERAPÊUTICOS

Os regimes de TH podem ser divididos conforme a Figura 6.

Na TH sistêmica, os estrogênios frequentemente empregados são os estrogênios conjugados (EC) e o estradiol (E2), na forma de 17-beta-estradiol micronizado ou valerato de estradiol. O E2 pode ser administrado por via oral, transdérmica (adesivo) ou percutânea (gel), enquanto o EC apenas pela via oral. As formulações de estrogênios disponíveis para TH no Brasil estão apresentadas

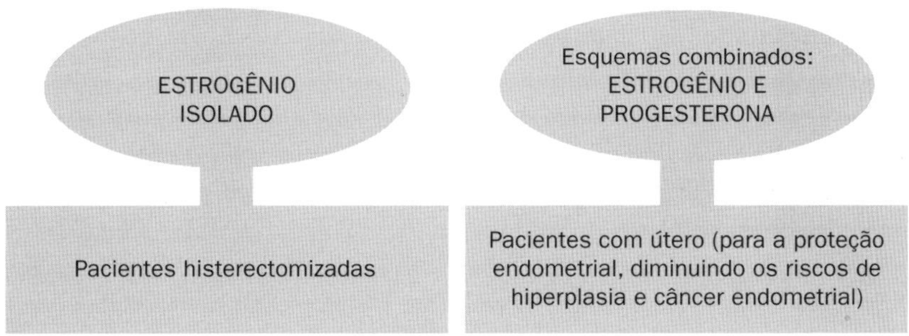

Figura 6 Regimes de terapia hormonal no climatério. Os esquemas combinados podem ser cíclicos ou contínuos. No primeiro o estrogênio é administrado de forma contínua e o progestágeno é administrado por 12 a 14 dias no mês. No segundo, ambos são administrados de forma ininterrupta. No esquema cíclico, a mulher apresenta sangramento ao final de cada ciclo de progesterona e, no contínuo, a grande maioria permanece em amenorreia.

na Tabela 6. A TH por via oral está associada à melhora no perfil lipídico, elevação dos triglicérides, diminuição da concentração de testosterona e maior risco de tromboembolismo venoso quando comparada à via transdérmica.

A terapia estrogênica vaginal é uma opção eficaz e segura no tratamento da atrofia vulvovaginal e consiste em uma dose diária de ataque, por 2 semanas, seguida de redução para 2 a 3 aplicações por semana.

A terapia androgênica nas mulheres pós-menopausa é indicada com o objetivo primário de tratar alterações na função sexual, as quais podem se apresentar clinicamente de diferentes formas, como alterações de desejo, excitação e orgasmo. As formulações contendo testosterona (300 mcg, de liberação diária, por via transdérmica) e metiltestosterona (2,5 mg juntamente com 0,625 mg de estrogênios esterificados) são as mais utilizadas. A via transdérmica é preferida por evitar a primeira passagem de metabolismo hepático e suas consequências, e na menor dose suficiente para a melhora dos sintomas. Não é recomendado o uso de testosterona em mulheres não estrogenizadas.

As tibolonas constituem uma alternativa a estrogenoterapia na TH. São esteroides sintéticos com características singulares que incluem atividade estrogênica, progestogênica e androgênica. São utilizadas nas dosagens de 1,25 e 2,5 mg de forma contínua. Esta é considerada uma opção atraente na TH pela estabilidade endometrial e pelo ganho de massa óssea, diminuindo o risco de fratura por osteoporose.

As contraindicações ao uso de estrogênios ou o desejo da paciente em não os utilizar levam a outras opções terapêuticas para minimizar os sintomas climatéricos, dentre eles, os antidepressivos e os fito-hormônios.

Os antidepressivos utilizados no climatério para controle dos fogachos são os inibidores seletivos da recaptação da serotonina e da norepinefrina (ISRS).

A gabapentina, que está inserida no grupo dos anticonvulsivantes, também apresenta resultados satisfatórios. Entre os ISRS, os mais utilizados são a paroxetina, a venlafaxina e a fluoxetina.

Os fitoterápicos podem representar uma terapia medicamentosa alternativa para as pacientes que não desejem ou que tenham contraindicações à TH. Eles possuem propriedades tanto agonistas quanto antagonistas dos estrogênios. Dentre os mais utilizados estão as isoflavonas, a *Cimicifuga racemosa* ou a *Acteas racemosa*. No entanto, em razão da grande variedade de compostos, os fitoestrogênios apresentam resultados controversos no tratamento de sintomas vasomotores.

Tabela 6 Principais estrogênios, vias e doses utilizados em terapia hormonal

Estrogênios	Doses	Exemplos
Via oral		
Estriol	1,0 mg/dia	Ovestrion
Estrogênios conjugados	0,625 mg/dia	Premarin
Valerato de estradiol	1,0-2,0 mg/dia	Primogyna, Natifa, Natifa Pro UBD, Suprelle, Angeliq, Femoston Conti, Climene
Via transdérmica		
17 beta-estradiol (adesivo)	50-100 mcg /dia	Estradot, Systen
Estradiol gel	50-60 mcg/dia	Oestrogel, Estreva Gel, Sandrena
Via vaginal		
Estriol	1,0-2,0 mg/dia	Stele, Estriol
Estradiol	10 mcg/dia	Vagifem
Promestrieno	10 mg/dia	Colpotrofine, Antrofi, Promim

Tabela 7 Principais progestagênios, vias, doses utilizadas em terapia hormonal

Progestagênios	Doses	Exemplos
Via oral		
Progesterona natural micronizada	200 mg/dia	Utrogestan, Junno, Evocanil
Acetato de medroxiprogesterona	5,0-10 mg/dia	Farlutal
Acetato de ciproterona	1 mg/dia	Climene
Noretisterona	0,1-0,5mg/dia	Natifa Pro UBD Natifa Pro Suprelle
Levonorgestrel	0,25 mg/dia	Cicloprimogyna
Di-hidrogesterona	5 mg/dia	Femoston Conti
Drospirenona	2 mg/dia	Angeliq Ceci

(continua)

Tabela 7 Principais progestagênios, vias, doses utilizadas em TH (*Continuação*)

Progestagênios	Doses	Exemplos
Via transdérmica		
Estradiol + noretisterona	50 mcg + 170 mcg/dia	Systen Conti
	50 mcg + 140 mcg/dia	Estalis
Via vaginal		
Progesterona micronizada	200 mg/dia	Utrogestan, Junno, Evocanil
Via intrauterina		
DIU levonorgestrel	Libera 20 mcg/dia Libera 15,3 mcg/dia	Mirena Kyleena

BIBLIOGRAFIA

Almeida Filho BS. Guia essencial de abordagem do climatério. Botucatu: KWL; 2017.

Ataíde A. Posicionamento do Departamento de Endocrinologia Feminina e Andrologia da Sociedade Brasileira de Endocrinologia e Metabologia sobre Terapia Hormonal na Menopausa. 2009.

Baccaro LF, Paiva LH, Nasser EJ Valadares AL, Silva CR,. Nahas EA, et al. Propedêutica mínima no climatério. Femina 2022;50(5): 263-71.

Bachmann G, Santen RJ. Genitourinary syndrome of menopause (vulvovaginal atrophy): treatment. 2021 [citado em 05 out. 2023]. Disponível em: https://www.uptodate.com/contents/genitourinary-syndrome-of-menopause-vulvovaginal-atrophy-treatment.

Brasil. Ministério da Saúde. Secretaria de Atenção à Saúde. Departamento de Ações Programáticas Estratégicas. Manual de Atenção à Mulher no Climatério/Menopausa/Ministério da Saúde, Secretaria de Atenção à Saúde, Departamento de Ações Programáticas Estratégicas. – Brasília: Editora do Ministério da Saúde; 2008.

Camacho PM, Petak SM, Binkley N, Diab DL, Eldeiry LS, Farooki A, et al. American Association of Clinical Endocrinologists/American College of Endocrinology Clinical Practice Guidelines for Treatament of Menopausal osteoporosis – 2020 Uptodate. Endocr Pract. 2020;26(Suppl): 1-46.

Casper RF. Clinical manifestations and diagnosis of menopause. 2023 [citado em 05 out. 2023]. Disponível em: https://medilib.ir/uptodate/show/7395.

Cho L , Kaunitz AM, Faubion SS, Hayes SN, Lau ES, Pristera N, et al. Rethinking menopausal hormone therapy: for whom, what, when, and how long? Circulation. 2023;147(7):597-610.

Compston JE, McClung MR, Leslie WD. Osteoporosis. Lancet. 2019;26;393(10169):364-76.

Cooper C, Ferrari S. International Osteoporosis Foundation Compendium of Osteoporosis. 2019.

Cosman F, de Beur SJ, LeBoff MS et , Lewiecki EM, Tanner B, Randall S, Lindsay R; National Osteoporosis Foundation. Clinician's guide to prevention and treatment of osteoporosis. Osteoporos Int. 2014;25(10):2359-81.

Daly RM, Via JD, Duckham RL, Fraser SF, Helge EW. Exercise for the prevention of osteoporosis in postmenopausal women: an evidence-based guide to the optimal prescription. Braz J Phys Ther. 2019;23(2): 170-80.

Davis SR, Baber RJ. Treating menopause – MHT and beyond. Nat Rev Endocrinol. 2022;18:490-502.

Eastell R, Rosen CJ, Black DM, Cheung AM, Murad MH, Shoback D. Pharmacological Management of Osteoporosis in Postmenopausal Women: an Endocrine Society* Clinical Practice Guideline. J Clin Endocrinol Metab. 2019;1;104(5):1595-622.

Febrasgo Position Statement. Propedêutica mínima no climatério. Maio 2022;5.

Febrasgo Position Statement. Síndrome geniturinária da menopausa. Mar 2022;3.

Kamilos MF, Borrelli CL. New therapeutic option in genitourinary syndrome of menopause: pilot study using microablative fractional radiofrequency. Einstein (São Paulo). 2017;15(4):445-51.

Kanis JA, Harvey NC, McCloskey E, Bruyère O, Veronese N, Lorentzon M et al. Algorithm for the management of patients at low, high and very high risk of osteoporotic fractures. Osteoporos Int. 2020, 31(1):1-12.

Lee SR, Cho MK, Cho YJ, Chun S, Hong SW, Hwang KR, et al. The 2020 menopausal hormone therapy guidelines. J Menopausal Med 2020; 26: 69-98.

Maeda SS, Borba VZC, Camargo MBR Silva DM, Borges JL, Bandeira F, Lazaretti-Castro M; Brazilian Society of Endocrinology and Metabology (SBEM). Recommendation of the Brazilian Society of Endocrinology and Metabology for the diagnosis and treatment of hipovitaminosis D. Arcch Endocrinol Metabol. 2014;58(5):411-33.

Mayo Clinic Staff. Fitness tips for menopause: Why fitness counts. Regular physical activity is crucial for women facing menopause. Consider what physical activity can do for you. [citado em 29 out. 20023]. Disponível em: https://www.mayoclinic.org/healthy-lifestyle/womens-health/in-depth/menopause-weight-gain/art-20046058.

Mendes MC, Lara LA, Sá MF. Síndrome geniturinária da menopausa. Femina. 2020;48(4):198-207.

NAMS. The 2012 Hormone Therapy Position Statement of The North American Menopause Society. Menopause. 2017;19(3):257-71.

Neves-E-Castro M, Birkhauser M, Samsioe G, Lambrinoudaki I, Palacios S, Borrego RS, et al. EMAS position statement: The ten point guide to the integral management of menopausal health. Maturitas. 2015;81(1):88-92.

Pedro AO, Plapler G, Szejnfeld VL. Manual Brasileiro de Osteoporose: orientações práticas para os profissionais de saúde/organização. São Paulo: Clannad; 2021.

Pérez-López FR, Vieira-Baptista P, Phillips N, Cohen-Sacher B, Fialho SCAV, Stockdale CK. Clinical manifestations and evaluation of postmenopausal vulvovaginal atrophy. Gynecol Endocrinol. 2021;37(8):740-5.

Pitsouni E, Grigoriadis T, Douskos A, Kyriakidou M, Falagas ME, Athanasiou S. Efficacy of vaginal therapies alternative to vaginal estrogens on sexual function and orgasm of menopausal women: a systematic review and meta-analysis of randomized controlled trials. Eur J Obstet Gynecol Reprod Biol. 2018;229:45-56.

Pompei LM, Fernanes CE, Melo NR. Promestriene for treatment of vulvovaginal atrophy: a systematic review. Femina. 2010;38:359-65.

Pompei LM, Machado RB, Wender COM, Fernandes CE. Consenso Brasileiro de Terapêutica Hormonal da Menopausa – Associação Brasileira de Climatério (Sobrac). São Paulo: Leitura Médica; 2018.

Portman DJ, Gass ML. Genitourinary syndrome of menopause: new terminology for vulvovaginal atrophy from the International Society for the Study of Women's Sexual Health and the North American Menopause Society. Menopause. 2014;21(10):1063-8.

Salvatore S, Pitsouni E, Grigoriadis T, Zacharakis D, Pantaleo G, et al. CO2 laser and the genitourinary syndrome of menopause: a randomized sham-controlled trial. Climacteric. 2021;24(2):187-93.

Shoback D et al. Pharmacological management of osteoporosis in postmenopausal women: an endocrine society guideline update. J Clin Endocrinol Metab. 2020;105(3)1-8.

Shuhart CR, Yeap SS, Anderson PA, Yeap SS, Anderson PA, Jankowski LG, Lewiecki EM, Morse LR, et al. Executive summary of the 2019 International Society for Clinical Densidometry Position Development Conference. J Clin Densitom. 2019;22(4): 453-71.

Silva TR, Oppermann K, Reis FM, Spritzer PM. Nutrition in menopausal women: a narrative review. Nutrients. 2021;23,13(7):2149.

Stuenkel CA, Davis SR, Gompel A, Lumsden MA, Murad MH, Pinkerton JV, Santen RJ. Treatment of symptoms of the menopause: an Endocrine Society Clinical Practice Guideline. J Clin Endocrinol Metab. 2015;100(11):3975-4011.

Tański W, Kosiorowska J, Szymańska-Chabowska A. Osteoporosis – risk factors, pharmaceutical and non-pharmaceutical treatment. Eur Rev Med Pharmacol Sci. 2021;25(9):3557-66.

The 2020 genitourinary syndrome of menopause position statement of The North American Menopause Society. Menopause. 2020;27(9):976-92.

Vieira-Baptista P, Stockdale CK, Sobel J, editors. International Society for the Study of Vulvovaginal Disease recommendations for the diagnosis and treatment of vaginitis. Lisbon: Admedic, 2023.

Wehba S, Machado RB, Fernandes CE, Ferreira JAS, Melo NR de, Aldrighi JM, et al. Aspectos clínicos e metabólicos de mulheres na pós-menopausa tratadas com tibolona. Rev Bras Ginecol Obstet. 2000;22:37-41.

11

Disfunção sexual na mulher

Carmita Abdo
João Afif Abdo

INTRODUÇÃO

Masters e Johnson (1966) formularam um modelo para a compreensão da resposta sexual: um ciclo linear de quatro fases sequenciais (excitação, platô, orgasmo e resolução), comum a homens e mulheres. As características e a duração das fases foram assim definidas:

- 1ª fase – excitação: etapa da estimulação psicológica e/ou fisiológica para o ato sexual, com duração de minutos a horas.
- 2ª fase – platô: período de excitação contínua, que se prolonga por 30 segundos a vários minutos.
- 3ª fase – orgasmo: descarga de intenso prazer, com duração de 3 a 15 segundos.
- 4ª fase – resolução: estado subjetivo de bem-estar que se segue ao orgasmo e que se prolonga por minutos a horas, caracterizado, especialmente nos homens, por período refratário, ou seja, período em que o organismo exige repouso, não aceitando mais estimulação sexual.

Esse modelo foi modificado por Kaplan (1974), que ressaltou a importância do desejo como "gatilho" para o desenvolvimento da resposta sexual, que passou a ser estudada como um ciclo de quatro fases, também linear e sequencial, mas desencadeada pelo desejo (caracterizado por fantasias e vontade de ter atividade sexual). A partir do desejo, a excitação se manifesta (identificada pelo prazer e pelas respectivas mudanças fisiológicas), seguida por orgasmo e resolução. Portanto, a fase de platô deu lugar à excitação, antecedida pelo desejo por sexo, nessa nova proposta de modelo.

Considerado comum ao gênero masculino e feminino, o ciclo de resposta sexual modificado por Kaplan (Figura 1) inspirou classificações diagnósticas até o

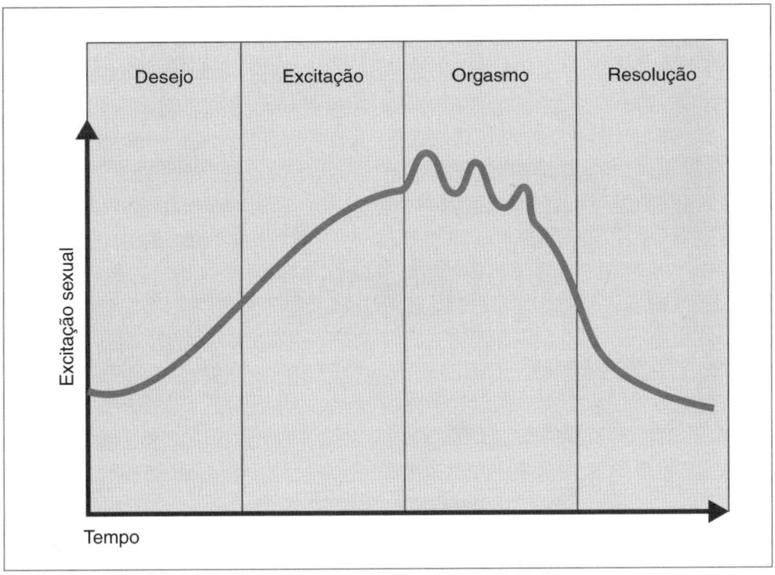

Figura 1 Modelo linear modificado do ciclo de resposta sexual.
Fonte: proposto por Masters e Johnson (1966) e alterado por Kaplan (1974).

ano 2000, como a da revisão da quarta edição do *Manual Diagnóstico e Estatístico de Transtornos Mentais* (DSM-IV-TR) da American Psychiatric Association.

No início dos anos 2000, um novo modelo de resposta sexual feminina foi publicado, postulando que a necessidade de intimidade, em vez do impulso biológico, desencadeia a resposta sexual em muitas mulheres. Em contraste com o modelo linear modificado, a motivação para a atividade sexual feminina foi considerada dependente de uma variedade de aspectos, inclusive do desejo sexual "espontâneo". Por outro lado, mulheres em relacionamentos de longa duração iniciariam a experiência sexual em estado de neutralidade, isto é, sem motivação espontânea suficiente. Em condições favoráveis, buscariam estímulos sexuais (por meio de diálogo, música, estimulação física direta e erotismo visual), o que desencadearia a excitação e propiciaria a receptividade ao contato, com responsividade para a sequência do ato sexual.

Assim, uma vez iniciada a atividade sexual, por estímulo externo, a consequente excitação também poderia gerar desejo. Esse desejo sexual "responsivo" poderia aumentar os níveis de excitação. Essa via deve, portanto, ser descrita como circular, em que o desejo e a excitação estão inter-relacionados, podendo um estimular e fortalecer o outro e vice-versa (Figura 2). Recompensas positivas (como proximidade emocional, comprometimento aumentado e vínculo), decorrentes de atividades sexuais prévias, podem favorecer a motivação para atos sexuais futuros. Esse modelo também prevê:

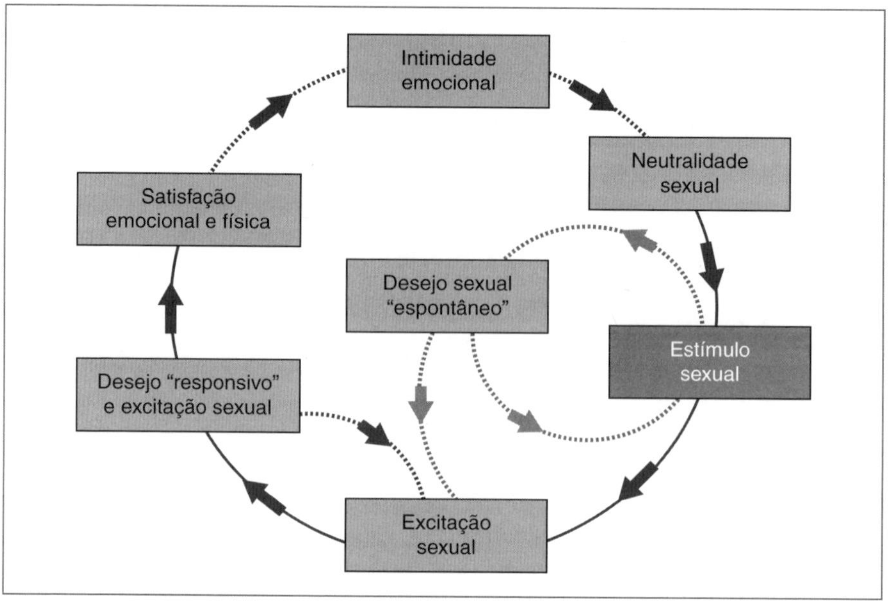

Figura 2 Modelo circular do ciclo de resposta sexual feminina.
Fonte: adaptada de Basson (2001).

- Que as fases da resposta sexual possam se sobrepor (desejo e excitação podem ocorrer juntos em vez de um preceder o outro, por exemplo).
- Uma via circular (em que a evolução influencia a motivação sexual).
- Uma via linear (em que as atividades sexuais são iniciadas pelo desejo "espontâneo").

Essa nova proposta para o ciclo de resposta sexual da mulher influenciou a classificação diagnóstica das disfunções sexuais femininas no DSM-5, como descrito adiante.

DEFINIÇÃO E CLASSIFICAÇÃO DAS DISFUNÇÕES SEXUAIS

A mais recente edição do *Manual Diagnóstico e Estatístico de Transtornos Mentais* (DSM-5) define disfunção sexual como a incapacidade de o indivíduo participar do ato sexual com satisfação. Essa dificuldade deve ser persistente ou recorrente, além de vivenciada como indesejável, desconfortável e incontrolável, levando a sofrimento significativo.

Para a nova edição da *Classificação Internacional de Doenças* (CID-11), as disfunções sexuais são síndromes que compreendem as várias formas pelas quais indivíduos adultos podem ter dificuldade em experimentar atividade sexual satisfatória e não coercitiva.

A Tabela 1 contém breve descrição das disfunções sexuais femininas, segundo o DSM-5 e a CID-11.

Tabela 1 Descrição das disfunções sexuais femininas de acordo com o DSM-5 e a CID-11

DSM-5	CID-11	Descrição
302.72 Transtorno do interesse/excitação sexual feminino	HA00 Transtorno do desejo sexual hipoativo	Ausência ou redução acentuada de desejo ou de motivação para participar de atividade sexual
	HA00	Falta ou redução de interesse significativo por atividade sexual; redução de pensamentos ou fantasias sexuais; redução da excitação aos estímulos sexuais e durante a atividade sexual
	HA01.0 Transtorno da excitação sexual feminina	Ausência ou redução acentuada de resposta à estimulação sexual, que ocorre apesar do desejo por atividade sexual e estimulação sexual adequada
302.73 Transtorno do orgasmo feminino	HA02 Transtornos do orgasmo	Atraso, ausência ou redução acentuada da intensidade do orgasmo, em mais de 75% das atividades sexuais
302.76 Transtorno de dor genitopélvica/penetração	HA20 Transtorno da dor sexual à penetração	Anteriormente chamado de dispareunia e vaginismo. Dificuldade ou dor durante a penetração vaginal. Pode incluir medo ou ansiedade em relação à penetração ou tensionamento e contração dos músculos do assoalho pélvico durante a relação sexual
Disfunção sexual induzida por substância/medicamento	HA40.2 Disfunção sexual associada com uso de substâncias psicoativas ou medicamentos	Algum transtorno na função sexual causado pelo início do uso de alguma substância/medicamento, aumento de dose ou descontinuação de alguma substância/medicamento
302.70 Disfunção sexual não especificada	Outra disfunção sexual não especificada	Quando há sintomas característicos e predominantes de disfunção sexual que causam sofrimento clinicamente significativo, mas não satisfazem os critérios diagnósticos para outras disfunções sexuais
302.79 Outra disfunção sexual especificada	Outra disfunção sexual especificada	Os critérios para uma disfunção sexual específica não são satisfeitos e não há informações suficientes para que seja feito um diagnóstico mais específico

PREVALÊNCIA

Estudos epidemiológicos sugerem alta prevalência de disfunções sexuais femininas em diferentes faixas etárias.

O Estudo National High School Lacrosse Showcase (NHSLS), nos Estados Unidos, encontrou, em mulheres, prevalência de 43% de queixas sexuais, sendo 33% dificuldades com desejo, 24% com orgasmo e 19% com lubrificação. Entretanto, à época da coleta dos dados, a presença de sofrimento associado a essas disfunções não foi considerada, tampouco o modelo circular de resposta sexual.

Estudo com mulheres norte-americanas sobre a prevalência de dificuldades sexuais associadas à presença de sofrimento (critério obrigatório para diagnóstico, nas últimas classificações do DSM-5 e da CID-11) e determinantes para a busca por tratamento, revelou queixas sexuais em 44,2% delas, sendo dificuldades de desejo (38,7%), excitação (26,1%) e orgasmo (20,5%) as mais citadas, taxas essas similares às encontradas no estudo NHSLS.

No Brasil, o Estudo da Vida Sexual do Brasileiro (EVSB) revelou que, na população feminina, a dificuldade de excitação atinge a média de 26,6%; a anorgasmia, 26,2%; a dispareunia, 17,8% e a falta de desejo, 9,8%.

Uma disfunção sexual pode ser concomitante a ou desencadear outra. Por exemplo: o EVSB encontrou que mulheres com dificuldade para o orgasmo (26,2%) também referiam inibição do desejo (17,1%) e dificuldade de excitação (45,8%).

As dificuldades sexuais femininas estão relacionadas à idade: o desejo por sexo tende a diminuir, sobretudo com a entrada no climatério e na menopausa, enquanto a capacidade para o orgasmo, em geral, melhora com os anos de experiência sexual.

ASPECTOS CLÍNICOS E DIAGNÓSTICOS

Respondem pela eclosão e manutenção da disfunção sexual feminina fatores psíquicos ou físicos de diferentes naturezas, independentemente da condição hormonal: autoimagem negativa, baixa autoestima, sentimento de rejeição ao parceiro, problemas geniturinários e saúde geral deficitária. O desinteresse sexual da mulher pode se agravar, especialmente a partir da quinta década de vida, por dor à relação, insuficiente habilidade sexual ou disfunção sexual do(a) parceiro(a) e efeitos de medicamentos que inibem o desejo sexual.

O diagnóstico das disfunções sexuais é essencialmente clínico. A queixa da paciente, aliada aos elementos de anamnese, é fundamental. Deve-se observar seis meses de sintomatologia como critério indispensável para a caracterização da patologia. Some-se a isso a investigação das condições do(a) parceiro(a), para afastar possíveis erros de interpretação, diante do quadro apresentado e/ou referido pela paciente.

Muito relevante para o diagnóstico, assim como para o planejamento terapêutico e o prognóstico, é a distinção entre disfunção sexual primária (ao longo da vida) ou secundária (adquirida) e entre a disfunção generalizada (presente em qualquer circunstância) ou situacional (manifestada somente em determinadas circunstâncias e/ou parcerias). A intensidade de sofrimento (mínimo, moderado ou grave) também tipifica as disfunções sexuais e auxilia nesse planejamento.

Falhas eventuais ou isoladas não caracterizam quadro sexual disfuncional, pois resultam de condições cotidianas negativas, como preocupação ou cansaço. Também devem ser consideradas a idade e a experiência sexual da mulher: jovens e/ou inexperientes costumam ter mais dificuldade para relaxar/lubrificar durante o ato sexual. Consequentemente, essas manifestações não são consideradas disfuncionais em mulheres nessas condições.

O diagnóstico de disfunção da excitação e/ou do orgasmo feminino não se observa se essas dificuldades decorrerem de estimulação inadequada pelo(a) parceiro(a). Também não se faz diagnóstico de disfunção sexual caso a dificuldade seja explicada por outra razão, como perda de desejo sexual devida à depressão. Entretanto, se o problema sexual for anterior ao quadro depressivo ou for foco especial de atenção, caracteriza-se a disfunção do desejo sexual, além do quadro depressivo. Assim, a comorbidade de disfunção sexual com alguma condição médica geral pode resultar em dois diagnósticos distintos.

Recomenda-se, ainda, investigar se há condições médicas e não médicas associadas à disfunção sexual.

Auxilia o diagnóstico a avaliação de: estado emocional, estado mental, relevância de aspectos culturais e religiosos na vida sexual da mulher, além de saúde geral e sexual do(a) parceiro(a) e estado do relacionamento.

Entre as doenças que podem prejudicar a função sexual feminina estão: deficiências androgênicas e estrogênicas, diabete melito, dislipidemia, hipo/hipertireoidismo, hipopituitarismo, disfunção do hormônio do crescimento, hipo/hiperprolactinemia, hiperplasia adrenal congênita (HAC), hipercortisolismo, síndrome dos ovários policísticos (SOP), gota, doença de Addison, doenças cardiovasculares, insuficiência hepática, insuficiência renal, esclerose múltipla, doenças degenerativas, dor pélvica crônica e câncer.

Merecem destaque, como potencialmente capazes de produzir disfunções sexuais na mulher: estresse, ansiedade, depressão, transtorno disfórico pré-menstrual, infertilidade, ciclo gravídico-puerperal, ciclo de vida, cirurgias, traumas raquimedulares, patologias pélvicas (inflamações, endometriose, tumores, cistos, gravidez ectópica, algias) e desordens genitais (aderências clitoridianas, fibroses, vaginite atrófica, vulvodinia, agenesia vaginal, vaginismo, infecções geniturinárias, debilidade muscular, leucorreia, hímen imperfurado e dismenorreia).

Medicamentos e substâncias também podem ser prejudiciais à função sexual, como: antidepressivos tricíclicos, inibidores da monoaminoxidase, inibidores seletivos da recaptação da serotonina (ISRS), estabilizadores de humor, anticonvulsivantes, ansiolíticos (benzodiazepínicos), neurolépticos, diuréticos, anti-hipertensivos, hormônios (progesterona, corticosteroides), antialérgicos, antiulcerosos (cimetidina, ranitidina), anorexígenos, anticancerígenos e drogas de adição (inclusive nicotina).

Do exposto, depreende-se a importância de o médico pesquisar, de rotina, a função sexual da paciente, a qual muitas vezes não traz a queixa espontaneamente, por constrangimento, vergonha ou timidez. Essa investigação se justifica em razão do diagnóstico e da recuperação da atividade sexual da paciente, mas também porque a disfunção sexual costuma refletir a presença subjacente de doenças orgânicas e/ou psiquiátricas.

A Tabela 2 sintetiza o raciocínio diagnóstico das disfunções sexuais femininas.

Tabela 2 Critérios diagnósticos das disfunções sexuais, segundo o DSM-5

Disfunções sexuais femininas
O DSM-5 estabeleceu uma série de critérios para cada disfunção sexual, quatro deles comuns a todas elas para confirmar o diagnóstico
Critérios principais A. Dificuldade sexual persistente ou recorrente (estão incluídos descritores específicos dos sintomas de cada disfunção) B. Duração mínima de 6 meses dos sintomas do critério A C. Sofrimento pessoal clinicamente significativo D. Não é mais bem explicado por outro transtorno mental não sexual, não está relacionado a grave conflito no relacionamento ou a outros estressores, nem é atribuído a efeitos de substância/medicação ou a condição médica geral
Especificadores ▪ Quanto ao início da disfunção sexual – Ao longo da vida – Adquirida ▪ Quanto à ocorrência da disfunção sexual – Generalizada – Situacional ▪ Quanto à intensidade (sofrimento) – Mínima – Moderada – Grave
Investigação de fatores associados que desencadeiam ou agravam as disfunções sexuais ▪ Parceria (p. ex., disfunção sexual da parceria, condição de saúde da parceria) ▪ Relacionamento (comunicação precária, divergência quanto ao desejo por atividade sexual) ▪ Vulnerabilidade individual (autoimagem corporal insatisfatória, história de abuso sexual ou emocional), comorbidades psiquiátricas (depressão ou ansiedade) ou estressores (p. ex., desemprego, privações) ▪ Cultura/religião (proibições/inibições quanto à atividade sexual, atitudes a respeito da sexualidade) ▪ Condições médicas relevantes para prognóstico, curso e tratamento

Além dos critérios diagnósticos do DSM-5, a aplicação de questionários para avaliar a função sexual da mulher é útil durante a entrevista clínica. O Quociente Sexual – Versão Feminina (QS-F) é um instrumento elaborado no Brasil para facilitar a identificação das disfunções sexuais. Avalia os domínios da função sexual, oferecendo ao médico uma prévia da anamnese sexual e sinalizando os aspectos da sexualidade que merecem mais atenção. A Tabela 3 apresenta o QS-F, composto por dez questões graduadas de 0 a 5, assim como a interpretação dos resultados das respostas.

Tabela 3 Quociente sexual – versão feminina (QS-F)

Responda este questionário com sinceridade, baseando-se nos últimos seis meses de sua vida sexual, considerando a seguinte pontuação:

0 = nunca	*3 = aproximadamente 50% das vezes*
1 = raramente	*4 = na maioria das vezes*
2 = às vezes	*5 = sempre*

1. Você costuma pensar espontaneamente em sexo, lembra de sexo ou se imagina fazendo sexo?
   [ ]0 [ ]1 [ ]2 [ ]3 [ ]4 [ ]5

2. O seu interesse por sexo é suficiente para você participar da relação sexual com vontade?
   [ ]0 [ ]1 [ ]2 [ ]3 [ ]4 [ ]5

3. As preliminares (carícias, beijos, abraços, afagos etc.) a estimulam a continuar a relação sexual?
   [ ]0 [ ]1 [ ]2 [ ]3 [ ]4 [ ]5

4. Você costuma ficar lubrificada (molhada) durante a relação sexual?
   [ ]0 [ ]1 [ ]2 [ ]3 [ ]4 [ ]5

5. Durante a relação sexual, à medida que a excitação do seu parceiro vai aumentando, você também se sente mais estimulada para o sexo?
   [ ]0 [ ]1 [ ]2 [ ]3 [ ]4 [ ]5

6. Durante a relação sexual, você relaxa a vagina o suficiente para facilitar a penetração do pênis?
   [ ]0 [ ]1 [ ]2 [ ]3 [ ]4 [ ]5

7. Você costuma sentir dor durante a relação sexual, quando o pênis penetra em sua vagina?
   [ ]0 [ ]1 [ ]2 [ ]3 [ ]4 [ ]5

8. Você consegue se envolver, sem se distrair (sem perder a concentração), durante a relação sexual?
   [ ]0 [ ]1 [ ]2 [ ]3 [ ]4 [ ]5

9. Você consegue atingir o orgasmo (prazer máximo) nas relações sexuais que realiza?
   [ ]0 [ ]1 [ ]2 [ ]3 [ ]4 [ ]5

10. A satisfação que você consegue obter com a relação sexual lhe dá vontade de fazer sexo outras vezes, em outros dias?
    [ ]0 [ ]1 [ ]2 [ ]3 [ ]4 [ ]5

(*continua*)

Tabela 3 Quociente sexual - versão feminina (QS-F) (*Continuação*)

Resultado

Soma dos índices de cada questão e total multiplicado por 2.
A questão 7 é incluída nessa soma, obedecendo ao seguinte critério:
(5 - índice assinalado pela paciente) [Q1 + Q2 + Q3 + Q4 + Q5 + Q6 + (5 - Q7) + Q8 + Q9 + Q10] × 2

Escore final: apresenta a qualidade de desempenho/satisfação sexual

82-100 pontos	bom a excelente
62-80 pontos	regular a bom
42-60 pontos	desfavorável a regular
22-40 pontos	ruim a desfavorável
0-20 pontos	nulo a ruim

Domínios investigados pelo QS-F

- Desejo e interesse sexual (questões 1, 2, 8)
- Preliminares (questão 3)
- Excitação da mulher e sintonia com o parceiro (questões 4, 5)
- Conforto (questões 6, 7)
- Orgasmo e satisfação (questões 9, 10)

Fonte: Abdo (2006).

EXAMES COMPLEMENTARES

Exames laboratoriais não fornecem a etiologia definitiva da disfunção sexual, mas indicam se há alguma condição física que mereça ser mais bem investigada, porque exerce impacto negativo sobre a função sexual: diabetes, dislipidemia, hipo/hipertireoidismo e déficits hormonais.

Um conjunto genérico de exames laboratoriais, utilizados para avaliar alterações de ordem física associadas à função sexual, é apresentado na Tabela 4.

Tabela 4 Exames laboratoriais utilizados no diagnóstico de disfunções sexuais

Exames recomendados	Exames auxiliares
Estradiol plasmático	Perfil lipídico (colesterol, triglicérides)
Testosterona total	DHEA
Testosterona livre	Glicemia de jejum
SHBG	Hemoglobina glicada
FSH, LH	Painel tireoidiano
Prolactina	Hemograma completo
Albumina	

DHEA: de-hidroepiandrosterona; FSH: hormônio folículo-estimulante; LH: hormônio luteinizante; SHBG: globulina carreadora de hormônios sexuais.

DIAGNÓSTICO DIFERENCIAL

Disfunções sexuais, quando causadas por doenças de base orgânica e/ou psiquiátrica, exigem diagnóstico da patologia que originou a disfunção sexual. Por exemplo, alterações hormonais podem ser a causa da falta de excitação e lubrificação; a depressão pode levar à falta de desejo sexual.

Por outro lado, o déficit de interesse sexual e a dificuldade de lubrificação em mulheres podem decorrer da ejaculação precoce dos parceiros, o que torna a relação sexual pouco prazerosa para elas. O diagnóstico correto é aquele que considera o ponto de partida dessa série de comportamentos sexuais disfuncionais.

TRATAMENTO E PROGNÓSTICO

Quando não tratadas, as disfunções sexuais tendem a evoluir com agravamento e cronificação, prejudicando outros aspectos da vida, como relacionamento conjugal, familiar e social, trabalho, autoimagem, autoestima e autoconfiança. Podem desencadear quadros depressivos e/ou ansiosos, conduzindo a um círculo vicioso que retroalimenta a disfunção sexual.

Os recursos farmacológicos para tratar os diferentes tipos de disfunção sexual têm mecanismos de ação que buscam resgatar a fisiologia do ciclo da resposta sexual.

Nos casos de diminuição do desejo sexual da mulher sem causa hormonal, uma alternativa terapêutica é a bupropiona, um antidepressivo que, preferencialmente, inibe a recaptação de dopamina na fenda sináptica. Estudos demonstram aumento do desejo e da atividade sexual em mulheres não deprimidas, mas com desejo sexual hipoativo, após algumas semanas sob tratamento com esse medicamento.

Terapia estrogênica tópica é útil contra os sintomas da menopausa, pois o estrogênio tem efeito sobre o trofismo vaginal, atenua a dispareunia secundária à atrofia do epitélio da vagina, além de restaurar o pH e o fluxo sanguíneo vaginais. No entanto, se o desejo hipoativo não for consequente à dor ou ao desconforto durante o ato sexual, ele persistirá, apesar dessa terapêutica. Portanto, dispareunia cuja causa não seja atrofia da mucosa da vagina deve ser investigada (psicogênica, por infecção geniturinária, tumores, endometriose, gravidez ectópica) e tratada de modo específico.

Quando há desejo sexual hipoativo, causado pela diminuição dos níveis de testosterona, a terapia androgênica deve ser cogitada, obedecendo a critérios e contraindicações bem definidos, descritos na Tabela 5. Apresentações formuladas para homens não devem ser prescritas às mulheres, pela dificuldade de ajuste da dose e risco de doses suprafisiológicas.

Uma diretriz conjunta da Endocrine Society, do American Congress of Obestricians and Gynecologists, da American Society for Reproductive Medicine, da European Society of Endocrinology e da International Menopause Society recomenda terapia androgênica somente para desejo sexual hipoativo em mulheres na pós-menopausa. Os níveis androgênicos devem ser medidos a cada 6 meses, além de monitorar sinais virilizantes. Em caso de não haver resposta em 6 meses, a terapia deve ser suspensa, por não haver dados de segurança em longo prazo.

Concentrações plasmáticas normais ou próximas ao limite superior de normalidade da testosterona devem ser mantidas para controle dos efeitos virilizantes (tom grave da voz, alopecia, hirsutismo, acne e hipertrofia do clitóris).

A associação entre terapia androgênica e câncer de mama ainda não está suficientemente elucidada, havendo necessidade de mais estudos. Por outro lado, o risco cardiovascular representa a maior limitação ao uso de androgênios em mulheres. Dentre as reações adversas, podem ocorrer hepatite colestática, icterícia, hipercalcemia, policitemia e retenção hidroeletrolítica, reversíveis com a suspensão do hormônio.

Posicionamento da Federação Brasileira das Associações de Ginecologia e Obstetrícia (Febrasgo, 2022) declara que, apesar das restrições quanto à segurança, a testosterona manipulada em gel ou creme pode ser considerada para o tratamento do desejo sexual hipoativo, pois é a única forma disponível da testosterona natural para uso transdérmico. A Febrasgo propõe recomendações para prescrição e acompanhamento do tratamento com testosterona manipulada:

- Prescrever testosterona a 1%, formulada em gel de alta absorção (p. ex., Pentravan), para uso transdérmico, na dose de 0,5 g de gel por dia, por 3 a 6 meses. Como sugestão para prescrição, recomenda-se testosterona 5 mg por mL em frasco dosador contendo 30 mL, com liberação de 1 mL por dia. Essa dose pode ser individualizada com variação entre 1 e 5 mg. Se houver melhora, reforçar à paciente que não há evidências de eficácia e segurança no uso por tempo maior que 24 meses.
- Dosar testosterona antes de iniciar, após 3 a 6 semanas de uso e enquanto durar o tratamento, para evitar níveis plasmáticos suprafisiológicos, e monitorar o aparecimento de sinais clínicos de hiperandrogenismo, porque a resposta clínica nem sempre se correlaciona com os níveis plasmáticos de testosterona.
- Na presença de resultado terapêutico satisfatório, manter a avaliação clínica e laboratorial, descritas anteriormente, a cada 3 a 6 meses.
- Suspender o tratamento quando não for observada melhora da disfunção sexual após 6 meses de uso.

A tibolona é um esteroide sintético com propriedades estrogênicas, androgênicas e progestogênicas, cujo efeito androgênico aumenta a biodisponibilidade de testosterona. Alivia sintomas climatéricos em mulheres na pós-menopausa, previne a atrofia genital e a osteoporose, além de exercer efeito positivo sobre o humor. Têm sido reportadas melhora da libido e do bem-estar, maior receptividade e satisfação sexual.

A flibanserina é um fármaco não hormonal com ação sobre o sistema nervoso central, agonista dos receptores 5-HT1A e antagonista dos receptores 5-HT2A. A ligação a esses receptores, em áreas seletivas do cérebro, influencia os neurotransmissores dopamina, noradrenalina e serotonina, os quais participam do ciclo de resposta sexual. Ao modular esses neurotransmissores, a flibanserina ajuda a restaurar o equilíbrio entre fatores inibitórios e excitatórios, favorecendo o desejo sexual. Está indicada para mulheres na pré-menopausa, com desejo sexual hipoativo não causado por condições físicas ou psiquiátricas, uso de medicamentos que interfiram na libido ou conflitos no relacionamento. A dose é 100 mg/dia, por 8 semanas. Caso não seja eficaz após esse período, deve-se interromper a medicação. Em razão das interações, o consumo de álcool e vários medicamentos (p. ex., fluconazol, para tratar infecção vaginal) deve ser evitado. Ainda indisponível no Brasil, foi aprovada pela Food and Drug Administration (FDA) em 2015.

A bremelanotida, agonista dos receptores de melanocortina tipo 4 (MCR4) com ação no sistema nervoso central, também está indicada para desejo sexual hipoativo, em mulheres na pré-menopausa. A aplicação é injetável (subcutânea no abdome ou na coxa), na dose de 1,75 mg, pelo menos 45 minutos antes da atividade sexual. Não deve ser aplicada mais de uma dose/dia e não se deve utilizar mais de 8 doses/mês. Está contraindicada para mulheres com hipertensão não controlada e doença cardiovascular. Aprovada pela FDA em 2019, não está disponível no Brasil.

Tanto a flibanserina quanto a bremelanotida foram pouco estudadas após a aprovação pela FDA, enquanto *experts* têm questionado a real eficácia desses fármacos no tratamento do desejo sexual hipoativo, bem como os efeitos adversos (tolerabilidade).

A disponibilidade de medicamentos de eficácia comprovada ou promissora para o tratamento das disfunções sexuais não diminui a importância das técnicas psicoterápicas para esse fim. As psicoterapias são indicadas para as disfunções sexuais com componente psicogênico (primário ou deflagrado em decorrência de disfunção de origem orgânica) e podem ser aplicadas em combinação com a farmacoterapia. Além de propiciar a compreensão do contexto no qual a disfunção se origina e se desenvolve, a abordagem psicoterápica utiliza, com frequência, técnicas cognitivas e comportamentais para a psicoeducação e a diminuição dos níveis de ansiedade de desempenho, resgatando a função e a satisfação sexuais.

Quanto mais precoce incidir o bloqueio no ciclo da resposta sexual, mais reservado será o prognóstico das disfunções sexuais. Desse modo, o tratamento do desejo hipoativo costuma ser mais complexo e prolongado do que o de anorgasmia. Enquanto o primeiro demanda elucidação da causa e, muitas vezes, tratamento multidisciplinar, o segundo pode requerer apenas uma orientação para a paciente ou o casal.

O prognóstico pode tornar-se mais reservado quando houver disfunção em ambos os parceiros, assim como quando a disfunção for primária (ao longo da vida), com vários anos de evolução sem tratamento, e houver comorbidade, conflitos conjugais e/ou má qualidade de vida da paciente e/ou de seu (sua) parceiro(a).

A Tabela 5 detalha os esquemas de tratamento para as disfunções sexuais femininas.

Tabela 5 Tratamento das disfunções sexuais femininas

Desejo sexual hipoativo e inibição da excitação
1. *Se devidos à depressão:* ▪ Administrar, sempre que possível, antidepressivo de menor prejuízo à função sexual (p. ex.: trazodona, bupropiona, mirtazapina, agomelatina, vortioxetina, vilazodona) ▪ Se necessário, acrescentar "antídotos", caso o tratamento de eleição seja com ISRS que interfira na função sexual: – Bupropiona (150-300 mg/dia); não indicada se houver histórico de anorexia, bulimia, antecedentes de convulsão, inquietação, insônia, abuso de álcool ou uso de drogas ilícitas (baixa o limiar convulsígeno nesses casos) – Buspirona (30-60 mg/dia) – Mirtazapina (15-45 mg/dia) – Trazodona (100-200 mg/dia) 2. *Flibanserina* – 100 mg/dia ao se deitar, via oral; para mulheres na pré-menopausa 3. *Bremelanotida* – solução injetável para mulheres em pré-menopausa; aplicar 45 minutos antes do ato sexual 4. *Psicoterapia/terapia sexual/terapia de casal* – em casos de disfunção psicogênica ou mista (orgânica com repercussão psicogênica)
Anorgasmia
1. *Antidepressivo* – bupropiona (dose variável), se anorgasmia por depressão 2. *Buspirona* (15-60 mg, uso sob demanda; 5-15 mg/3 vezes ao dia) – se anorgasmia por ansiedade 3. *Psicoterapia/terapia sexual/terapia de casal* – para compreensão/reestruturação da competência sexual
Dispareunia (dor genitopélvica/penetração) e dificuldade de lubrificação
1. *Antidepressivo* – em baixas doses e que não interfira negativamente na função sexual (para redução de dor neuropática) 2. *Ansiolítico* – dose variável, conforme o caso 3. *Gel hidrossolúvel* – se lubrificação diminuída 4. *Cremes de estrógeno* (uso tópico) – contra atrofia da mucosa e falta de lubrificação vaginal 5. *Tibolona* – melhora lubrificação de mulheres na pós-menopausa 6. *Fisioterapia para o assoalho pélvico e os genitais* – exercícios, *biofeedback*, dilatadores vaginais 7. *Laser CO_2 fracionado ou laser Erbium* – melhora dispareunia por secura vaginal, atrofia vulvovaginal e ardor, ao induzir a remodelação do colágeno da mucosa vaginal e a regeneração tópica do tecido conjuntivo (evidências ainda insuficientes) 8. *Ultrassom microfocado* – evidências ainda insuficientes 9. *Psicoterapia/terapia sexual/terapia de casal* – em casos de disfunção psicogênica ou mista (orgânica com repercussão psicogênica)

(continua)

Tabela 5 Tratamento das disfunções sexuais femininas (*Continuação*)

Terapia androgênica para mulheres
▪ Pode ser indicada para o tratamento de desejo sexual hipoativo em mulheres na pós-menopausa, ooforectomizadas bilateralmente, sob rádio ou quimioterapia e em uso de estrogênio ▪ Contraindicações: câncer de mama ou de útero, síndrome do ovário policístico, níveis baixos de estrógeno, dislipidemia, insuficiência hepática, acne ou hirsutismo grave ▪ Gel ou adesivo é mais indicado do que por via oral, pois evita a passagem hepática ▪ Exemplo de prescrição: – testosterona a 1%, formulada em gel de alta absorção (p. ex., Pentravan), para uso transdérmico (aplicar no abdome ou na coxa), na dose de 0,5 g de gel por dia, por 3 a 6 meses.

Depressão e tratamento antidepressivo com ISRS podem induzir e/ou agravar a disfunção sexual, exigindo, assim, que o perfil da paciente seja avaliado, caso a caso, para prescrição do medicamento mais adequado e que ofereça maior adesão. Aos efeitos adversos de antidepressivos sobre a função sexual (especialmente diminuição da libido) são sugeridos "antídotos" como complementares ao tratamento da depressão. Medicamentos utilizados como "antídotos" são administrados com o antidepressivo que está induzindo a disfunção sexual. A dose desse antidepressivo deve, nesse caso, ser reduzida à metade. Por exemplo: fluoxetina (10 mg/dia) mais bupropiona (150 mg/dia).

Vários tipos de "antídotos" contra disfunção sexual secundária ao uso de ISRS e respectivos mecanismos de ação, doses adequadas e domínios da função sexual atingidos são apresentados na Tabela 6.

Tabela 6 "Antídotos" para disfunção sexual secundária aos ISRS

Droga	Dose (mg/dia)	Fase(s) do ciclo sexual atingida(s)	Mecanismo de ação
Bupropiona	150-300	Desejo, excitação e orgasmo	Aumento de dopamina
Buspirona	30-60	Desejo, orgasmo	Redução de serotonina
Mirtazapina	15-45	Orgasmo	Antagonista α-2-adrenérgico central e antagonista 5-HT_2, 5-HT_2C e 5-HT_3
Trazodona	100-200	Desejo	Antagonista adrenérgico periférico

Fonte: adaptada de Clayton e West (2003).

PREVENÇÃO

A saúde sexual se sustenta sobre dois grandes pilares: educação e cuidados com a saúde geral.

A educação combate mitos, tabus, preconceitos e equívocos, os quais, sabidamente, criam falsas expectativas e prejudicam a busca por solução das falhas de desempenho ou da insatisfação com o relacionamento. A educação precária, por seu turno, reforça falsos conceitos e retarda a procura por tratamento, em face do constrangimento e/ou da falta de informação.

Bons hábitos de vida (alimentação balanceada, sono suficiente, exercícios físicos, administração do estresse, evitação do tabagismo, do uso de drogas e do consumo excessivo de álcool) protegem o organismo contra a síndrome metabólica e, como consequência, contra as doenças do endotélio que comprometem a lubrificação da vagina, levando às disfunções sexuais, muitas vezes antes até das outras manifestações da referida síndrome.

Além da prevenção, o diagnóstico e o tratamento precoce também beneficiam sobremaneira a paciente e a parceria.

CONSIDERAÇÕES FINAIS

A medicina sexual despontou como uma nova área do conhecimento médico, ocupando-se do diagnóstico, do tratamento e da prevenção das disfunções sexuais, reais problemas de saúde pública, pela alta prevalência e pelo prejuízo que acarretam.

Nos últimos anos, os tratamentos médicos das disfunções sexuais vêm ganhando novas alternativas, desde medicamentos por via oral até agentes de uso tópico e cirurgias, além das psicoterapias sexuais de curta duração.

BIBLIOGRAFIA

Abdo CHN. Elaboração e validação do quociente sexual: versão feminina, uma escala para avaliar a função sexual da mulher. Rev Bras Med. 2006;63(9):477-82.

Abdo CHN. Terapia para disfunções sexuais. In: Abdo CHN, editora. Sexualidade humana e seus transtornos. 5. ed. São Paulo: Leitura Médica; 2014. p. 337-52.

American College of Obstetricians and Gynecologists' Committee on Practice Bulletins. Gynecology. Female sexual dysfunction: ACOG practice bulletin clinical management guidelines for obstetrician-gynecologists, Number 213. Obstet Gynecol. 2019;134(1):e1-e18.

Associação Psiquiátrica Americana (APA). Manual diagnóstico e estatístico de transtornos mentais: DSM-5. 5. ed. Porto Alegre: Artmed; 2014.

Basson R. Human sex response cycles. J Sex Marital Ther. 2001;27:33-43.

Basson R. The female sexual response: a different model. J Sex Marital Ther. 2000;26(1):51-65.

Brotto L, Atallah S, Johnson-Agbakwu C, Rosenbaum T, Abdo C, Byers ES, et al. Psychological and interpersonal dimensions of sexual function and dysfunction. J Sex Med. 2016;13(4):538-71.

Clayton AH, Goldstein I, Kim NN, Althof SE, Faubion SS, Faught BM, et al. The International Society for the Study of Women's Sexual Health process of care for management of hypoactive sexual desire disorder in women. Mayo Clin Proc. 2018;93(4):467-87.

Clayton AH, West SG. The effects of antidepressants on human sexuality. Primary Psychiatry. 2003; 10(2):62-70

Davis SR, Baber R, Panay N, Bitzer J, Cerdas Perez S, Islam RM, et al. Global consensus position statement on the use of testosterone therapy for women. J Sex Med. 2019;16(9):1331-7.

Febrasgo Position Statement. Uso de androgênios nas diferentes fases da vida: climatério, 2022 [citado em 11 set. 2023]. Disponível em: https://www.febrasgo.org.br/images/pec/CNE_pdfs/FPS---N1---Janeiro-2022---portugues.pdf.

Hatzichristou D, Kirana PS, Banner L, Althof SE, Lonnee-Hoffmann RA, Dennerstein L, et al. Diagnosing sexual dysfunction in men and women: sexual history taking and the role of symptom scales and questionnaires. J Sex Med. 2016;13(8):1166-82.

Kaplan HS. The new sex therapy: active treatment of sexual dysfunctions. New York: Psychology Press; 1974.

Kingsberg SA, Althof S, Simon JA, Bradford A, Bitzer J, Carvalho J, et al. Female sexual dysfunction – medical and psychological treatments, Committee 14. J Sex Med. 2017;14(12):1463-91.

Masters WH, Johnson VE. Human sexual response. London: J. & A. Churchill; 1966.

McCabe MP, Sharlip ID, Lewis R, Atalla E, Balon R, Fisher AD, et al. Risk factors for sexual dysfunction among women and men: a consensus statement from the fourth International Consultation on Sexual Medicine 2015. J Sex Med. 2016;13(2):153-67.

Parish SJ, Hahn SR, Goldstein SW, Giraldi A, Kingsberg SA, Larkin L, et al. The International Society for the Study of Women's Sexual Health process of care for the identification of sexual concerns and problems in women. Mayo Clin Proc. 2019;94(5):842-56.

Simon JA, Davis SR, Althof SE, Chedraui P, Clayton AH, Kingsberg SA, et al. Sexual well-being after menopause: an International Menopause Society White Paper. Climacteric. 2018;21(5):415-27.

Wierman ME, Arlt W, Basson R, Davis SR, Miller KK, Murad MH, et al. Androgen therapy in women: a reappraisal: an Endocrine Society clinical practice guideline. J Clin Endocrinol Metab. 2014;99(10):3489-510.

12

Violência sexual

Samuel Drumond Esperança
Raphael Federicci Haddad
Denise Gasparetti Drumond

INTRODUÇÃO

A violência sexual é uma das violações mais profundas e devastadoras dos direitos humanos, e o atendimento às vítimas desse tipo de agressão exige sensibilidade, *expertise* e conhecimento detalhado das leis locais e das diretrizes médicas.

A Organização das Nações Unidas (ONU) define violência de gênero como "qualquer ato de violência baseada no gênero que resulte ou possa resultar em dano ou sofrimento físico, sexual ou psicológico a uma mulher, incluindo ameaça de tais atos, coerção, privação arbitrária da liberdade, seja no âmbito público ou privado".

ATENDIMENTO MÉDICO

O atendimento inicial é emergencial, sem necessidade de regulação ou agendamentos prévios. Portanto, ele deve ser prioritário. Além disso, deve ser realizado em ambiente com privacidade de modo a transmitir confiança à vítima.

Tão logo seja possível, é importante comunicar aos serviços de psicologia e de assistência social para que o acolhimento possa ser realizado, idealmente, por uma equipe multiprofissional. O profissional deve ouvir atentamente o relato e, inclusive, avaliar se existe a possibilidade de feminicídio ou de nova exposição à violência.

De acordo com a norma técnica "Atenção humanizada às pessoas em situação de violência sexual", o atendimento à vítima de violência sexual deve seguir as seguintes etapas:

- Acolhimento.
- Registro da história.

- Exames clínico e ginecológico.
- Coleta de vestígios.
- Contracepção de emergência.
- Profilaxias para HIV, infecções sexualmente transmissíveis (ISTs) e hepatite B.
- Comunicação obrigatória à autoridade de saúde em 24 horas por meio da ficha de notificação da violência.
- Exames complementares.
- Acompanhamento social e psicológico.
- Acompanhamento ambulatorial.

Em virtude da gravidade da situação, é essencial que todas as informações sejam documentadas no prontuário de maneira detalhada. Isso evita que a paciente tenha que recontar sua experiência traumática em consultas subsequentes, minimizando a reexposição emocional à violência vivenciada. O prontuário deve incluir detalhes como: local, data e hora aproximada do incidente; natureza e tipo(s) da violência sexual; métodos de coerção empregados; caracterização e o número de agressores. Tal registro pode servir como fonte oficial de informações, particularmente quando exames periciais não são realizados.

Ao final do atendimento, deve-se registrar as providências que foram tomadas e eventuais ocorrências semelhantes prévias. O registro do boletim de ocorrência policial deve ser estimulado para diminuir a impunidade aos autores da agressão. No caso de agressão a crianças e adolescentes, deve ser realizada comunicação ao Conselho Tutelar ou à Vara da Infância e da Juventude.

EXAME FÍSICO

O exame deverá ser realizado pelo(a) profissional de saúde habilitado. É importante relatar que, havendo recusa, a decisão e a autonomia da pessoa devem ser respeitadas. Porém, nesses casos, deve-se preencher em prontuário a recusa de exame físico por parte da vítima. O registro do exame físico deve ser completo, descrevendo as lesões em sua localização, tamanho, número, forma e lesões genitais e extragenitais, preferencialmente no sentido craniocaudal.

A Tabela 1, adaptada do Protocolo de assistência às mulheres vítimas de violência, fornece uma base para a descrição das lesões mais comuns nos casos de violência contra a mulher.

Qualquer corpo estranho ou secreção deve ser cuidadosamente coletado e armazenado em envelopes de papel, tubos estéreis para *swabs* ou lâminas vítreas. Todo material recolhido serve como evidência criminal e precisa ser armazenado em local seguro, estando disponível quando requisitado pelo Poder Judiciário. O Instituto Médico Legal (IML) ou a cadeia de custódia são os lugares mais apropriados e reconhecidos para custodiar tais provas, dada sua vinculação com a Secretaria de Segurança Pública.

Tabela 1 Lesões mais comuns nos casos de violência contra a mulher

Região		Possível lesão
Craniana	Couro cabeludo	Equimose, escoriação, edema traumático, ferida contusa
	Face	Fratura (malar, mentoniana e nasal), marcas de mordida, equimose, escoriação, edema traumático
	Olhos	Equimose periorbitária e da esclerótica (hemorragia da esclera) e edema traumático
	Orelha	Equimose, escoriação, edema traumático
	Boca	Equimose labial e intraoral, escoriação, marca de mordida, fratura dentária
Cervical	Interna	Trauma laríngeo, rouquidão, disfonia, dificuldade de deglutição
	Externa	Marca de mordida, equimose por sucção, equimose, escoriação
Mamária		Marca de mordida, equimose por sucção, equimose, laceração dos mamilos
Torácica e abdominal		Marca de mordida, equimose por sucção, equimose, escoriação, corpos estranhos aderidos à pele (p. ex., terra, graveto etc.)
Membros superiores		Equimose (principalmente antebraços e mãos), lesões de defesa, escoriação, edema traumático, fraturas
Mãos		Equimose, escoriação, edema traumático, fraturas
Membros inferiores		Equimose (principalmente face interna das coxas), lesões de defesa, escoriação, marcas de mordida, edema
Genital		Equimose, escoriação, edema traumático, rotura himenal
Anal		Equimose, escoriação, edema traumático, laceração e dilatação

Fonte: adaptada de Protocolo de assistência às mulheres e meninas vítimas de violência sexual (2021).

EXAMES LABORATORIAIS

Mulheres que foram vítimas de violência sexual podem estar grávidas, tornando necessária a oferta de teste de gravidez. Na consulta inicial, é necessária a investigação para IST:

- Testes sorológicos para HIV, hepatite B e sífilis.
- Se disponível, PCR para *Neisseria gonorrhoeae*, *Chlamydia trachomatis* e *Trichomonas vaginalis*.

Recomenda-se também a realização de um perfil bioquímico da paciente que realizará tratamento com antirretrovirais. Os exames que devem ser solicitados durante o primeiro atendimento são:

- Teste rápido HIV/anti-HIV.
- Teste rápido sífilis/VDRL.

- PCR para clamídia e gonorreia (se disponível).
- HbsAG e anti-Hbs.
- Anti-HCV.
- Beta-hCG.
- Perfil bioquímico (hemograma, TGO, TGP, bilirrubinas, ureia, creatinina).

Durante o acompanhamento em ambulatório, é necessário atentar-se à manutenção de investigação de IST, conforme Tabela 2.

ANTICONCEPÇÃO DE EMERGÊNCIA

O levonorgestrel é mais eficaz quando administrado nas primeiras 24 horas após a exposição, mas mantém sua eficácia por até 72 horas. Após esse intervalo, sua eficácia é consideravelmente reduzida. Se não administrado nas primeiras 24 horas, o risco de gravidez aumenta em cinco vezes. Não é eficaz após 120 horas.

Em situações de exposição ao risco de gravidez, decorrentes de contato confirmado ou suspeito com sêmen, independentemente da fase do ciclo menstrual, ou quando houver relatos ambíguos de agressão e outras situações de risco, a anticoncepção de emergência deve ser considerada. Se a paciente já estiver usando um método contraceptivo de alta eficácia, como anticoncepcionais orais ou injetáveis, implante de etonorgestrel, esterilização cirúrgica ou dispositivo intrauterino (DIU), sua administração pode ser dispensada.

Levonorgestrel 1,5 mg________________1 cp em dose única VO
Levonorgestrel 0,75 mg_______________2 cps em dose única VO

PROFILAXIA DE INFECÇÕES SEXUALMENTE TRANSMISSÍVEIS NÃO VIRAIS

Doenças como gonorreia, sífilis, infecção por clamídia, tricomoníase e cancro mole podem ser evitadas por meio do uso de medicamentos comprovadamente eficazes. O protocolo sugerido para a prevenção de IST não virais inclui

Tabela 2 Investigação de infecções sexualmente transmissíveis em violência sexual

IST	1 atendimento	4 a 6 semanas	3 meses	6 meses
Clamídia	Sim	Sim		
Gonorreia	Sim	Sim		
Sífilis	Sim	Sim		
HIV	Sim		Sim	Sim
Hepatite B	Sim		Sim	Sim
Hepatite C	Sim		Sim	Sim

Fonte: Brasil (2017).

penicilina benzatina, ceftriaxona e azitromicina. Em razão do baixo impacto da tricomoníase na saúde feminina e das reações adversas e interações medicamentosas significativas, a administração preventiva de metronidazol é opcional ou pode ser adiada.

A profilaxia é essencial em situações com potencial de transmissão. Contudo, não é aconselhada em casos de abuso contínuo.

Em mulheres com história comprovada de hipersensibilidade à penicilina, pode ser utilizado esquema alternativo com eritromicina, 500 mg, a cada 6 horas, por 15 dias, e alternativamente à ceftriaxona pode ser utilizada ciprofloxacina 500 mg, VO, dose única (contraindicada para gestantes, crianças e adolescentes).

PROFILAXIA DE HEPATITE B E PAPILOMAVÍRUS HUMANO

Mulheres imunizadas contra hepatite B, com esquema vacinal completo (3 doses), não necessitam de imunoglobulina humana anti-hepatite B (IGHAHB). A imunoprofilaxia deve ser administrada preferencialmente nas primeiras 48 horas e no máximo 14 dias após a exposição. A imunoglobulina e a vacina contra hepatite B são recomendadas como profilaxia para pessoas suscetíveis e expostas à violência sexual (Tabelas 3 e 4).

Tabela 3 Profilaxia medicamentosa em violência sexual

IST	Medicação	Adultos	Crianças
Sífilis	Penicilina G benzatina	2.400.000 UI em dose unica (1.200.000 em cada nádega)	50.000 UI/kg IM, em dose única
Gonorreia	Ceftriaxona	Ceftriaxona 500 mg/IM em dose única	125 mg IM, em dose única
Clamídia	Azitromicina	1,0 g VO em dose única	20 mg/kg, em dose única
Tricomoníase	Metronidazol*	2,0 g VO em dose única	15 mg/kg/dia VO por 7 dias

*Não deve ser prescrito no primeiro trimestre de gestação e deve ser postergado em uso de anticoncepção de emergência e terapia antirretroviral.

Fonte: Brasil (2017).

Tabela 4 Profilaxia de hepatite B e papilomavírus humano

História vacinal	Vacina	Imunoglobulina
Completa (3 doses) anti-HBs positivo	Não	Não
Completa (3 doses) anti-HBs negativo	Reforço	Não
Incompleta ou desconhecida	Completar vacinação (0, 1 e 6 meses)	Aplicar 0,06 mL/kg na nádega. Dose única

Fonte: Brasil (2017).

Caso a paciente não tenha sido vacinada contra o vírus HPV, a vacina quadrivalente (HPV 6, 11,16 e 18 – Gardasil), disponibilizada pelo Sistema Único de Saúde (SUS), deve ser administrada via intramuscular, na faixa etária de 9 a 45 anos.

- Duas doses (0 e 6 meses): de 9 a 14 anos.
- Três doses (0, 60 dias e 6 meses): de 15 a 45 anos.

Na rede privada já é disponibilizada a vacina Gardasil 9 (HPV 6, 11, 16, 18, 31, 33, 45, 52, 58).

PROFILAXIA DO HIV

Recomenda-se em todos os casos de penetração vaginal e/ou anal sem proteção dentro das primeiras 72 horas após a agressão, e o regime terapêutico deve ser seguido por quatro semanas seguidas.

Caso seja viável a identificação sorológica do agressor e este se revele negativo para HIV, a quimioprofilaxia pode ser interrompida ou nem ser iniciada. No contexto de abuso contínuo, com exposição repetida ao mesmo agressor, a profilaxia não é sugerida, dado que são grandes as chances de que a contaminação já tenha ocorrido. Nessas situações, independentemente da recomendação de profilaxia, a investigação sorológica deve ser conduzida por seis meses, levando em consideração a última ocasião conhecida de exposição.

A quimioprofilaxia antirretroviral deve ser prescrita para 28 dias em todas as situações. Crianças acima de 12 anos podem utilizar o esquema de adultos (Tabela 5).

Lactantes que sofreram violência sexual e estão amamentando necessitam ser informadas sobre os riscos potenciais de transmissão do HIV através do leite materno. Nessas circunstâncias, é aconselhável a suspensão temporária da amamentação. Durante o período de janela imunológica, podem ser realizadas a extração e o descarte do leite. Um exame de acompanhamento (na 12ª semana

Tabela 5 Esquema recomendado para mulheres adultas

Medicação	Posologia
Lamivudina (3TC) 300 mg + tenofovir (TDF)* 300 mg (coformulação)	1 comprimido/dia
Dolutegravir (DTG) 50 mg	1 comprimido/dia
Lamivudina (3TC) 300 mg + tenofovir (TDF)* 300 mg (coformulação)	1 comprimido/dia
Raltegravir (RAL)** 400 mg	1 comprimido, 2 vezes/dia

Profilaxia para HIV em gestantes e puérperas: deve-se iniciar após a 14ª semana e suspender a amamentação.
**O RAL é indicado a partir de 14 semanas de gestação. Em caso de gestação com menos de 14 semanas, recomenda-se o uso de atazanavir/ritonavir.

Fonte: Brasil (2017).

após o início da profilaxia pós-exposição) com resultado negativo para HIV permite a retomada do aleitamento materno.

Diante da possibilidade de infecção, é importante enfatizar a necessidade de utilizar preservativos (masculinos ou femininos) em todas as relações sexuais que ocorrerem após o episódio de violência, por um período de seis meses.

PROFILAXIA DO TÉTANO

Diante de traumas físicos, especialmente se as lesões foram contaminadas com terra durante a agressão, ou no caso de feridas causadas por objetos cobertos por poeira, terra ou ferrugem, é crucial avaliar a necessidade de profilaxia para o tétano, analisando o *status* vacinal da mulher (Tabela 6).

Tabela 6 Profilaxia para tétano

História vacinal	Ferida limpa ou superficial		Outro tipo de ferimento	
	Vacina	IGHAT*	Vacina	IGHAT*
Incerta ou menos de 3 doses	Sim	Não	Sim	Sim
3 doses completas, última há menos de 5 anos	Não	Não	Não	Não
3 doses completas, última entre 5 e 10 anos	Não	Não	Sim	Não
3 doses completas, última há mais de 10 anos	Sim	Não	Sim	Não

* 5.000 unidades de soro antitetânico (SAT) via IM após realização do teste de sensibilidade. Aos alérgicos ao SAT indica-se imunoglobulina humana dose única de 250 unidades.

ACOMPANHAMENTO AMBULATORIAL

Após receber atendimento emergencial, a vítima da agressão sexual deverá ser direcionada para continuar o cuidado em um ambiente ambulatorial com uma equipe multiprofissional.

Ela deve ser direcionada para a primeira consulta ambulatorial entre 7 e 14 dias após o primeiro atendimento. Deve-se reforçar a importância do acompanhamento ambulatorial e da repetição dos exames pela possibilidade de janela imunológica, devendo fazer o acompanhamento por seis meses.

BIBLIOGRAFIA

ACOG Committee Opinion No. 518: intimate partner violence. Obstet Gynecol. 2012;119(2 Pt 1):412-7.

Brasil. Ministério da Saúde. Ministério da Justiça. Secretaria de Políticas para as Mulheres. Atenção humanizada às pessoas em situação de violência sexual com registro de informações e coleta de vestígios: Norma Técnica. Brasília (DF): Ministério da Saúde; 2015.

Brasil. Ministério da Saúde. Secretaria de Atenção à Saúde. Departamento de Ações Programáticas e Estratégicas. Prevenção e tratamento dos agravos resultantes da violência sexual contra mulheres e adolescentes: Norma Técnica. 3. ed. atual. e ampl. Brasília (DF): Ministério da Saúde; 2012.

Brasil. Ministério da Saúde. Secretaria de Atenção à Saúde. Departamento de Vigilância, Prevenção e Controle das Infecções Sexualmente Transmissíveis, do HIV/Aids e das Hepatites Virais. Manual Técnico para o Diagnóstico da Infecção pelo HIV em Adultos e Crianças. Brasília: Ministério da Saúde; 2016.

Brasil. Ministério da Saúde. Secretaria de Vigilância em Saúde. Departamento de Vigilância, Prevenção e Controle das Infecções Sexualmente Transmissíveis, do HIV/Aids e das Hepatites Virais. Protocolo Clínico e Diretrizes Terapêuticas: Profilaxia pós-exposição (PEP) de risco à infecção pelo HIV, IST e hepatites virais. Brasília: Ministério da Saúde; 2017.

Federação Brasileira das Associações de Ginecologia e Obstetrícia (Febrasgo). Diretrizes para o atendimento em violência sexual: o papel da formação médica. Febrasgo Position Statement n. 4. Abril 2021 [citado em 1 out. 2023]. Disponível em: https://www.febrasgo.org.br/images/pec/anticoncepcao/FPS---N4---Abril-2021---portugues.pdf.

Hospitais Universitários Federais (EBSERH). Protocolo: Assistência às mulheres e meninas vítimas de violência sexual (PRT.NPM.025) [Internet]. 2021 [citado em 1 out. 2023].

International Federation of Gynecology and Obstetrics (FIGO). Emergency contraceptive pills. Medical and service delivery guidelines. 3. ed. London: FIGO; 2012.

Prado LDSR. Protocolo de assistência às mulheres vítimas de violência. 2021 [citado em 1 out. 2023]. Disponível em: https://educapes.capes.gov.br/bitstream/capes/703745/2/Protocolo%20de%20violência%20contra%20mulher.pdf.

World Health Organization. Violence against women. Geneva: World Health Organization [citado em 1 out. 2023]. Disponível em: https://www.who.int/health-topics/violence-against-women#tab=tab_1.

13

Dores pélvicas e endometriose

Luzia Ribeiro Nasser Salomão
Homero Gonçalves Júnior
Fernanda Polisseni
Geraldo Sérgio Farinazzo Vitral

DORES PÉLVICAS

A queixa de dores no baixo ventre é muito comum na clínica ginecológica e pode ocorrer tanto na forma de quadros agudos, ocasionalmente muito intensos, quanto como parte de uma doença crônica, com duração superior a seis meses. No primeiro caso, a tendência é de uma resolução rápida, uma vez que geralmente as doenças envolvidas também se manifestam de forma aguda, exigindo do médico agilidade no diagnóstico, que pode não ser fácil, mas é de alguma forma necessário.

DORES PÉLVICAS AGUDAS

Doença inflamatória pélvica

As infecções têm a tendência de se manifestar com sintomas próprios, porém inespecíficos, nos quais febre, dor, queda no estado geral e vômitos podem estar presentes em maior ou menor grau. No caso das doenças inflamatórias pélvicas (DIP), a hipertermia é moderada (37 a 38,5 graus), e a dor tende a ser característica, pois, apesar de ser difusa ao exame pélvico, é bem identificada no exame ginecológico, incluindo a palpação bilateral dos anexos e a tração lateral do colo uterino. Ocorrência de fluxo vaginal abundante, amarelado, fétido e/ou bolhoso é frequente e sugere a ação da gonorreia, que é a causa mais comum dessa infecção em nosso meio, bem como a associação com outros protozoários e bactérias, como a tricomoníase e, principalmente, as vaginoses.

A participação das bactérias anaeróbias, como a *Gardnerella vaginalis*, dos micoplasmas genitais, ureaplasmas e até outros agentes da flora vaginal endógena (peptoestreptococos, estreptococos aeróbicos, *Haemophilus influenzae* etc.), está bem documentada, embora a importância de cada microrganismo seja pouco estudada. Nas infecções vaginais que se espalham para a genitália interna, causando a salpingite bilateral típica das DIP, parece que o progressivo desaparecimento dos lactobacilos vaginais e a consequente perda de defesa local são fatores associados.

As clamídias, juntamente com a gonorreia, constituem a razão mais comum de DIP, mas a infecção polimicrobiana também é igualmente comum, e essa constatação modificou a terapêutica da doença. Há quase um consenso de que dois terços das DIP são causados por infecções de clamídias e gonorreia, enquanto um terço é resultado de infecções subsequentes, principalmente ligadas às vaginoses. Igualmente, acredita-se que a sintomatologia da infecção gonocócica alta seja mais intensa do que a resultante de clamídias e micoplasmas (vaginoses).

A ascensão bilateral desses patógenos à genitália interna ocorre principalmente durante o período menstrual, quando o orifício interno cervical se abre, o muco desaparece e o pH vaginal se torna menos ácido, reduzindo as defesas. Na anamnese, frequentemente se identifica a proximidade das crises com a menstruação, bem como a menção a episódios prévios semelhantes ao atual, já que há uma grande tendência à repetição de crises. O diagnóstico baseia-se no conjunto clínico, na história de fluxo vaginal abundante e/ou infecções sexualmente transmissíveis (IST) e em pelviperitonites anteriores. No hemograma, a leucocitose com desvio à esquerda, aumento da velocidade de hemossedimentação (VHS) e da proteína C reativa demonstram resposta inflamatória, geralmente moderada na maioria dos casos.

O tratamento das DIP baseia-se na administração de antibióticos de amplo espectro que cubram a presença de gonorreia, clamídias e infecções polimicrobianas (Tabela 1). A discussão sobre se deve ou não ser associada a cobertura contra anaeróbios em casos mais brandos perde espaço, principalmente em pacientes mais jovens, pois há a preocupação não apenas em controlar a crise aguda, mas também em preservar a fertilidade dessas mulheres.

Tabela 1 Regimes recomendados para tratamento

Regime	Esquemas
Ambulatorial	1) Ceftriaxona 250 mg, IM, em dose única; associada à doxiciclina oral, 100 mg, 2 vezes/dia, por 10 a 14 dias; com ou sem metronidazol, 500 mg duas vezes/dia por 10 a 14 dias. 2) Cefoxitina 2 g, IM, associada a 1 g de probenecida, VO, e doxiciclina 100 mg 2 vezes/dia por 10 a 14 dias; com ou sem metronidazol VO, 500 mg, 2 vezes/dia, por 10 a 14 dias.
Hospitalar	1) Cefotetano 2 g, IV, a cada 12 h, ou cefoxitina 2 g, IV, a cada 12 h, associada à doxiciclina 100 mg, VO ou IV, a cada 12 h. 2) Clindamicina 900 mg, IV, a cada 8 h, associada à gentamicina, IV ou IM, na dose de ataque de 2 mg/kg de peso a cada 8 h, com dose de manutenção de 1,5 a 2 mg/kg de peso de a cada 8 h. 3) Ampicilina/sulbactam 3 g, IV, a cada 6 h e doxiciclina 100 mg, IV ou VO, a cada 12 h.

Fonte: modificada de Sexually Transmitted Diseases Treatment Guidelines (2010).

Diagnóstico diferencial com outras infecções pélvicas

A diferenciação entre um quadro de DIP e apendicite eventualmente se torna necessária. Febre, dores na(s) fossa(s) ilíaca(s), acompanhadas de náuseas e vômitos são sintomas que ocorrem em ambas as doenças e exigem abordagens diferentes. Na maioria das vezes, a história clínica associada a um exame cuidadoso permite a diferenciação, embora o uso de ecografia pélvica e, mais raramente, de tomografia possa ser necessário. O estado geral do paciente também fornece informações, com manifestações mais graves no caso de apendicite.

As pacientes costumam relatar sintomas digestivos prévios, principalmente anorexia e náuseas, no caso de apendicite, e a febre tende a ser mais elevada e persistente. A dor da apendicite tende a ser característica, começando na região periumbilical e migrando para a fossa ilíaca direita, onde se estabiliza. A sensibilidade à pressão, que indica irritação peritoneal (sinal de Blumberg), é evidente, assim como a dor referida à direita, mesmo quando se aplica pressão do lado oposto (sinal de Rovsing). A ultrassonografia pode mostrar aumento e espessamento do apêndice, ou no caso da DIP, piossalpinges e abscessos tubo-ovarianos nos casos mais graves. Massas uterinas sugerem comprometimento anexial decorrente de DIP, enquanto o aumento e a visualização do apêndice sugerem abscesso periapendicular na apendicite.

ACIDENTES HEMORRÁGICOS

O sangramento pélvico causa irritação peritoneal e dor, que variam em intensidade de acordo com a quantidade de sangramento. Um exemplo extremo dessa situação é a gravidez tubária rompida, que é a segunda causa de mortalidade materna e requer intervenção imediata pelo risco de anemia aguda, choque hipovolêmico e morte iminente. Como mencionado anteriormente, quadros agudos graves, como geralmente é o caso da gravidez tubária, exigem abordagem imediata, e a cirurgia pode corrigir a perda de sangue, com evolução satisfatória na maioria dos casos.

Situações mais difíceis de diagnosticar ocorrem em casos de gravidez ectópica inicial ou sangramentos intraperitoneais menores, que exigem diferenciação, como no caso de cistos hemorrágicos no ovário ou até mesmo sangramento periovulatório em pacientes saudáveis. Isso pode causar ansiedade e preocupação tanto para os pacientes quanto para a equipe médica.

Abordagem e tratamento da gravidez ectópica

O quadro agudo caracterizado pela dor pélvica intensa, distensão abdominal, defesa muscular abdominal e descompressão brusca dolorosa na fossa ilíaca, palidez cutâneo-mucosa e taquicardia não deixa dúvidas quanto à necessidade de correção da volemia; a cirurgia se torna necessária, por via aberta ou laparoscópica, se disponível. A pressão arterial pode ainda estar próxima do normal, mas esse dado pode ser enganoso pelos mecanismos de homeostase cardiocirculatória que precedem o choque hemorrágico. A salpingectomia nem sempre é necessária, uma vez que, ao acessar a trompa ou o anexo afetado (nos raros casos de ectópicas não tubárias), o controle do sangramento é mais fácil, e a salpingostomia pode ser realizada com a retirada dos restos ovulares e a preservação da trompa em pacientes que desejam manter a fertilidade. Quando a trompa contralateral está normal, a salpingectomia é preferida.

Nas situações em que as pacientes queixam-se de dores moderadas, mas que as levam ao médico, o diagnóstico de gravidez sempre deve ser considerado. Na maioria das vezes, a história da paciente é clara, o atraso menstrual foi detectado e a suspeita já existe, o que torna a situação fácil de resolver por meio da dosagem do beta-HCG, que confirma a gestação e justifica as queixas de dores abdominais discretas, que eventualmente podem ser supervalorizadas. Se há sangramento associado à dor, a ameaça de aborto deve ser considerada, e o exame ginecológico e obstétrico geralmente esclarece o quadro pela avaliação do colo do útero. A ultrassonografia é capaz de identificar gestações a partir da quinta semana e pode fornecer informações valiosas. A presença do saco gestacional e do feto no útero afasta o diagnóstico de aborto completo e gestação ectópica; no entanto, a ausência do conteúdo uterino e a presença na trompa confirmam o diagnóstico de gravidez ectópica.

A ruptura tubária ocorre com mais frequência após a sexta semana, e a identificação da gravidez antes disso permite tratamentos conservadores, como o uso de metotrexato e dosagens seriadas da gonadotrofina, para induzir o aborto tubário. Essa conduta é iniciada com laparoscopia ou mesmo avaliação a céu aberto das trompas e é utilizada em condições muito favoráveis, em que o saco gestacional seja pequeno (inferior a 3,5 cm) e os níveis de beta-HCG sejam inferiores a 5.000 mUI/mL. Se houver sinais de ruptura iminente da trompa, a salpingectomia ou a salpingostomia se tornam necessárias.

Outros quadros hemorrágicos

As dores no meio pélvico, ocasionalmente acompanhadas de leve irritação peritoneal e algum grau de defesa, são dignas de comentário por sua frequência, mesmo que não sejam necessariamente graves. A ovulação dolorosa é comum, e na maioria das vezes não é muito valorizada, pois é uma dor efêmera que passa espontaneamente ou é reconhecida como tal e corretamente minimizada. No entanto, alguns ginecologistas podem recordar casos em que a sintomatologia foi mais intensa, e sinais de irritação peritoneal surgiram, ainda que não tão intensos, mas suficientemente claros para causar preocupação.

A identificação da ovulação dolorosa é facilitada pela história menstrual da paciente e pelo cálculo do período ovulatório, que coincide com as dores (e eventual peritonismo resultante). Ao realizar o toque bimanual, a percepção de um dos ovários aumentado e dolorido confirma o diagnóstico. Quando a situação requer uma avaliação mais cuidadosa, a ecografia pélvica pode mostrar dilatação do ovário e aumento do líquido peritoneal no fundo de saco, um sinal inespecífico, mas que passa a ser valorizado nesse caso. A hemorragia grave decorrente da ovulação é rara e geralmente é descrita em situações ainda mais raras, como hipofibrinogenemia congênita e doença de von Willebrand. Pacientes que estão em uso de anticoagulantes ou passaram por estimulação ovulatória apresentam um risco maior, mas geralmente estão sendo monitoradas previamente.

As rupturas de cistos ovarianos e hemorragias são mais frequentemente relatadas, embora dados epidemiológicos específicos sobre isso sejam raros. A ruptura de cistos hemorrágicos e de corpos lúteos, geralmente chamados de corpo lúteo hemorrágico, cursa com dores que começam como cólicas leves, muitas vezes relacionadas a exercícios físicos ou coito, seguidas de uma piora súbita e sensação de fraqueza ou síncope, que marca o momento da ruptura. Náuseas, vômitos e dor pélvica podem acompanhar a síndrome, e a gravidade e duração dos sintomas dependem da extensão e da persistência da perda sanguínea intrapélvica. A abordagem terapêutica depende das manifestações clínicas e tende a ser conservadora. Para confirmar o diagnóstico, o exame clínico é o mais importante, após excluir a possibilidade de gravidez e suas complicações, conforme mencionado anteriormente. No exame ginecológico, dores e defesa na fossa ilíaca, principalmente à direita, e aumento do anexo afetado ao toque são comuns. As dores podem dificultar o exame, mas ele deve ser realizado. A compressão dolorosa do fundo de saco, mais no lado afetado (anexo congesto, "empastado"), e o eventual acúmulo de líquido (sangue) sugerem o acidente hemorrágico. A clínica pode assemelhar-se à da gravidez tubária, mas essa possibilidade é afastada pela dosagem do beta-HCG, pelo relato da paciente e pelo exame ultrassonográfico. Este último é fundamental para identificar o cisto de paredes finas e regulares, com 3 a 4 cm de tamanho e ecos internos que mostram conteúdo hemático e coágulos, em um padrão reticular característico (debris finos e coágulos retraídos, sinal do anel de fogo no Doppler).

O acompanhamento da paciente por meio da monitoração dos sinais vitais e da diurese, observação clínica cuidadosa e exame de sangue (hemograma), além da repetição da ecografia pélvica, pode evitar a intervenção cirúrgica. Hidratação intravenosa, analgésicos e antieméticos são frequentemente utilizados durante o período de observação, e o uso de ácido tranexâmico é sugerido, com bons resultados. Transfusões sanguíneas raramente são necessárias, mas se houver piora clínica, a cirurgia, preferencialmente laparoscópica, pode ser indicada.

Rupturas de outros tipos de cistos e de neoplasias ovarianas com hemorragia e irritação peritoneal também podem ocorrer. Os teratomas ovarianos podem ser uma causa de acidentes hemorrágicos, embora mais frequentemente causem torção do pedículo (e subsequente necrose) do que ruptura isolada. Os endometriomas podem causar hemoperitônio em casos graves de endometriose.

As torções dos pedículos anexiais merecem atenção especial, pois ocorrem principalmente em jovens e adolescentes, com ou sem cistos ou tumores nos anexos. Neoplasias malignas nessa faixa etária são raras, mas teratomas e cistos são mais comuns e aumentam o risco de torção, especialmente à direita, já que o anexo esquerdo é protegido pelo cólon sigmoide.

A clínica das torções tende a seguir os mesmos padrões dos demais quadros agudos pélvicos, com dores súbitas, localizadas e intensas, acompanhadas de distensão abdominal, náuseas e vômitos. Geralmente, não há sinais de perda sanguínea grave, embora relatos de síncope não sejam incomuns. O diagnóstico diferencial com a gravidez ectópica não pode ser descartado, pois a maioria das torções ocorre em pacientes em idade fértil, com 30% delas ocorrendo em menores de 20 anos. O diagnóstico de suspeita é baseado na história, que pode fornecer informações sobre cistos ou massas anexiais anteriores, em mulheres com ciclos menstruais regulares e sem outros comemorativos. A ultrassonografia com Doppler ajuda na avaliação diagnóstica e pode mostrar um aumento considerável do anexo, com uma massa cística central que empurra os folículos para a periferia, além de conteúdo heterogêneo enrolado conhecido como *whirlpool sign* ou sinal do redemoinho. Suspeitando-se de torção, a exploração cirúrgica imediata, preferencialmente por laparoscopia, é recomendada, pois a demora no tratamento piora o prognóstico e dificulta a realização da cirurgia devido pelo aumento progressivo da congestão e, eventualmente, da necrose dos tecidos.

O tratamento tende a ser conservador e pode envolver a distorção do infundíbulo pélvico com preservação do ovário, o que tem se mostrado seguro, principalmente se realizado dentro de 24 a 72 horas após a torção. Há boa preservação da reserva ovariana e da fertilidade. Os cuidados recomendados anteriormente, que incluíam a exérese do anexo afetado sem destorção, foram superados por estudos, principalmente coortes de mulheres submetidas a tratamentos conservadores. O Colégio Americano de Obstetras e Ginecologistas (American College of Obstetricians and Gynecologists – ACOG) e outras sociedades publicaram diretrizes sobre os cuidados recomendados e enfatizaram que o aspecto macroscópico do ovário (aumentado, congestionado, vermelho ou arroxeado) não significa necessariamente a necrose do órgão e não justifica sua remoção, exceto em situações extremas. Se houver um cisto associado, a cistectomia pode ser realizada, bem como a eventual remoção de teratomas. O cuidado com a tuba uterina homolateral é análogo, embora o sofrimento tubário pela isquemia possa exigir a retirada. Em mulheres na pós-menopausa, as torções tendem a levar à anexectomia, principalmente se houver tumores, pelo risco de malignidade.

A Tabela 2 sintetiza as principais características das dores pélvicas agudas (etiopatogenia, apresentação clínica, gravidade, diagnóstico e conduta).

Tabela 2 Dores pélvicas agudas (características)

Patologia	Etiopatogenia	Clínica e gravidade (g)	Diagnóstico	Conduta
DIP	Infecciosa	Aguda/subaguda	Antecedentes	Antibioticoterapia de largo espectro
		Bilateral	Exame ginecológico (toque vaginal)	
			Quadro hemático	
		G: moderada		
		Dor característica	Cortejo clínico	
Apendicite	Infecciosa	Abdome agudo	Blumberg/Rosving	Cirurgia
			Quadro hemático	
		G: severa	US/TC	Cirurgia
Gravidez ectópica	Hemorrágica	Abdome agudo	Sinais e sintomas	(Procedimentos conservadores)
		Anemia severa	História menstrual	
			Beta-HCG	
		G: severa	US	
		Dor súbita, síncope		Conservadora
Rotura de cistos e tumores	Hemorrágica (peritonite irritativa)	Abdome agudo de instalação progressiva	Sinais e sintomas	Observação "armada"
			Ultrassonografia	Ac. tranexâmico
		G: moderada	Laparoscopia diagnóstica	
			Sinais e sintomas	
Sangramento periovulatório	Distúrbio funcional ("hemorrágico")	"Dor do meio"	História menstrual	Clínico: sintomático
		Intensidade eventual	Exame ginecológico	
			US	
		G: mínima		
Aborto, ameaça de aborto	Hemorrágica	Dores em cólicas	História menstrual	Conservador, se possível
	(Potencialmente infecciosa)	Sangramento vaginal	Beta-HCG	Monitoramento
		Eliminação de restos ovulares	Exame gineco/obstétrico	
			US	
		G: moderada a severa		Cirúrgico
Torções de pedículo	Isquêmica	Cólicas suaves	Exame clínico	Conservador
	(Potencialmente infecciosa)	Dor súbita	US/TC	(destorção)
		G: moderada	Laparoscopia	

DORES PÉLVICAS CRÔNICAS

As dores pélvicas crônicas (DPC), persistentes ou recorrentes por mais de seis meses, constituem um capítulo especial na doença ginecológica por suas implicações na vida das pacientes e dificuldades de diagnóstico e tratamento que apresentam. A principal e mais significativa causa de dor crônica em mulheres é a endometriose (Figura 1), que será discutida em detalhes na próxima seção em virtude de sua relevância e complexidade. No entanto, as doenças mencionadas anteriormente, que podem causar quadros agudos, têm o potencial de se tornar crônicas ou deixar sequelas, continuando a ser fontes de dor. Além disso, outras condições ginecológicas e extragenitais podem se somar à dor pélvica crônica, tornando o quadro ainda mais complexo.

As algias crônicas em qualquer parte do corpo envolvem uma subjetividade que deve ser considerada. As sensações de ameaça, perda e redução da autoestima são bem conhecidas e apresentam semelhanças, mesmo que as dores sejam diferentes, como ocorre em casos de artrite reumatoide, doença inflamatória intestinal, fibromialgia e outras condições. A complexidade na transmissão dos estímulos ao sistema nervoso central desempenha um papel importante nesse contexto. Em alguns casos, mesmo após o tratamento bem-sucedido da doença subjacente, as sensações de desconforto e sofrimento podem persistir pelo processo prolongado de "aprendizado da dor".

Os profissionais que lidam com essas mulheres têm a responsabilidade de diagnosticar o que for possível, tratar a doença ou disfunção mais relevante e esclarecer sobre a possível contribuição de múltiplos sistemas para a dor. Desmistificar a dor ajuda a evitar amplificações e pensamentos catastróficos. A segurança demonstrada pelo profissional é transferida para a paciente, e a

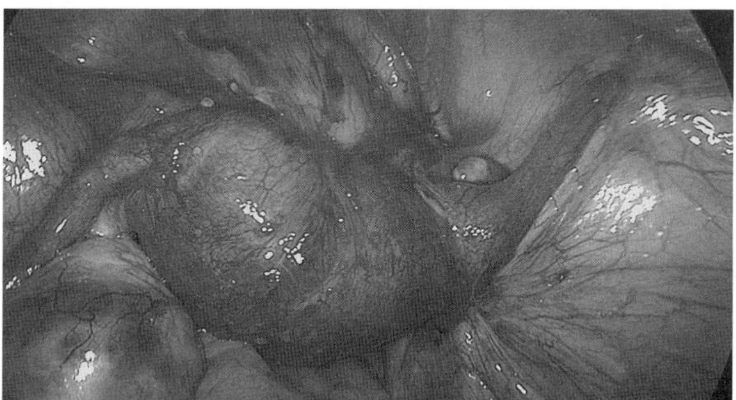

Figura 1 Aderências pélvicas extensas por endometriose.
Fonte: arquivo pessoal dos autores.

confiança mútua é fundamental. Tranquilizar as pacientes sobre a inexistência de câncer, esterilidade futura ou outras limitações é terapêutico, independentemente de um diagnóstico etiológico completo e confirmado.

Existem tentativas de classificar a dor pélvica crônica em subgrupos de acordo com os sistemas envolvidos. O projeto Translational Research in Pelvic Pain (TRIPP) propõe a divisão das mulheres com DPC em quatro grupos:

1. Dores relacionadas especificamente à endometriose.
2. Cistites intersticiais/dores urinárias.
3. Comorbidades associadas à endometriose.
4. Dor pélvica isolada.

É dada maior importância aos dois primeiros grupos, o que destaca a relevância da endometriose como causa primária ou associada à dor pélvica. Além disso, a dispareunia e as alterações intestinais são consideradas causas e efeitos da dor pélvica crônica.

Doenças do aparelho digestivo frequentemente apresentam sintomas no baixo ventre, muitas vezes compartilhados com condições ginecológicas. A síndrome do intestino irritável e a doença inflamatória intestinal são exemplos dessas condições que podem causar dor abdominal, alterações no hábito intestinal e distúrbios na defecação, e são mais comuns em mulheres. A ansiedade relacionada a problemas ginecológicos, como endometriose, infertilidade e dispareunia, parece predispor a essas doenças intestinais, e vice-versa. Estudos epidemiológicos mostram uma maior frequência de dores abdominais, constipação, distensão e flatulência em mulheres.

Infecções do trato urinário, cistites primárias ou pós-coito, síndrome da bexiga dolorosa e lesões no sistema osteo-músculo-ligamentar também podem contribuir para a dor pélvica crônica. O acompanhamento cuidadoso e detalhado das pacientes permite identificar a predominância de cada fator, facilitando o tratamento e destacando a importância da relação médico-paciente.

Além disso, algumas questões específicas podem ajudar na identificação das causas das dores:

- A dor é contínua ou ocorre em crises?
- Ela tem uma periodicidade?
- A dor irradia para outras áreas?
- Há alterações no funcionamento intestinal?
- A dor alivia com a defecação?
- Há sintomas urinários associados?
- Há febre durante as crises?
- Existe dispareunia?
- A dor persiste ou melhora com o repouso?

Cada paciente pode apresentar uma combinação única de fatores que contribuem para sua dor pélvica crônica, e o diagnóstico e tratamento devem ser individualizados. Em muitos casos, o acompanhamento regular, a observação clínica e as explicações sobre exames complementares podem levar à melhora das queixas das pacientes. Equipes multidisciplinares também desempenham um papel importante no tratamento dessas condições complexas.

O tratamento da dor pélvica crônica pode ser desafiador, mas superar esses desafios é gratificante tanto para os profissionais de saúde quanto para as pacientes.

ENDOMETRIOSE

Introdução

A endometriose é uma doença inflamatória benigna, dependente de estrogênio, que afeta mulheres nos estágios hormonais pré-menarca, reprodutivo e pós-menopausa. Ela é definida como a presença de glândulas endometriais fora da cavidade uterina. Geralmente, essas lesões estão localizadas na pelve, mas podem ocorrer em diferentes locais. Apesar de ser considerada um processo benigno, o tecido endometrial ectópico e a subsequente inflamação podem causar sintomas que variam desde leves até incapacitantes. Embora os dados epidemiológicos sobre a doença sejam difíceis de caracterizar pela variação entre os autores, principalmente em relação ao diagnóstico, acredita-se que a prevalência da doença esteja entre 5 e 10% da população feminina em idade reprodutiva.

Diagnóstico

Embora o diagnóstico definitivo exija a confirmação histológica por meio de biópsia de tecido, geralmente obtida durante a laparoscopia (conforme ilustrado na Figura 2), o diagnóstico presuntivo tem ganhado popularidade. O

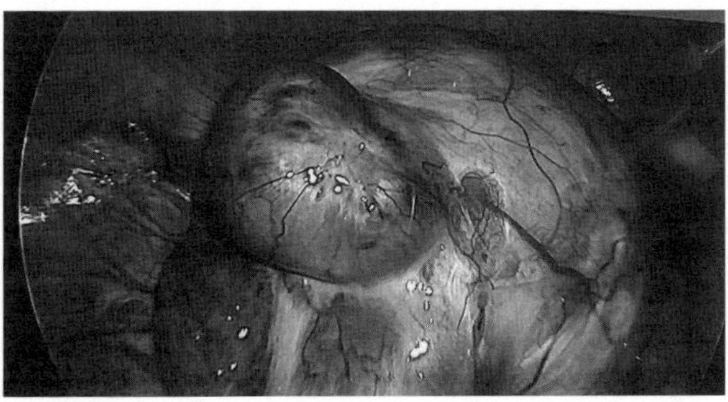

Figura 2 Endometrioma ovariano à laparoscopia.
Fonte: arquivo pessoal dos autores.

diagnóstico presuntivo baseia-se em sintomas, sinais e achados de imagem. Essa abordagem requer médicos com significativa experiência em exames físicos e de imagem de pacientes com endometriose.

Anamnese

Por meio de uma anamnese detalhada e direcionada, identificam-se inicialmente os sintomas sugestivos de endometriose. Os sintomas comuns de apresentação da doença incluem dor pélvica crônica, dismenorreia grave, dispareunia, sangramento menstrual intenso e infertilidade. A dor pélvica geralmente é descrita como incômoda, latejante, aguda e/ou ardente. Esses sintomas podem ocorrer isoladamente ou em combinação (Tabela 3).

Também é possível observar disfunção intestinal e urinária (p. ex., dor, urgência, frequência), dor lombar e fadiga crônica.

Vale lembrar que algumas pessoas com endometriose podem ser assintomáticas. Muitas vezes, esses indivíduos são diagnosticados durante cirurgias realizadas por outras razões.

Exame físico

Os achados do exame físico em pessoas com endometriose podem variar, dependendo da localização e do tamanho dos implantes.

Achados sugestivos

Os achados sugestivos incluem sensibilidade focal no exame vaginal, nódulos no fórnice posterior ou no septo retovaginal (avaliados por toque retal), massas anexiais e imobilidade ou deslocamento lateral do colo do útero ou do útero. Raramente, uma lesão de endometriose pode ser visualizada no colo do útero ou na mucosa vaginal.

Falta de achados

Embora os achados do exame físico sejam úteis, é importante notar que o exame também pode não apresentar anormalidades. A ausência de achados não exclui a possibilidade de doença.

Laboratório

Não existem resultados laboratoriais específicos para o diagnóstico da endometriose. A concentração de CA-125 pode estar elevada em pessoas com endometriose, mas esse marcador não é rotineiramente solicitado em avaliações ou tratamentos de endometriose porque outras condições, como o carcinoma ovariano, também podem elevar os níveis séricos de CA-125.

Tabela 3 Sintomas de endometriose

Dispareunia de profundidade	Sugere lesões profundas nos ligamentos uterossacros e cardinais, bolsa de Douglas, fórnice vaginal posterior e parede retal anterior.
Dispareunia de introito	Sugere lesões do hímen, períneo e cicatrizes de episiotomia. Pode também ser resultado do quadro de desconforto repetitivo em relações prévias, causando distúrbios na lubrificação vaginal.
Polaciúria, urgência e/ou micção dolorosa	A endometriose da bexiga geralmente se apresenta com sintomas urinários inespecíficos de frequência, urgência e disúria. Os sintomas podem piorar com a menstruação. A endometriose ureteral pode ser assintomática ou associada à dor em cólica no flanco ou hematúria macroscópica.
Diarreia, constipação e/ou cólicas abdominais	Mulheres com endometriose intestinal podem apresentar diarreia, constipação, disquezia e cólicas intestinais. Pacientes com implantes de endometriose profundamente infiltrados no fundo de saco posterior e septo retovaginal geralmente apresentam dispareunia e disquezia. A hematoquezia pode ocorrer, mas é rara.
Dor na parede abdominal	Pacientes com endometriose da parede abdominal geralmente apresentam uma massa dolorosa na parede abdominal. Pode ocorrer dor cíclica ou contínua, além de sangramento. Sangramento cíclico também foi relatado com endometriose vulvar.
Dor torácica, hemoptise e/ou pneumotórax	Indivíduos com endometriose torácica podem apresentar dor torácica, pneumotórax ou hemotórax, hemoptise ou dor escapular ou cervical. Os sintomas geralmente ocorrem no período menstrual.
Dores e sensação de peso em região perineal	As dores perineais, sensação de peso e desconforto em posição ortostática e permanência da paciente assentada por longos períodos são atribuídas a espasmos da musculatura pélvica e perineal, por estímulos indiretos e persistentes aos nervos pélvicos, que se assemelham à neuralgia do pudendo.

Imagem

Embora não substituam o diagnóstico histológico, achados típicos de imagem tornam o diagnóstico altamente provável. Além disso, podem auxiliar no planejamento cirúrgico.

Modalidades

A ultrassonografia transvaginal com preparo intestinal é geralmente preferida, pois é mais facilmente acessível e possui menor custo em comparação com a ressonância magnética, embora ambas tenham sensibilidades e especificidades semelhantes, especialmente para a endometriose retovaginal. No entanto, a precisão da ultrassonografia depende, em parte, da habilidade do profissional que a realiza.

Achados de imagem

- **Endometriose pélvica**: achados de imagem sugestivos de endometriose pélvica incluem cistos ovarianos, conhecidos como endometriomas, nódulos no septo retovaginal e nódulos na bexiga. A ultrassonografia transvaginal é a preferência para detectar lesões de endometriose profundamente infiltradas no reto ou septo retovaginal. Os endometriomas geralmente são facilmente identificáveis na ultrassonografia, mas também podem ser visualizados por meio da ressonância magnética.
- **Endometriose da parede abdominal:** a endometriose da parede abdominal é identificada como uma massa hipoecoica, vascular e sólida na ultrassonografia, embora alterações císticas possam estar presentes. As margens costumam ser irregulares, frequentemente espiculadas, e podem parecer infiltradas nos tecidos adjacentes.

Tratamento

O Practice Committee da American Society for Reproductive Medicine afirma que "a endometriose deve ser vista como uma doença crônica que requer um plano de tratamento com o objetivo de aumentar o uso de tratamento clínico e reduzir procedimentos cirúrgicos repetidos". As decisões de tratamento são individualizadas e levam em consideração a apresentação clínica (como dor, infertilidade, presença de tumoração), a gravidade dos sintomas, a extensão e localização da doença, os desejos reprodutivos, a idade da paciente, os efeitos colaterais da medicação, as taxas de complicações cirúrgicas e os custos. Terapias para a dor pélvica relacionada à endometriose incluem analgésicos, tratamentos hormonais e intervenção cirúrgica, e frequentemente é adotada uma abordagem combinada.

A intervenção cirúrgica proporciona um diagnóstico histológico, permite a avaliação de cistos ou massas pélvicas com características de malignidade e reduz a dor ao remover os implantes endometrióticos.

Deve-se considerar a cirurgia nos seguintes casos:

- Dor persistente apesar do tratamento conservador.
- Contraindicações ou recusa de tratamento clínico.
- Necessidade de um diagnóstico tecidual de endometriose.
- Exclusão de malignidade em uma massa anexial.
- Obstrução do intestino ou do trato urinário.
- Endometrioma maior que 6 cm.
- Endometriose do apêndice.

Deve-se evitar a cirurgia nos seguintes casos:

- Mulheres com dor pélvica avaliada de forma incompleta.
- Mulheres com dor pélvica persistente após cirurgias repetidas.
- Mulheres próximas da menopausa, a menos que haja suspeita de malignidade.

Os sintomas da endometriose geralmente desaparecem com a menopausa. A indicação de cirurgia nessas mulheres depende da avaliação individual de cada paciente, levando em consideração sua qualidade de vida em relação aos benefícios de evitar a cirurgia.

Tratamento clínico eficaz

O tratamento clínico é eficaz no controle da dor pélvica e deve ser a escolha preferencial na ausência de indicações absolutas para cirurgia. Os principais objetivos do tratamento clínico são aliviar os sintomas dolorosos e melhorar a qualidade de vida. Não se espera uma redução das lesões nem uma cura da doença; em vez disso, o foco é controlar o quadro clínico.

O uso contínuo de progestogênios bloqueia a ovulação e demonstrou eficácia no tratamento da dor pélvica associada à endometriose. Algumas medicações orais adequadas para uso contínuo incluem acetato de noretindrona, desogestrel e dienogeste. Outras opções incluem o acetato de medroxiprogesterona de depósito, que deve ser administrado a cada três meses por via intramuscular, e anticoncepcionais de longa duração, como o dispositivo intrauterino liberador de levonorgestrel e o implante de etonogestrel. No entanto, é importante observar que os progestogênios podem causar efeitos colaterais como ganho de peso, alterações de humor e perda de massa óssea, principalmente o acetato de medroxiprogesterona de depósito. Além disso, o uso de pílulas combinadas de estrogênios e progestogênios é frequentemente recomendado como tratamento de primeira linha por várias diretrizes médicas. O mecanismo de ação é semelhante ao dos progestogênios.

Não existe uma combinação específica que tenha se mostrado superior no tratamento clínico da endometriose, e ainda não há consenso quanto à administração contínua ou cíclica, nem quanto à forma de apresentação (oral, injetável, adesiva ou anel vaginal). Existem também medicamentos adjuvantes para o controle da dor, como o danazol, análogos do hormônio liberador de gonadotrofinas (GnRH) e inibidores da aromatase, embora não sejam amplamente utilizados na prática clínica por seus potenciais efeitos colaterais.

Os anti-inflamatórios não hormonais são frequentemente utilizados para o alívio temporário da dor nas pacientes com endometriose, mas não existem evidências científicas específicas para seu uso terapêutico. Terapias complementares, como acupuntura, fisioterapia do assoalho pélvico, psicoterapia e analgésicos como gabapentina e amitriptilina, entre outros, podem ser recomendadas no acompanhamento de pacientes com endometriose sintomática. Além disso, orientações dietéticas visando à restrição de mediadores pró-inflamatórios também podem auxiliar no controle da dor pélvica como parte de uma abordagem multidisciplinar. É fundamental avaliar outras causas de dor em mulheres com diagnóstico de endometriose que não responderam ao tratamento clínico.

Tratamento cirúrgico

Cirurgia conservadora *versus* definitiva

A cirurgia conservadora envolve a excisão ou ablação de lesões endometrióticas com o objetivo de preservar o útero e o máximo possível de tecido ovariano (Figura 3). É a primeira opção para a maioria das mulheres que buscam tratamento cirúrgico para a endometriose, uma vez que preserva a fertilidade e a produção hormonal. Além disso, é menos invasiva e tem menor morbidade em comparação com a cirurgia definitiva, com eficácia documentada a curto prazo. Em geral, a excisão é preferível à ablação.

Uma desvantagem da cirurgia conservadora é que a taxa de sintomas recorrentes é maior em comparação com a cirurgia definitiva (que pode incluir histerectomia com ou sem ooforectomia), principalmente em indivíduos mais jovens. A taxa de reoperação parece aumentar com o tempo para a cirurgia conservadora, enquanto permanece relativamente estável para a cirurgia definitiva.

As principais desvantagens da cirurgia definitiva incluem riscos cirúrgicos, perda de fertilidade e sintomas da menopausa cirúrgica.

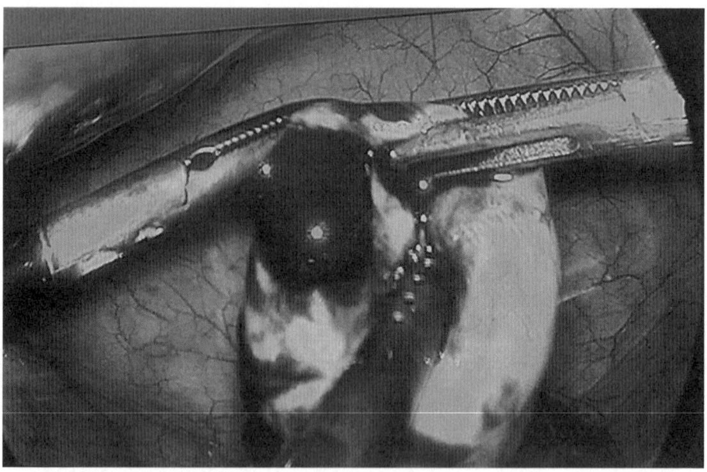

Figura 3 Endometrioma roto no ato cirúrgico (laparoscopia).
Fonte: arquivo pessoal dos autores.

Papel da ooforectomia

Mulheres que podem se beneficiar da ooforectomia incluem aquelas com doença anexial extensa e aquelas para as quais os riscos de reoperação superam os riscos de menopausa prematura. A ooforectomia provavelmente aumenta a eficácia da cirurgia definitiva, mas também está associada a problemas de qualidade de vida e potenciais efeitos adversos à saúde da menopausa prematura. Não há dados que estabeleçam um limite de idade para a ooforectomia. Em nossa prática, aconselhamos todas as mulheres submetidas à cirurgia definitiva sobre os riscos e benefícios da ooforectomia e desencorajamos a ooforectomia em mulheres com menos de 50 anos, a menos que haja doença ovariana extensa.

Laparoscopia *versus* laparotomia

A cirurgia laparoscópica é geralmente preferida à laparotomia pela melhor visualização cirúrgica, menor dor, tempo de internação reduzido, recuperação mais rápida e melhor resultado estético. A laparoscopia é realizada na grande maioria dos procedimentos para tratamento da endometriose, independentemente da gravidade da doença. A escolha da abordagem cirúrgica para histerectomia é feita com base nos mesmos fatores utilizados para outras indicações ginecológicas.

Há uma hipótese de que, em pacientes com lesões em locais anatômicos complexos (p. ex., lesões retrocervicais), uma abordagem assistida por robô pode proporcionar melhor articulação do instrumento em comparação com a laparoscopia convencional, mas não há dados disponíveis para comprovação. A laparotomia pode ser necessária em casos de aderências extensas ou endometriose invasiva localizada próxima a estruturas como artérias uterinas, ureteres, bexiga e intestino.

Avaliação pré-operatória

A avaliação pré-operatória inclui estudos relevantes para os sintomas da paciente (p. ex., ultrassonografia pélvica para dor pélvica), além da avaliação de rotina para cirurgia ginecológica. Achados pré-operatórios sugestivos de endometriose profunda ou doença extrapélvica podem auxiliar no planejamento cirúrgico. A ressecção completa requer habilidades cirúrgicas apropriadas, muitas vezes envolvendo uma equipe cirúrgica multidisciplinar.

Consentimento informado e aconselhamento pré-operatório

A discussão do consentimento informado pré-operatório inclui uma revisão dos riscos e benefícios do procedimento planejado em comparação com os riscos e benefícios das alternativas de tratamento. Os pacientes são informados de que há uma alta taxa de sucesso em curto prazo, mas o risco de recorrência dos sintomas aumenta com o tempo, principalmente para mulheres submetidas à cirurgia conservadora. Discutimos o uso prolongado (mais de seis meses) de tratamento hormonal pós-operatório na abordagem cirúrgica conservadora.

Terapia supressiva pré-operatória

Não há evidências de que a intervenção hormonal pré-operatória diminua a extensão da dissecção cirúrgica necessária para remover os implantes, prolongue a duração do alívio da dor, aumente as taxas de gravidez futura ou diminua as taxas de recorrência.

Profilaxia antitrombótica

O uso de profilaxia mecânica ou farmacológica depende do procedimento e dos fatores de risco da paciente.

Profilaxia antibiótica

A profilaxia antibiótica geralmente não é indicada, a menos que seja provável uma cirurgia vaginal ou intestinal.

Preparo intestinal

Sugerem-se antibióticos profiláticos se houver suspeita de doença intestinal adesiva pelo risco aumentado de lesão intestinal. Não há evidências de que antibióticos orais ou preparo intestinal mecânico diminuam ainda mais o risco de infecção além do fornecido por antibióticos parenterais.

Terapia médica pós-operatória

Terapia supressiva

A American Society for Reproductive Medicine e a European Society of Human Reproduction and Embryology aconselham a terapia médica supressiva pós-operatória para a maioria das mulheres tratadas cirurgicamente para endometriose. A supressão médica de longo prazo, definida como pelo menos 6 a 24 meses de duração, pode reduzir a recorrência da dismenorreia e, assim, evitar a necessidade de múltiplas cirurgias. Como já discutido, o tratamento cirúrgico conservador geralmente não elimina todas as doenças ou proporciona alívio da dor ao longo da vida. As taxas de reoperação aumentam com o tempo. No entanto, múltiplos procedimentos cirúrgicos são indesejáveis porque a cirurgia tem riscos inerentes, pode aumentar a formação de aderências que podem causar dor pélvica e pode diminuir a reserva ovariana.

A melhor evidência para a eficácia da supressão pós-operatória foi derivada de duas revisões sistemáticas: a primeira com o uso de dispositivo intrauterino liberador de levonorgestrel para endometriose sintomática após cirurgia e a segunda com o uso pós-operatório de pílulas anticoncepcionais orais para prevenção de recaída anatômica ou recorrência de sintomas após tratamento cirúrgico conservador para endometriose. Além disso, um estudo relatou que o uso pós-operatório da nafarelina, um análogo do GnRH, atrasou significativamente o retorno dos sintomas relacionados à endometriose em comparação com o placebo. Em razão das limitações dos estudos e dos riscos relativamente baixos da terapia supressiva, as sociedades especializadas defendem o uso da terapia supressiva pós-operatória até que dados melhores estejam disponíveis.

As opções de terapia médica pós-operatória são as mesmas da terapia médica inicial. Normalmente, os tratamentos de primeira linha são contraceptivos de estrogênio-progestina ou apenas progestina oral, ambos bem tolerados, de baixo risco e custo-efetivos. Outra opção é o dispositivo intrauterino (DIU) de levonorgestrel. Se essas opções não forem eficazes, os pacientes podem ser tratados com outros agentes hormonais (p. ex., agonistas de GnRH), embora estejam associados a mais efeitos adversos. O uso pós-operatório de longo prazo (6 meses) de agonista de GnRH parece ser mais eficaz do que três meses de tratamento para diminuir o risco de recorrência de endometriose. Para mulheres com dor refratária ou resposta inadequada, o tratamento com inibidores da aromatase é outra opção.

Terapia hormonal para os sintomas da menopausa

Após a ooforectomia bilateral, o tratamento hormonal pode ser necessário para tratar os sintomas relacionados à menopausa cirúrgica, como ondas de calor, suores noturnos e distúrbios do sono. Não há fortes evidências de que a terapia hormonal deva ser evitada nessas mulheres. Não há evidências baseadas em resultados de estudos para apoiar a adição de uma progestina para prevenir a transformação maligna nas lesões residuais de endometriose. Os riscos e benefícios relativos da terapia hormonal podem depender do tamanho dos implantes endometrióticos. Em um estudo, mulheres com doença peritoneal > 3 cm no momento da ressecção cirúrgica tiveram um risco aumentado de recorrência dos sintomas quando tratadas com terapia de estrogênio em comparação com mulheres cuja doença era inferior a 3 cm (9 *vs.* 1%, respectivamente). No entanto, para mulheres com endometriose residual significativa que apresentam sintomas moderados ou graves de privação hormonal ou têm menos de 45 anos de idade, o benefício da terapia hormonal pode superar os riscos. A terapia hormonal para sintomas vasomotores pode ser iniciada imediatamente após a cirurgia. As mulheres que se submeteram à histerectomia podem ser tratadas apenas com estrogênio; não há vantagem em adicionar progesterona. Mulheres com sintomas incômodos da menopausa que não foram submetidas à histerectomia podem usar terapia hormonal combinada com estrogênio em baixa dose (equivalente a 0,625 mg de estrogênio equino conjugado por dia); uma progestina pode ser usada para proteção endometrial, embora o risco de câncer de mama atribuído à progestina possa ser maior do que o risco de câncer endometrial pela falta de uso de progestina. Se for utilizada uma progestina, preferimos a progesterona micronizada por oferecer um menor risco de câncer de mama.

ENDOMETRIOSE E INFERTILIDADE

Atualmente, sabe-se que em torno de 10% das mulheres em idade reprodutiva sofrem de endometriose. Destas, de 30 a 50% apresentam infertilidade. Apesar de essa associação clínica ser bem reconhecida, os mecanismos envolvidos permanecem pouco claros e são considerados multifatoriais.

Na paciente infértil, o diagnóstico precoce é crucial, uma vez que as alterações causadas pela doença podem ser ainda mais deletérias quando agravadas pelo efeito da idade na reserva ovariana.

Como a endometriose afeta a infertilidade?

1. **O papel da dor:** para que a concepção natural ocorra, a viabilidade do intercurso sexual é um pré-requisito básico frequentemente negligenciado, apesar de ser um mecanismo relevante envolvido na infertilidade associada à endometriose. A dispareunia, principalmente profunda, pode levar a paciente a evitar as relações sexuais, reduzindo sua frequência. Sabe-se que a endometriose está associada a um risco 9 vezes maior de dispareunia profunda, por suas formas infiltrativas, que afetam o fórnix vaginal, fundo de saco de Douglas, ligamentos uterossacros e reto. A dor pélvica crônica também pode influenciar a atividade sexual, reduzindo a libido, os orgasmos e a penetração vaginal completa.
2. **Fatores mecânicos:** as aderências pélvicas e distorções anatômicas afetam potencialmente o processo de concepção na endometriose. Inflamação, fibrose, aderências e sequelas cirúrgicas correspondem aos principais processos fisiopatológicos envolvidos. As distorções anatômicas e os fatores mecânicos podem comprometer a liberação do óvulo pelo ovário, a captação e o transporte do óvulo pela tuba, além de dificultarem ou até impossibilitarem o encontro dos óvulos com os espermatozoides.
3. **Impacto na reserva ovariana:** o ovário representa a localização mais frequente da endometriose. Até o presente momento, o mecanismo fisiopatológico envolvido na diminuição da reserva ovariana na endometriose não está claro. Entretanto, há uma crescente evidência molecular, histológica e morfológica de que os endometriomas têm efeito deletério na função ovariana. Se este efeito se deve a um fator mecânico (pela ocupação de espaço nos ovários e pressão sobre o córtex) ou a um efeito tóxico direto, não se sabe ao certo. Sabe-se,

por exemplo, que o fluido do cisto endometriótico é capaz de induzir estresse oxidativo nas células viáveis e causar danos ao tecido saudável adjacente pela presença de enzimas proteolíticas e moléculas inflamatórias e aderenciais nesse fluido. Dessa forma, o contato do líquido tóxico do endometrioma com o tecido ovariano saudável adjacente pode levar a estresse oxidativo, fibrose, perda de estroma cortical, comprometimento da vascularização e redução da maturação folicular com maior atresia precoce dos folículos. A excessiva ativação de folículos primordiais foi proposta como mecanismo de *burnout* da reserva folicular na endometriose ovariana. Essa ativação é um processo irreversível e resulta na depleção do estoque de óvulos. Em duas recentes metanálises, observou-se que tanto o hormônio antimulleriano (AMH) sérico quanto a contagem de folículos antrais, marcadores de reserva ovariana, estavam reduzidos em pacientes com endometriomas não operados em comparação com pacientes portadoras de outros cistos benignos.

4. **Comprometimento da ovulação:** os dados relacionados à ovulação espontânea nessas mulheres são controversos, mas os níveis de prolactina são significativamente mais elevados, o que poderia inibir a ovulação. Padrões alterados na secreção de estrogênio e progesterona também parecem estar envolvidos.
5. **Impacto na qualidade dos óvulos, transporte do embrião, motilidade e função espermática, interação oócito-esperma:** o possível efeito da endometriose ovariana na qualidade oocitária continua sendo debatido e ainda não está claro. Também os dados a respeito da qualidade dos embriões obtidos por reprodução assistida permanecem controversos, mas os estudos mais recentes indicam não haver impacto da endometriose nas taxas de clivagem, de formação de embriões e de embriões de alta qualidade na fertilização *in vitro* (FIV). O transporte dos gametas parece ser afetado pelo microambiente inflamatório, distorções anatômicas e alterações na peristalse útero-tubária associados à endometriose. O fluido peritoneal pró-inflamatório pode também afetar a função espermática por meio do aumento da fragmentação do DNA no sêmen, alteração da permeabilidade e integridade da membrana espermática, redução da motilidade do espermatozoide, comprometimento da interação óvulo-esperma e reação acrossômica espermática anormal. Comparado ao fluido peritoneal normal, na endometriose há concentração alterada de várias citocinas, fatores de crescimento e mediadores da dor. A angiogênese e a linfangiogênese estão alteradas.
6. **Receptividade endometrial:** a taxa de implantação está claramente reduzida em mulheres com endometriose, tanto em ciclos naturais como em ciclos de reprodução assistida, mesmo em pacientes com doença mínima. Entretanto, são conflitantes os dados de estudos clínicos demonstrando que essa dificuldade de implantação estaria relacionada diretamente ao endométrio. Defeitos de implantação poderiam ocorrer pela redução da receptividade endometrial

ou diminuição da capacidade de decidualização nessas mulheres. Um desequilíbrio funcional dos sinais de hormônios esteroides, por exemplo, como o aumento da ação estrogênica e proliferação e resistência à progesterona, parecem desempenhar um papel importante no comprometimento da receptividade endometrial. Do ponto de vista molecular, a análise transcriptômica do endométrio tanto ectópico quanto eutópico demonstra desregulação de genes envolvidos no processo de implantação. O endométrio eutópico parece ser mais pró-inflamatório e a função aberrante de certas populações de mediadores da resposta imunológica pode levar a um ambiente inóspito para a implantação embrionária.

7. **Adenomiose:** endometriose e adenomiose frequentemente coexistem, principalmente em mulheres inférteis. O impacto da adenomiose na fertilidade inclui alterações na peristalse uterina, que pode interferir no transporte dos gametas e implantação embrionária, além de alterações bioquímicas, funcionais e epigenéticas no próprio endométrio. Parece haver menor taxa de implantação e gravidez após a FIV e maior taxa de aborto e complicações obstétricas, independentemente se a gravidez foi natural ou por reprodução assistida. Mas o pequeno número de estudos comparativos e a heterogeneidade dos desenhos dos estudos impedem uma conclusão definitiva sobre a ação da adenomiose isolada na fertilidade.

Tratamentos de baixa complexidade são úteis em mulheres com endometriose?

Há poucos estudos que avaliam a eficácia da inseminação intra uterina (IIU) em mulheres com endometriose. O que os estudos disponíveis apontam é que em mulheres inférteis com endometriose mínima e leve (estágio I/II pela American Society for Reproductive Medicine – ASRM), a IIU pode ser realizada com melhores taxas de gravidez quando comparada à conduta expectante. Os resultados são superiores quando se utiliza a estimulação da ovulação, sendo a gonadotrofina a droga mais comumente empregada. Nos casos de pacientes submetidas à cirurgia, o tratamento apresenta melhores resultados nos primeiros 6 meses após o procedimento. É importante esclarecer que não há indicação de cirurgia de rotina antes do tratamento por reprodução assistida para aumentar as taxas de gravidez em mulheres com endometriose mínima e leve, uma vez que os potenciais benefícios não são claros. Como o comprometimento tubário é frequente nessas pacientes, é essencial avaliar a permeabilidade das tubas antes da realização da IIU. A histerossalpingografia é comumente usada como primeira linha para essa avaliação. Além disso, é fundamental que não haja alterações seminais graves e que a paciente tenha boa reserva ovariana. Em pacientes com endometriose moderada a severa (estágio III/IV ASRM) e trompas pérvias, o benefício da estimulação ovariana com IIU não está claro, uma vez que apenas dados de estudos retrospectivos com baixa evidência estão disponíveis. Em relação aos tratamentos com medicamentos, o uso de análogos de GnRH, contraceptivos orais, progestínicos e danazol, com o objetivo de suprimir a ovulação dessas pacientes, não é considerado uma opção terapêutica viável. O tratamento com essas drogas tende a melhorar os sintomas, mas causa subfertilidade, uma vez que inibem a função ovariana. Portanto, não se mostram úteis para mulheres com infertilidade e endometriose, pois não aumentam as taxas de gravidez ou de nascidos vivos quando comparados ao placebo ou à ausência de tratamento.

FIV ou cirurgia?

Até pouco tempo atrás, a laparoscopia diagnóstica era realizada rotineiramente no manejo da infertilidade relacionada à endometriose, tanto para confirmação diagnóstica quanto para tratamento, por meio da retirada cirúrgica das lesões. Atualmente, os métodos de imagem são capazes de diagnosticar com precisão a maioria das lesões, e as taxas de gravidez na FIV atingem mais de 40% em pacientes com menos de 35 anos. Além disso, as mulheres têm buscado tratamento em idades cada vez mais avançadas, o que tem levado os especialistas a recomendarem o tratamento por reprodução assistida (RA) como primeira opção.

A cirurgia prévia à RA, incluindo a abordagem de endometriomas, não aumenta as taxas de gravidez no tratamento. Pelo contrário, os dados indicam que a cirurgia pode, na verdade, causar mais dano do que a endometriose propriamente dita, comprometendo a reserva ovariana. Outro dado importante que tem motivado o encaminhamento para FIV como primeira opção de tratamento é o fato de que a RA não piora os sintomas da endometriose e não apresenta impacto negativo sobre os endometriomas e a endometriose profunda e infiltrativa.

Dados da literatura mostram que a laparoscopia cirúrgica na endometriose mínima/leve pode melhorar a fertilidade e aumentar as taxas de gravidez espontânea. O aumento das chances de gestação é observado nos 12 a 18 meses após o procedimento, após a remoção de implantes endometrióticos, aderências e endometriomas, restabelecendo a anatomia pélvica original. Entretanto, antes de considerar a cirurgia, é fundamental verificar se há uma real possibilidade de gravidez espontânea – com sêmen normal e tubas viáveis e pérvias – e se o tempo disponível (idade da paciente) e a reserva ovariana permitem dedicar 12 a 18 meses a tentativas de concepção natural. O possível benefício da cirurgia deve ser estabelecido antes, e não durante o procedimento.

Em relação às pacientes com endometriose estágios III e IV, a cirurgia pode retirar aderências, mas os dados de estudos randomizados e controlados são insuficientes, e não há consenso em relação às taxas de gravidez espontânea no pós-operatório. Nesses casos, a cirurgia poderá ser indicada em pacientes sintomáticas com dor pélvica intensa, refratária ao tratamento clínico e que afeta consideravelmente a qualidade de vida. Em pacientes com endometrioma ovariano, o procedimento cirúrgico deve ser indicado em casos de endometriomas volumosos ou quando houver dúvida em relação à origem da lesão ovariana, para comprovação histológica. Também pode ser indicado para controle da dor ou para facilitar o acesso aos folículos no momento da captação oocitária. Nos casos em que a cirurgia for indicada, será preferível realizar a exérese da cápsula do cisto em vez da drenagem e eletrocoagulação da parede. É importante observar que o tratamento cirúrgico da endometriose pode trazer uma série de potenciais desvantagens, como complicações cirúrgicas, redução da reserva ovariana, formação de aderências pós-cirúrgicas e um possível atraso no tratamento da infertilidade.

A laparoscopia roboticamente assistida tem sido usada mais recentemente nesses casos, porém apresenta custos mais elevados, e os estudos não têm mostrado melhores resultados do que os da laparoscopia convencional. Não há indicação para a prescrição de medicamentos supressores da função ovariana após a realização da cirurgia. Concluindo, a cirurgia deve ser indicada com base na avaliação da presença ou não de sintomas álgicos importantes, idade da paciente, histórico de cirurgias prévias, presença de outros fatores de infertilidade, reserva ovariana e tempo de infertilidade.

A FIV pode ser realizada, especialmente se houver comprometimento da função tubária, fator masculino de infertilidade, baixas chances de concepção natural (idade avançada, baixa reserva ovariana, longo tempo de infertilidade) e falhas em outros tratamentos. Optando-se pela FIV, não há um protocolo específico que seja superior para a estimulação da ovulação nessas pacientes, e elas devem ser esclarecidas de que as técnicas de reprodução assistida não representam risco para o agravamento da endometriose. O uso de medicamentos para supressão da função ovariana (análogo de GnRH, progestínicos, contraceptivos orais) antes da FIV não deve ser indicado, uma vez que não aumentam as taxas de gravidez.

Quando indicar congelamento de óvulos?

Pacientes com endometriose severa, particularmente endometriomas extensos e bilaterais, têm alto risco de insuficiência ovariana prematura. Neste caso, os prós e contras da preservação da fertilidade devem ser discutidos com a paciente, e o congelamento de óvulos pode ser considerado. O tratamento cirúrgico pode afetar ainda mais a reserva ovariana e os níveis de hormônio antimülleriano (AMH). Porém, não está clara a relevância da avaliação dos níveis de AMH antes da cirurgia para prever as chances de gravidez futura e a necessidade de preservação da fertilidade.

Quando a estimulação da ovulação não é possível ou a paciente não a deseja, e a cirurgia será realizada para grandes endometriomas, o congelamento de tecido ovariano pode ser uma alternativa para a preservação da fertilidade, embora os dados em endometriose sejam escassos. A criopreservação de oócitos tem custo elevado e pode expor a mulher a alguns riscos clínicos. Não há dados suficientes neste momento para embasar a preservação da fertilidade para todas as mulheres com endometriose. Sabe-se que a criopreservação de óvulos, para algumas mulheres, pode aumentar as chances de gravidez no futuro, mas não há evidências sobre os critérios para selecionar essas pacientes. De toda forma, recomenda-se fortemente o aconselhamento dessas pacientes, para que tomem decisões com base em informações adequadas.

BIBLIOGRAFIA

Agarwal SK, Soliman AM, Pokrzywinski RM, Snabes MC, Coyne KS. Clinically meaningful reduction in dyspareunia is associated with significant improvements in health-related quality of life among women with moderate to severe pain associated with endometriosis: a pooled analysis of two phase III trials of elagolix. J Sex Med. 2020;17:2427.

Barra F, Grandi G, Tantari M, Scala C, Facchinetti F, Ferrero S. A comprehensive review of hormonal and biological therapies for endometriosis: Latest developments. Expert Opin Biol Ther. 2019;19:343-60.

Bedaiwy MA, Alfaraj S, Yong P, Casper R. New developments in the medical treatment of endometriosis. Fertil Steril. 2017;107:555.

Bonavina G, Taylor HS. Endometriosis-associated infertility: from pathophysiology to tailored treatment. Front Endocrinol. 2022;13:1-27.

Cobo A, Giles J, Paolelli S, Pellicer A, Remohí J, García-Velasco JA. Oocyte vitrification for fertility preservation in women with endometriosis: an observational study. Fertil Steril. 2020;113:836-44.

Dolmans MM, Donnez J. Fertility preservation in women for medical and social reasons: oocytes vs ovarian tissue. Best Pract Res Clin Obstet Gynaecol. 2021;70:63-80.

Donnez J, Garcia-Solares J, Dolmans MM. Ovarian endometriosis and fertility preservation: a challenge in 2018. Minerva Ginecol. 2018;70:408-14.

ESHRE Guideline Group on Female Fertility Preservation; Anderson RA, Amant F, Braat D, D'Angelo A, Chuva de Sousa Lopes SM, Demeestere I, et al. ESHRE guideline: female fertility preservation. Hum Reprod Open. 2020;2020(4):1-17.

ESHRE Guideline Group on Endometriosis, Becker CM, Bokor A, Heikinheimo O, Horne A, Janse F, Kiesel L, et al. ESHRE guideline: endometriosis. Hum Reprod Open. 2022;2022(2):1-26.

Farland LV, Degnan WJ 3rd, Bell ML, Kasner SE, Liberman AL, Shah DK, et al. Laparoscopically confirmed endometriosis and risk of incident stroke: a prospective cohort study. Stroke. 2022;53:3116.

Fauconnier A, Chapron C, Dubuisson JB, Vieira M, Dousset B, Bréart G. Relation between pain symptoms and the anatomic location of deep infiltrating endometriosis. Fertil Steril. 2002;78:719.

Federação Brasileira das Associações de Ginecologia e Obstetrícia (Febrasgo). Endometriose. São Paulo: Febrasgo; 2021 (Protocolo Febrasgo-Ginecologia, n. 78/Comissão Nacional Especializada em Endometriose).

Filip L, Duica F, Prădatu A, Crețoiu D, Suciu N, Crețoiu SM, et al. Endometriosis associated infertility: a critical review and analysis on etiopathogenesis and therapeutic approaches. Medicina. 2020;56(9):1-23.

Gruber TM, Mechsner S. Pathogenesis of endometriosis: the origin of pain and subfertility. Cells. 2021;10(6):1381-95.

Hickey M, Ballard K, Farquhar C. Endometriose. BMJ. 2014;348:g1752.

International working group of AAGL, ESGE, ESHRE and WES; Tomassetti C, Johnson NP, Petrozza J, Abrao MS, Einarsson JI, Horne AW, et al. An international terminology for endometriosis, 2021. J Minim Invasive Gynecol. 2021;28:1849.

Koninckx PR, Meuleman C, Demeyere S, Lesaffre E, Cornillie FJ. Suggestive evidence that pelvic endometriosis is a progressive disease, whereas deeply infiltrating endometriosis is associated with pelvic pain. Fertil Steril. 1991;55:759.

Leonardi M, Armour M, Gibbons T, Cave A, As-Sanie S, Condous G, Cheong YC. Surgical interventions for the management of chronic pelvic pain in women. Cochrane Database Syst Rev. 2021;12:CD008212.

Practice Committee of the American Society for Reproductive Medicine. Treatment of pelvic pain associated with endometriosis: a committee opinion. Fertil Steril. 2014;101(4):927-35. Erratum in: Fertil Steril. 2015;104(2):498.

Sinaii N, Plumb K, Cotton L, Lambert A, Kennedy S, Zondervan K, Stratton P. Differences in characteristics among 1,000 women with endometriosis based on extent of disease. Fertil Steril. 2008;89:538.

Taylor HS, Giudice LC, Lessey BA, Abrao MS, Kotarski J, Archer DF, et al. Treatment of endometriosis-associated pain with elagolix, an oral GnRH antagonist. N Engl J Med. 2017;377:28.

Vercellini P, Viganò P, Somigliana E, Fedele L. Endometriosis: pathogenesis and treatment. Nat Rev Endocrinol. 2014;10:261.

Viganò P, Parazzini F, Somigliana E, Vercellini P. Endometriosis: epidemiology and aetiological factors. Best Pract Res Clin Obstet Gynaecol. 2004;18:177.

Missmer SA, Hankinson SE, Spiegelman D, Barbieri RL, Marshall LM, Hunter DJ. Incidence of laparoscopically confirmed endometriosis by demographic, anthropometric, and lifestyle factors. Am J Epidemiol. 2004;160:784.

Muzii L, Di Tucci C, Di Feliciantonio M, Galati G, Di Donato V, Musella A, et al. Antimüllerian hormone is reduced in the presence of ovarian endometriomas: a systematic review and meta-analysis. Fertil Steril. 2018;110:932-40.

Myfembree. Relugolix, estradiol hemihydrate, and norethindrone acetate tablet, film coated. US Food and Drug Administration (FDA) approved product information. Revised January 2023 [citado em 31 jan. 2023]. US National Library of Medicine. Disponível em: www.dailymed.nlm.nih.gov.

Nezhat C, Nezhat F, Nezhat C. Endometriosis: ancient disease, ancient treatments. Fertil Steril. 2012;98:6S.

Pirtea P, Vulliemoz N, de Ziegler D, Ayoubi JM. Infertility workup: identifying endometriosis. Fertil Steril. 2022;118(1):29-33.

Tu FF, Fitzgerald CM, Kuiken T, Farrell T, Harden RN. Comparative measurement of pelvic floor pain sensitivity in chronic pelvic pain. Obstet Gynecol. 2007;110(6):1244-8.

Tian Z, Zhang Y, Zhang C, Wang Y, Zhu HL. Antral follicle count is reduced in the presence of endometriosis: a systematic review and meta-analysis. Reprod BioMed Online. 2021;42:237-47.

Workowski KA, Berman S; Centers for Disease Control and Prevention (CDC). Sexually transmitted diseases treatment guidelines, 2010. MMWR Recomm Rep. 2010;59(RR-12):1-110.

14

Cirurgia videolaparoscópica e histeroscopia

Hakayna Calegaro Salgado
Mary Juciane Galvão Zamboni Vettore
Denise Gasparetti Drumond
Homero Gonçalves Júnior

VIDEOLAPAROSCOPIA

Introdução

A videolaparoscopia consiste em procedimentos cirúrgicos caracterizados por uma ou múltiplas pequenas incisões na parede abdominal em vez de uma única incisão maior.

Pré-operatório

Antes de ser submetida ao procedimento, assim como às demais formas de abordagem cirúrgica, a paciente deverá passar por uma cuidadosa avaliação pré-operatória. É importante que sejam avaliadas as comorbidades existentes, a fim de que se possa estimar sua capacidade de suportar o aumento da pressão intra-abdominal em razão do pneumoperitônio e da posição de Trendelenburg. O histórico de cirurgias prévias com a possibilidade de aderências abdominais também é uma condição importante que deve ser avaliada em decorrência do aumento da chance de conversão para laparotomia e de complicações relacionadas à entrada laparoscópica. Soma-se a isso o cuidado com a retirada de adornos no umbigo e a prescrição correta de antibioticoprofilaxia e tromboprofilaxia, dependendo das características da paciente e do procedimento em questão. O preparo intestinal rotineiro não é mais indicado.

Cirurgia videolaparoscópica

Para a realização da abordagem cirúrgica videolaparoscópica, a paciente é colocada em posição de litotomia dorsal, com os braços ao longo do corpo e protegidos por material acolchoado, e de forma a permitir acesso à vagina se necessário. Os membros inferiores podem ser acomodados em estribos com botas (a exemplo dos estribos tipo Allen), que podem ser fixos ou permitir ajustes na posição da perna durante a cirurgia. Deve-se manter flexão moderada nos joelhos e quadril, com abdução mínima ou rotação externa do quadril. As nádegas devem ficar posicionadas além da borda da mesa, permitindo a manipulação uterina. O posicionamento da paciente também deve permitir que o cirurgião possa operar em posição ergonômica. Portanto, a mesa deve estar nivelada com altura rebaixada para garantir o posicionamento relaxado dos braços dos cirurgiões. O monitor deve ser posicionado a cerca de 60 cm dos cirurgiões e cerca de 15 graus abaixo do nível dos olhos para reduzir a tensão muscular cervical.

Durante o procedimento, faz-se necessária a posição de Trendelenburg para deslocar as alças intestinais, permitindo uma melhor visualização das vísceras pélvicas. O suporte de ombros pode ser necessário para evitar migração da posição da paciente, e Trendelenburg íngreme (30° a 45°) pode favorecer lesão de plexo braquial.

O cateterismo vesical é importante para descomprimir a bexiga, já que sua distensão aumenta o risco de perfuração e pode prejudicar o campo cirúrgico.

Instrumental cirúrgico

Instrumental:

- Laparoscópio.
- Fonte de luz e fibra ótica.
- Gerador de imagens.
- Monitores de vídeo.
- Instrumentos laparoscópicos:
  - Trocartes.
  - Agulha de Veress.
  - Pinças laparoscópicas.
  - Tesouras.
  - Porta-agulhas para sutura.
  - Aplicadores de clipes para hemostase.
  - Bolsas laparoscópicas para retirada de peça cirúrgica.
  - Ganchos para dissecção acoplados ou não ao eletrocautério.
  - Morceladores para a trituração de tecidos dos tecidos em pequenas peças.
- Equipamentos de insuflação.
- Fonte de energia.

Para a hemostasia, utilizam-se meios térmicos, como o eletrocautério, com fonte de energia mono ou bipolar. Na energia monopolar, a corrente se inicia na unidade eletrocirúrgica, passa pelo tecido e retorna à unidade pelo eletrodo de retorno (placa). No sistema bipolar, o fluxo de energia ocorre entre as extremidades da pinça, não existindo, portanto, o risco teórico de queimadura elétrica. Ela deve ser aplicada em períodos curtos e o mais distante possível de estruturas sensíveis.

Aspiração e irrigação

A irrigação permite que se mantenha um campo operatório limpo. Já a aspiração permite a retirada de líquidos de irrigação, como sangue e coágulos, entre outros.

Vantagens, desafios técnicos e limitações

A Tabela 1 relaciona as vantagens e os desafios técnicos e as limitações da laparoscopia.

Tabela 1 Vantagens, desafios técnicos e limitações da laparoscopia

Vantagens	Desafios técnicos e limitações
Menor tempo operatório	Campo visual limitado e bidimensional
Menor ocorrência de dor pós-operatória	Espaço de trabalho limitado para o instrumental
Cicatrizes menores	Prejuízo da visão por sangue, fluidos corporais ou fumaça
Menor ocorrência de aderências	Embaçamento da lente da câmera laparoscópica até atingir a temperatura corporal
Retorno mais breve às atividades	Movimentos paradoxais das mãos*

* Movimentos paradoxais das mãos: esquerda é direita, direita é esquerda, cima é baixo, baixo é cima.

Indicações e contraindicações absolutas

A Tabela 2 relaciona as indicações e contraindicações absolutas à cirurgia laparoscópica.

Tabela 2 Relação das indicações e contraindicações absolutas à cirurgia laparoscópica em ginecologia

Indicações	Contraindicações absolutas
▪ Endometriose pélvica ▪ Dor pélvica crônica ▪ Miomectomia de miomas subserosos e intramurais ▪ Via de acesso para histerectomia ▪ Pesquisa de infertilidade ▪ Lise de aderências ▪ Exérese de lesões ovarianas benignas ▪ Ooforectomia ▪ Laqueadura tubária ▪ Salpingoplastia ▪ Auxílio no tratamento de malformações mullerianas	▪ Descompensação cardíaca ▪ Instabilidade hemodinâmica ▪ Peritonite generalizada ▪ Obstrução intestinal ▪ Grande massa abdomino-pélvica

Complicações

Normalmente, as complicações graves são raras. A taxa geral de complicações em procedimentos laparoscópicos fica em torno de 5,7 por 1.000 procedimentos. Mais de 50% das complicações ocorrem no momento de entrada na cavidade abdominal, outras ocorrem durante a insuflação abdominal e outras, ainda, durante a dissecção de tecidos.

As lesões vasculares ocorrem em cerca de 0,1 a 6,4 por 1.000 laparoscopias. Lesões do trato gastrintestinal podem ocorrer em cerca de 0,03 a 0,65% dos casos, metade delas durante o acesso abdominal inicial e a outra metade em decorrência do eletrocautério ou de um trauma tecidual durante a dissecção. O intestino delgado é a estrutura mais comumente atingida. A suspeita de lesão deve ocorrer em pacientes que permanecem com dor abdominal após a cirurgia ou que não apresentem melhora gradual após o procedimento.

Lesão da bexiga ocorre mais frequentemente durante o acesso abdominal, mas pode ser minimizada pelo cateterismo vesical da paciente antes do procedimento. Tanto a bexiga quanto os ureteres podem ser lesados durante a dissecção dos tecidos. A inserção de um cateter JJ profilático pode reduzir o risco de lesões.

Outras possíveis complicações são infecção do sítio cirúrgico, hérnia umbilical, metástase no sítio dos portais, lesão de nervo periférico e complicações relacionadas ao pneumoperitônio, que incluem enfisema subcutâneo, enfisema mediastinal, pneumotórax, arritmia cardíaca, retenção de CO_2, dor pós-operatória referida no ombro e embolia gasosa por lesão venosa.

Os fatores de risco relacionados às complicações incluem presença de doença intra-abdominal (endometriose, doença inflamatória pélvica), distensão intestinal, cirurgias prévias, grandes massas abdominais/pélvicas, distensão vesical, baixa reserva cardiovascular e inexperiência do cirurgião.

VÍDEO-HISTEROSCOPIA

Introdução

A vídeo-histeroscopia tornou-se um meio seguro e de alta acurácia para o estudo do canal endocervical, cavidade uterina, óstios tubários e vagina, por meio da utilização de um sistema de ótica acoplado a uma microcâmera. A realização do procedimento pode ocorrer em dois ambientes distintos: em caráter ambulatorial, por meio da vídeo-histeroscopia diagnóstica, que favorece o retorno imediato da paciente às suas atividades de rotina contando com menores riscos de morbidade e mortalidade e boa relação custo/benefício; e em ambiente hospitalar, por meio da vídeo-histeroscopia cirúrgica para tratamento de doenças.

A colaboração da paciente é muito importante. Assim, fazem-se necessárias orientações claras e simples a respeito da técnica, sintomatologia durante o procedimento e possíveis intercorrências durante o ato e posteriormente a ele (consentimento livre e esclarecido).

Em mulheres na menacme, o período de melhor oportunidade para investigação da cavidade endometrial é durante a fase proliferativa inicial, logo após cessar a menstruação. Em situações especiais, como investigação de infertilidade, pode ser apropriado o estudo do endométrio durante a segunda fase do ciclo menstrual.

Organização da sala de vídeo-histeroscopia

Para a realização da vídeo-histeroscopia, é necessário organizar a sala com espaço que permita ocupação do armário de suporte e transporte do equipamento para histeroscopia, distribuição e circulação adequada da equipe profissional ao redor da mesa ginecológica.

A disposição sugerida dos equipamentos no *rack* de vídeo-histeroscopia visa promover maior conforto para equipe. O monitor deve ser colocado na parte superior do móvel; o sistema de controle da endocâmera e de infusão do meio líquido, na porção intermediária e inferiormente à unidade eletrocirúrgica, seguido da unidade de documentação do procedimento (vídeo, impressora etc.). Caso seja utilizado gás como meio distensor, o insuflador deverá ser posicionado na prateleira inferior. Recomenda-se a colocação do instrumental acessório em uma bandeja estéril sobre mesa auxiliar de fácil acesso e que todos os equipamentos sejam testados antes da intervenção.

Vídeo-histeroscopia diagnóstica (ambulatorial)

Etapas do exame

- Visão panorâmica da cavidade (a visualização dos óstios tubários confirmará tratar-se da cavidade uterina).
- Visão/inspeção do fundo, região cornual direita e esquerda (obtida por meio da aproximação da ótica ao fundo uterino e regiões cornuais e giro de até 180° no cabo de luz).
- Visão/inspeção das paredes uterinas anterior, posterior, lateral direita e esquerda.
- Estudo macroscópico do endométrio.
- Marcação da espessura endometrial (por meio de pressão no endométrio efetuada com o bisel da ótica, formando um sulco que informa a altura do endométrio avaliado pela referência do diâmetro da ótica e/ou da pinça histeroscópica).
- Estudo do istmo.
- Biópsia dirigida do endométrio (sempre que possível e encaminhamento do material para análise anatomopatológica).

- Retirada do instrumental após drenar o meio distensor do interior da cavidade uterina, seguida de orientações à paciente.
- Descrição pormenorizada da cavidade uterina (amplitude e forma).
- Descrição pormenorizada na presença de lesões focais: classificá-las quanto ao número, tipo (nodular, polipoide, séssil, pediculada), grau, vascularização e tamanho.
- Descrição pormenorizada na presença de lesões difusas: classificar extensão (paredes acometidas e se atinge canal endocervical) e vascularização, avaliação do tipo de endométrio, visualização dos cornos uterinos e óstios tubários.
- Avaliação do canal endocervical (descrever se houver lesão focal) e classificação das criptas.

Deve-se orientar a paciente quanto à possibilidade de ocorrência de dor abdominal e secreções vaginais (saída do meio distensor e por vezes presença de sangue), fornecer laudo do exame realizado e orientar para resultado de exame anatomopatológico, retorno ao médico assistente e quanto às atividades do dia a dia.

Visando a uma abordagem para histeroscopia ambulatorial bem-sucedida, segundo Lasmar (2019), recomendam-se 13 passos para a histeroscopia ambulatorial:

1. Conversar com a paciente antes do exame, orientando-a sobre todo o processo.
2. Utilizar instrumentos de menor calibre.
3. Utilizar camisa histeroscópica com canal operatório.
4. Realizar toque vaginal bimanual.
5. Posicionar a paciente em posição de litotomia com a região glútea ligeiramente fora da mesa.
6. Segurar a microcâmera com a mão dominante e manusear o cabo de fonte de luz com a outra mão.
7. Utilizar meio de distensão líquido.
8. Deixar o monitor exposto para a paciente.
9. Seccionar estenoses e sinéquias.
10. Realizar pressão sobre a pelve.
11. Alternar a pressão intrauterina.
12. Biopsiar da área mais representativa.
13. Drenar o meio de distensão da cavidade uterina ao término do exame.

As recomendações mencionadas possibilitam que a maioria dos pacientes seja capaz de se submeter à histeroscopia diagnóstica ambulatorial sem anestesia, com mínimo desconforto – salvo algumas exceções. É possível ainda utilizar bloqueio paracervical e anestesia. Devem-se considerar principalmente situações de presença de estenose do colo uterino e atrofia em que se pode utilizar preparação do colo uterino com o uso de substâncias objetivando seu esvaecimento.

Indicações e contraindicações

A Tabela 3 apresenta as indicações e contraindicações quanto ao uso de vídeo-histeroscopia ambulatorial.

Tabela 3 Relação das indicações e contraindicações à vídeo-histeroscopia ambulatorial

Indicações	Contraindicações
▪ Sangramento uterino anormal ▪ Pesquisa de infertilidade ▪ Pesquisa de corpo estranho ▪ Diagnóstico e acompanhamento das hipertrofias de endométrio ▪ Diagnóstico do carcinoma de endométrio ▪ Diagnóstico de achados anormais ou duvidosos por outro método (USG, HSG, TC) ▪ Diagnóstico de pólipos endometriais e endocervicais ▪ Diagnóstico de leiomiomas uterinos (submucosos e alguns com componente intramural) ▪ Diagnóstico de adenomiose superficial ▪ Diagnóstico de sinéquias uterinas e anomalias müllerianas (p. ex., septos uterinos) ▪ Avaliação de dispositivos intrauterinos retidos ou corpos estranhos ▪ Avaliação de defeito cicatricial de parto cesáreo ou istmocele ▪ Avaliação de lesões endocervicais ▪ Realização de vaginoscopia ▪ Realização de planejamento pré-operatório e acompanhamento pós-operatório ▪ Diagnóstico de complicações da gravidez ▪ Diagnóstico e acompanhamento de neoplasia trofoblástica gestacional ▪ Avaliação de restos placentários	▪ Gravidez intrauterina viável ▪ Infecção pélvica ativa (incluindo infecção por herpes genital) ▪ Câncer de colo uterino

* Limitadores do exame: sangramento uterino excessivo, comorbidades como doenças cardiovasculares e hematológicas.

* Desafios técnicos: dor, estenose cervical e má visualização das estruturas.

USG: ultrassonografia; HSG: histerossalpingografia; TC: tomografia computadorizada.

Complicações da vídeo-histeroscopia diagnóstica

Algumas possíveis complicações durante a vídeo-histeroscopia diagnóstica incluem:

- Laceração cervical.
- Falso trajeto.
- Perfuração uterina.
- Síncope vasovagal ou neurocardiogênica.
- Embolia gasosa.

VÍDEO-HISTEROSCOPIA CIRÚRGICA

Trata-se de um procedimento minimamente invasivo, que, contudo, deve ser realizado em unidade hospitalar. É necessário realizar avaliação pré-operatória por meio de anamnese detalhada, exames pré-operatórios adequados, análise de risco cirúrgico e avaliação pré-anestésica, além de exames complementares associados à indicação cirúrgica.

As mulheres que consideram a histeroscopia cirúrgica devem ser aconselhadas sobre abordagens alternativas de diagnóstico ou tratamento e consentimento livre e esclarecido sobre o sucesso esperado do tratamento e possíveis complicações. É aconselhável que toda histeroscopia cirúrgica se inicie com uma histeroscopia diagnóstica.

A internação habitualmente pode se restringir a 12 horas, caso não haja nenhuma intercorrência e/ou complicação, orientando-se a paciente sobre os sinais de alerta para que ela busque o serviço de saúde se necessário (em caso de febre, sangramento vaginal excessivo, odor fétido proveniente da vagina e dor abdominal intensa). Deve-se recomendar analgesia se necessário. A retomada das atividades cotidianas pode se dar dentro de 5 a 7 dias.

Assim como na histeroscopia diagnóstica, recomenda-se a documentação com laudo e armazenamento das imagens.

Indicações e contraindicações

As indicações para a vídeo-histeroscopia cirúrgica incluem:

- Ressecção de pólipos endometriais.
- Ressecção de leiomiomas uterinos submucosos não ressecáveis ambulatorialmente.
- Tratamento de septos uterinos e sinéquias intrauterinas densas.
- Ressecção e acompanhamento de hipertrofias de endométrio.
- Tratamento de defeito cicatricial de parto cesáreo ou istmocele.

- Tratamento de lesões pré-malignas endometriais (pólipos com atipias).
- Retirada de corpo estranho.
- Retirada de dispositivo intrauterino.
- Ressecção de restos placentários.

As contraindicações são as mesmas relacionadas ao procedimento ambulatorial.

Complicações da vídeo-histeroscopia cirúrgica

Durante a vídeo-histeroscopia cirúrgica podem ocorrer as seguintes complicações:

- Laceração cervical.
- Perfuração uterina.
- Lesão de trato urinário ou lesão intestinal.
- Embolia gasosa.
- Hemorragia.
- Infecção.
- Síndrome do intravasamento ou *overload* (quadro decorrente da absorção maciça dos meios líquidos usados para a distensão da cavidade uterina para o espaço intravascular. Pode ser grave e letal e está mais associada a procedimentos de maior complexidade nos quais o tempo cirúrgico é muito longo).

Instrumental utilizado na vídeo-histeroscopia

- Histeroscópios.
- Camisas: diagnóstica e operatória.
- Pinças.
- Eletrodos para uso com energia.
- Ressectoscópio (utilizado em procedimentos cirúrgicos).
- Geradores de energia.
- Meio distensor.

Existem dois tipos de meio distensor disponíveis: o líquido (fluidos de baixa viscosidade) e o gasoso (dióxido de carbono). Quando se utiliza energia monopolar, o meio de distensão não deve conter eletrólitos, visto que conduzem energia. Por essa razão, habitualmente se utilizam soluções de sorbitol 3%, manitol ou glicina 1,5%. Quando se utiliza energia bipolar, o meio de distensão é a solução fisiológica (NaCl 0,9%). O meio distensor gasoso fornece excelente imagem na vídeo-histeroscopia diagnóstica quando há sangramento ativo, entretanto necessita ser substituído pelo meio líquido quando se trata de procedimento cirúrgico.

BIBLIOGRAFIA

Aarts JW, Nieboer TE, Johnson N, Tavender E, Garry R, Mol BW, Kluivers KB. Surgical approach to hysterectomy for benign gynaecological disease. Cochrane Database Syst Rev. 2015;2015(8):CD003677.

ACOG Commitee opinion. American College of obstetricians and Gyencologists. 2020 Mar;135(3).

Agostini J, Goasguen N, Mosnier H. Patient positioning in laparoscopic surgery: tricks and tips. J Visc Surg. 2010;147:e227.

Al-Fozan H, Firwana B, Al Kadri H, Hassan S, Tulandi T. Preoperative ripening of the cervix before operative hysteroscopy. Syst Rev. 2015;(4):CD005998.

Catanzarite T, Tan-Kim J, Menefee SA. Ergonomics in gynecologic surgery. Curr Opin Obstet Gynecol. 2018;30:432.

Harrington CM, Dicker P, Traynor O, Kavanagh DO. Visuospatial abilities and fine motor experiences influence acquisition and maintenance of fundamentals of laparoscopic surgery (FLS) task performance. Surg Endosc. 2018;32(11):4639-48.

Jansen FW, Kapiteyn K, Trimbos-Kemper T, Hermans J, Trimbos JB. Complications of laparoscopy: a prospective multicentre observational study. Br J Obstet Gynaecol. 1997;104:595.

King NR, Lin E, Yeh C, Wong JMK, Friedman J, Traylor J. Laparoscopic major vascular injuries in gynecologic surgery for benign indications: a systematic review. Obstet Gynecol. 2021;137:434.

Lasmar RB, Lasmar BP. Thirteen steps for office hysteroscopy with minimal discomfort. Clin J Obstet Gynecol. 2019;2:34-37.

Federação Brasileira das Associações de Ginecologia e Obstetrícia (Febrasgo). Manual de orientação endoscopia ginecológica. São Paulo: Febrasgo; 2011.

Medeiros LR, Stein AT, Fachel J, Garry R, Furness S. Laparoscopy versus laparotomy for benign ovarian tumor: a sys- tematic review and meta-analysis. Int J Gynecol Cancer. 2008;18:387.

Nácul MP, Cavazzola LT, de Melo MC. Current status of residency traininginlaparoscopic surgeryin Bra- zil: a critical review. Arq Bras Cir Dig. 2015;28(01):81-5.

Oliveira MAP. Trocar, trocater ou trocarte? Braz J Video Endosc Surg. 2012;5(2).

Prevention of infection after gynecologic procedures. ACOG Practice Buletin N 195. American College of Obstetricians and Gynecologisti. Obstet Gynecol. 2018;131:e172-89.

Rahn DD, Phelan JN, Roshanravan SM, White AB, Corton MM. Anterior abdominal wall nerve and vessel anatomy: clinical implications for gynecologic surgery. Am J Obstet Gynecol. 2010;202:234.

Royal College of Obstetricians and Gynaecologists. Best practice in outpatient hysteroscopy. Green-top Guideline n. 59. London, UK: RCOG; 2011 [citado em 04 out. 2023]. Disponível em: https://www.rcog.org.uk/guidance/browse-all-guidance/green-top-guidelines/hysteroscopy-best-practice-in-outpatient-green-top-guideline-no-59/.

Sharma M, Horgan A. How to self train in basic laparoscopic skills. Br J Hosp Med (London). 2011; 72(09):521-4.

Shveiky D, Aseff JN, Iglesia CB. Brachial plexus injury after laparoscopic and robotic surgery. J Minim Invasive Gynecol. 2010;17:414.

Suzuki T, Egi H, Hattori M, Tokunaga M, Sawada H, Ohdan H. An evaluation of the endoscopic surgical skills assessment using a video analysis software program. Surg Endosc. 2015;29(7):1804-8.

Varma R, Gupta JK. Laparoscopic entry techniques: clinical guideline, national survey, and medicolegal ramifications. Surg Endosc. 2008;22:2686.

Wu L, Liu S, Lommen J, Pudwell J, Pelland L, Bougie O. Prevalence of musculoskeletal pain among gynecologic surgeons perfor- ming laparoscopic procedures: a systematic review and meta-analysis. Int J Gynaecol Obstet. 2023;161:151.

Índice remissivo

U

V

Z